全国高等卫生职业教育护理专业“双证书”人才培养“十二五”规划教材

供护理、助产等专业使用

丛书顾问 文历阳 沈彬

传染病护理技术

主　编　肖建英　杨晓云　刘　峰

副主编　周纯涛　刘　波　孙美艳

编　者　（以姓氏笔画为序）

刘　波（铁岭卫生职业学院）

刘　峰（重庆医药高等专科学校）

孙美艳（内蒙古医科大学）

佘致莲（重庆市万州区第四人民医院）

肖建英（重庆城市管理职业学院）

杨晓云（重庆市奉节中医院）

周纯涛（重庆市云阳第二人民医院）

金胜琼（重庆市奉节中医院）

唐　丽（重庆市奉节人民医院）

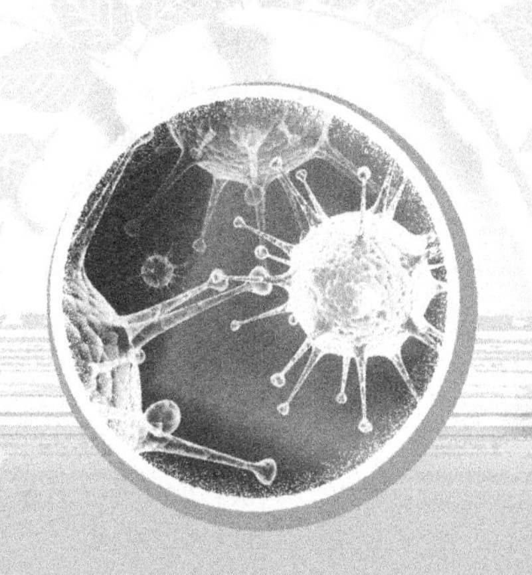

Chuanranbing Huli Jishu

华中科技大学出版社

http://www.hustp.com

中国·武汉

内容简介

本书是全国高等卫生职业教育护理专业"双证书"人才培养"十二五"规划教材。

本书分为七个项目,内容包括总论、病毒感染性疾病患者的护理、细菌感染性疾病患者的护理、立克次体感染性疾病患者的护理、钩端螺旋体病患者的护理、原虫感染性疾病患者的护理、蠕虫感染性疾病患者的护理等。本书内容丰富,可操作性强,贴近临床实际。

本书可供护理、助产等专业使用,也可作为相关人员的参考用书。

图书在版编目(CIP)数据

传染病护理技术/肖建英 杨晓云 刘 峰 主编.—武汉:华中科技大学出版社,2013.7(2021.7重印)

ISBN 978-7-5609-8917-4

Ⅰ.传… Ⅱ.①肖… ②杨… ③刘… Ⅲ.传染病-护理-高等职业教育-教材 Ⅳ.R473.5

中国版本图书馆 CIP 数据核字(2013)第 092640 号

传染病护理技术 肖建英 杨晓云 刘 峰 主编

策划编辑:居 颖
责任编辑:葛 文
封面设计:刘 卉
责任校对:马燕红
责任监印:周治超

出版发行:华中科技大学出版社(中国·武汉) 电话:(027)81321913
武汉市东湖新技术开发区华工科技园 邮编:430223

录 排:华中科技大学惠友文印中心
印 刷:武汉邮科印务有限公司
开 本:787mm×1092mm 1/16
印 张:21.5
字 数:490 千字
版 次:2021 年 7 月第 1 版第 2 次印刷
定 价:48.00 元

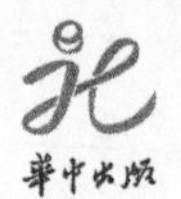

全国高等卫生职业教育护理专业“双证书”人才培养“十二五”规划教材编委会

总序

Zongxu

世界职业教育发展的经验和我国职业教育发展的历程都表明，职业教育是提高国家核心竞争力的要素之一。近年来，我国高等职业教育发展迅猛，成为我国高等教育的重要组成部分，与此同时，作为高等职业教育重要组成部分的高等卫生职业教育的发展也取得了巨大成就，为国家输送了大批高素质技能型、应用型医疗卫生人才。截至 2010 年底，我国各类医药卫生类高职高专院校已达 343 所，年招生规模超过 24 万人，在校生 78 万余人。

医药卫生体制的改革要求高等卫生职业教育也应顺应形势调整目标，根据医学发展整体化的趋势，医疗卫生系统需要全方位、多层次、各种专业的医学专门人才。护理专业与临床医学专业互为羽翼，在维护人民群众身体健康、提高生存质量等方面起到了不可替代的作用。当前，我国正处于经济、社会发展的关键阶段，护理专业已列入国家紧缺人才专业。根据卫生部的统计，到 2015 年我国对护士的需求将增加到 232.3 万人，平均每年净增加 11.5 万人，这为护理专业的毕业生提供了广阔的就业空间，也对高等卫生职业教育如何进行高素质技能型护理人才的培养提出了新的要求。

教育部《关于全面提高高等职业教育教学质量的若干意见》中明确指出，高等职业教育必须“以服务为宗旨，以就业为导向，走产学结合的发展道路”，中共中央、国务院《关于深化教育改革全面推进素质教育的决定》中再次强调“在全社会实行学业证书和执业资格证书并重的制度”。上述文件均为新时期我国职业教育的发展提供了具有战略意义的指导意见。高等卫生职业教育既具有职业教育的普遍特性，又具有医学教育的特殊性，护理专业的专科人才培养应以职业技能的培养为根本，与护士执业资格考试紧密结合，力求满足学科、教学和社会三方面的需求，把握专科起点，突出职业教育特色。高等卫生职业教育发展的形势使得目前使用的教材与新形势下的教学要求不相适应的矛盾日益突出，加强高等卫生职业教育教材建设成为各院校的迫切要求，新一轮教材建设迫在眉睫。

为了顺应高等卫生职业教育教学改革的新形势和新要求，在认真、细致调研的基础上，在教育部高职高专医学类及相关医学类专业教学指导委员会专家和部分高职高专示范院校领导的指导下，我们组织了全国 30 所高职高专医药院校的 200 多位老师编写了这套秉承“学业证书和执业资格证书并重”理念的全国高等卫生职业教育护理专业“双证书”人才培养“十二五”规划教材。本套教材由国家示范性院校引领，多所学校广泛参与，其中有副教授及以上职称的老师占 70%，每门课程的主编、副主编均由

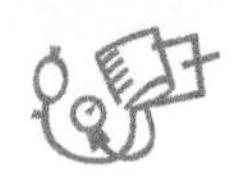

来自高职高专医药院校教学一线的教研室主任或学科带头人组成。教材编写过程中，全体主编和参编人员进行了认真的研讨和细致的分工，在教材编写体例和内容上均有所创新，各主编单位高度重视并有力配合教材编写工作，责任编辑和主审专家严谨和忘我地工作，确保了本套教材的编写质量。

本套教材充分体现新一轮教学计划的特色，强调以就业为导向、以能力为本位、贴近学生的原则，体现教材的“三基”(基本知识、基本理论、基本实践技能)及“五性”(思想性、科学性、先进性、启发性和适用性)要求，着重突出以下编写特点。

(1) 紧跟教改，接轨“双证书”制度。紧跟教育部教学改革步伐，引领职业教育教材发展趋势，注重学业证书和执业资格证书相结合，提升学生的就业竞争力。

(2) 创新模式，理念先进。创新教材编写体例和内容编写模式，迎合高职高专学生思维活跃的特点，体现“工学结合”特色。教材的编写以纵向深入和横向宽广为原则，突出课程的综合性，淡化学科界限，对课程采取精简、融合、重组、增设等方式进行优化，同时结合各学科特点，适当增加人文社会科学相关知识，提升专业课的文化层次。

(3) 突出技能，引导就业。注重实用性，以就业为导向，专业课围绕高素质技能型护理人才的培养目标，强调突出护理、注重整体、体现社区、加强人文的原则，构建以护理技术应用能力为主线、相对独立的实践教学体系。充分体现理论与实践的结合，知识传授与能力、素质培养的结合。

(4) 紧扣大纲，直通护考。紧扣教育部制定的高等卫生职业教育教学大纲和最新护士执业资格考试大纲，随章节配套习题，全面覆盖知识点与考点，有效提高护士执业资格考试通过率。

这套规划教材作为秉承“双证书”人才培养编写理念的护理专业教材，得到了各学校的大力支持与高度关注，它将为高等卫生职业教育护理专业的课程体系改革作出应有的贡献。我们衷心希望这套教材能在相关课程的教学中发挥积极作用，并得到读者的青睐。我们也相信这套教材在使用过程中，通过教学实践的检验和实际问题的解决，不断得到改进、完善和提高。

全国高等卫生职业教育护理专业“双证书”人才培养“十二五”规划教材
编写委员会

前言

Qianyan

从古至今,传染病始终是危害人类健康的杀手、威胁人类生存的大敌。随着严重急性呼吸综合征(又称传染性非典型肺炎,简称 SARS)的暴发流行及禽流感、手足口病、甲型 H1N1 疫情的出现,传染病的防治工作更加受到我国政府的高度重视,也是全国人民十分关注的问题。传染病防治过程中护理工作无疑起着举足轻重的作用,而传染病护理技术的教学一直是高职高专护理教育中的相对薄弱环节,多数院校将教学内容合并入内科护理一带而过,已不能满足新形势下的教学及临床需要。

为了适应我国高职高专护理教育教学与改革的需要,结合工学结合、任务驱动为导向的教学特点,根据国家教育部的基本要求编写了本教材。本教材的编写分为基础知识与能力训练两部分,教材内容丰富、可操作性强、贴近临床实际,这样既能激发学生的学习兴趣又能培养学生的综合能力;每项任务开头都有明确的知识要求和能力要求,每项任务、项目结尾都附有与护士执业考试接近的能力检测,以便学生掌握重点,同时强化学生的基本功,为其能力的全面提升打下坚实的基础;本教材配有"知识链接",便于开阔学生的视野,引导学生自学。

本教材注重突出基本理论和基本技能,充分体现教材的科学性;紧跟形势,突出全、齐、新,不仅将近年来我国新出现的 SARS、禽流感、手足口病、甲型 H1N1 流感等传染病护理知识编写进来,附录中还设置中华人民共和国传染病防治法等相关知识,便于学生较容易掌握繁多的护理技术。

本教材的编写由教学一线的老师与临床资深的护理工作者共同完成,既适合高职高专护理、助产等专业的学生使用,亦可作为临床护理工作者的参考用书。

本教材在编写过程中得到了各编者所在学校、医院领导的大力支持,在此表示诚挚的谢意。由于编者的水平和时间有限,书中难免有疏漏,敬请各位师生及护理同仁批评指正。

编　者

目录

Mulu

项目一　总　论

任务一　绪　论

学习目标

知识要求

1. 掌握传染病的概念。
2. 熟悉导致传染病的常见病原微生物。
3. 了解新中国成立以来防治传染病的成就及现状。

能力要求

领悟掌握传染病护理技术的重要性。

【基础知识】

一、传染病的概述

传染病(communicable diseases)是指由病原微生物,如朊毒体、病毒、立克次体、衣原体、支原体、细菌、真菌、螺旋体和寄生虫(如原虫、蠕虫等)感染人体后产生的有传染性的疾病,能在人群、动物或动物之间相互传播,造成流行的常见病和多发病。

二、新中国成立以来防治传染病的成就和现状

新中国成立前,我国人民生活卫生条件很差,医疗水平落后,传染病严重危害人民的身体健康。鼠疫、霍乱、天花等烈性传染病十分猖獗,伤寒、疟疾、麻疹、血吸虫病、黑热病、痢疾、百日咳等广泛流行。

新中国成立后,在"预防为主,防治结合"的卫生方针指引下,制定了传染病管理办法和一系列卫生防御措施,开展了以除害灭病为中心的爱国卫生运动,广泛地进行计划免疫,大力推进城乡卫生机构建设,普及初级卫生保健,许多传染病得以消灭或得到控制。如天花、鼠疫已消灭,脊髓灰质炎、乙型脑炎、麻疹、白喉和百日咳、新生儿破伤风等的发病率大幅度下降,其中脊髓灰质炎已接近消灭。

目前,随着人民生活卫生条件的改善,健康水平逐步提高,虽然许多传染病得到了很好的控制,但是还有一些传染病,如病毒性肝炎、流行性出血热、狂犬病和感染性腹

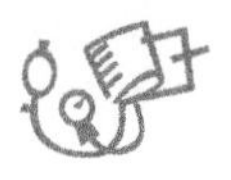

泻等仍然广泛存在，严重威胁着国民健康；随着国际交往的日益频繁，一些国内没有的传染病，如艾滋病已侵入我国，并广泛传播；近年来一些新发现的传染病，如传染性非典型肺炎、人禽流感病毒感染、手足口病、甲型 H1N1 流感等又不断出现；过去已经基本控制的传染病如结核病、梅毒等发病率又逐渐上升。因此，传染病的防治工作仍然是我国卫生工作的重点，需要不断地坚持和加强。1989 年 9 月 1 日我国颁布了《中华人民共和国传染病防治法》，2004 年 8 月 28 日第十届全国人民代表大会常务委员会第十一次会议修订该法，自 2004 年 12 月 1 日起施行，这对预防、控制和消灭传染病的发生和流行，保障人民健康起到了十分重要的作用。

三、传染病护理技术

传染病护理技术属临床护理学范畴，是研究传染病临床护理的理论与实践相结合的一门科学，传染病护理是防治传染病工作的重要组成部分。由于多数传染病具有起病急、病情变化快、并发症多、具有传染性等特点，要求护理人员能熟练掌握传染病护理的理论知识和技术操作方法，学会严密、细致地观察病情，能够及时、准确地配合抢救，严格实施消毒隔离制度和管理方法，认真履行疫情报告职责。同时，还要求护理人员开展社区宣传教育工作，使人们深入了解传染病的防治知识，最终实现控制与消灭传染病的目的。因此，传染科护士不仅要具备过硬的护理理论基础知识和精湛的护理技能，而且还要有良好的职业道德素质和强壮的身体素质。

知识链接

2012 年我国法定传染病疫情概况

2012 年(2011 年 1 月 1 日 0 时至 12 月 31 日 24 时)，全国共报告法定传染病发病 6320099 例，死亡 15802 人，报告发病率为 471.33/10 万，死亡率为 1.18/10 万。

2012 年，全国共报告甲类传染病发病 25 例，死亡 1 人，报告发病率为 0.0019/10万，比 2010 年下降 84.55%，死亡率为 0.0001/10 万，比 2010 年减少 1 人。乙类传染病除传染性非典型肺炎和白喉无发病、死亡报告外，其他共报告发病 3237533 例，死亡 15263 人，报告发病率为241.44/10 万，死亡率为1.14/10 万，分别较 2010 年上升 1.16%和 6.34%。报告发病数居前五位的病种依次为病毒性肝炎、肺结核、梅毒、细菌性和阿米巴性痢疾、淋病，占乙类传染病报告发病总数的 94.41%，报告死亡数居前五位的病种依次为艾滋病、肺结核、狂犬病、病毒性肝炎和流行性出血热，占乙类传染病报告死亡总数的 97.56%。

同期，丙类传染病共报告发病 3082541 例，死亡 538 人，报告发病率为 229.88/10 万，死亡率为 0.04/10 万，分别较 2010 年下降 4.83%、44.69%。报告发病数居前五位的病种依次为手足口病、其他感染性腹泻、流行性腮腺炎、流行性感冒和风疹，占丙类报告发病总数的 98.70%。报告死亡数居前三位的病种依次为手足口病、其他感染性腹泻和流行性感冒。

能力检测

1. 感染人体后产生的有传染性疾病的病原体不包括(　　)。

A. 朊毒体　　B. 立克次体　　C. 螺旋抗体

D. 寄生虫　　E. 真菌

2. 现今发病率已大幅度下降的传染病不包括(　　)。

A. 乙型脑炎　　B. 麻疹　　C. 百日咳

D. 新生儿破伤风　　E. 手足口病

3. 近年来新发现的一些传染病不包括(　　)。

A. 传染性非典型肺炎　　B. 手足口病

C. 人禽流感病毒感染　　D. 伤寒

E. 甲型 H1N1 流感

4. 于第十届全国人民代表大会常务委员会第十一次会议修订的《中华人民共和国传染病防治法》什么时候开始施行?(　　)

A. 2004 年 8 月 28 日　　B. 1989 年 9 月 1 日

C. 2004 年 12 月 1 日　　D. 1989 年 2 月 21 日

E. 2004 年 12 月 31 日

5. 下列传染病中不属于乙类传染病的是(　　)。

A. 病毒性肝炎　　B. 肺结核　　C. 流行性腮腺炎

D. 梅毒　　E. 阿米巴性痢疾

参考答案: 1. C　2. E　3. D　4. C　5. C

(肖建英)

任务二　感染与免疫

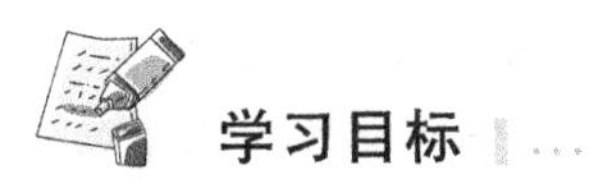

学习目标

知识要求

1. 掌握感染的概念、各种类型的感染。

2. 熟悉传染病感染过程的各种表现。

能力要求

领悟感染过程中病原体的作用以及感染过程中免疫应答的作用。

【基础知识】

一、感染的概念

感染(infection)是指病原体(pathogens)侵入人体,人体与病原体相互作用、相互斗争的过程。

在漫长的生物进化过程中,有些微生物或寄生虫与人体宿主之间达到了相互适应、互不损害对方的共生状态,如大肠杆菌和某些真菌。但这只是相对平衡,当某些因素导致宿主的免疫功能受损或机械性损伤使寄生虫离开其固有寄生部位而到达其不习惯寄生的部位,如大肠杆菌进入腹腔或泌尿道时,平衡就会失调从而引起损伤,造成机会性感染。大多数病原体与人体之间是不适应的,由于适应程度不同,双方斗争的后果也不同,从而产生各种不同的表现。临床上大多数病原体感染都以隐性感染为主,显性感染只占少部分。

临床上还可发生各种形式的感染,如人体初次被某种病原体感染称为首发感染;人体在被某种病原体感染的基础上再次被同一种病原体感染称为重复感染;人体同时被两种或两种以上的病原体感染称为混合感染;人体在被某种病原体感染的基础上再被新的病原体感染称为重叠感染,如慢性乙型肝炎病毒重叠感染戊型肝炎病毒;在重叠感染中,发生于原发感染后的其他病原体感染称为继发性感染,如病毒性肝炎继发细菌、真菌感染。

知识链接

传染与感染新思路

传染与感染的含义并非完全相同,传染属感染范畴。传染病(communicable diseases)与感染性疾病(infectious diseases)的含义也不完全相同,虽然感染性疾病包括传染病,但后者常具有明显的传染性、流行性,有时还有明显的地区性和季节性等特征。

随着对传染与感染概念认识的深化,人们不仅看到两者含义上的差别,而且对传染与感染之间的密切联系也有了更进一步的了解,并为传染病学科的改革和发展提供了明确的方向和科学依据。长期以来,传染病在我国发病率高,流行范围广,危害严重。因此,在一定历史时期,加强对一些传染性强、发病率高、危害性大的传染病开展以传染病学学科为主体的防治工作是非常必要的。但从感染病的角度来考虑,传染病属于整个感染性疾病中的一部分,而事实上存在的机会性感染、医院内感染等多种感染性疾病发病率亦较高,不容掉以轻心。因此,近年来国内有些学者倡议将现设的传染病学科(专业设置、结构和专业工作范围)改为感染病学科。这种改革有可能使学科的完整性得以加强,有利于我国感染性疾病(包括传染病)的防治。基于这种认识,为适应医疗、教学、科研等工作的需要,近年我国有些高等医学院校的附属医院,已先后将传染病科改为感染病科。

二、感染过程的表现

病原体通过各种途径进入人体就开始了感染过程。由于人体免疫功能不同，病原体的毒力和数量不一样，以及人体的内外环境的影响，使感染过程表现不一，一般有以下5种表现形式。

（一）清除病原体

清除病原体(elimination of pathogen)是指病原体进入人体后，可被机体防御第一线的非特异性免疫屏障清除，如胃酸对少量痢疾杆菌和霍乱弧菌的清除作用；同时，也可由本身存在于人体的特异性被动免疫(来自母体或人工注射的抗体)所中和，或被特异性主动免疫(由预防接种或感染后获得的免疫)所清除。

（二）隐性感染

隐性感染(covert infection)又称亚临床感染，在大多数传染病中，隐性感染最常见。隐性感染是指病原体进入人体后，仅使机体产生特异性免疫应答，而不引起或只引起不明显的组织损伤，临床上不显现症状和特征，只有通过免疫学检查才能发现。隐性感染在某些传染病流行期间较为常见，如病毒性肝炎、流行性乙脑等。这一过程结束后，大多数人可获得不同程度的特异性免疫，将病原体清除；少数人则转变为病原携带状态，称为无症状携带者，病原体持续存在于体内，如伤寒杆菌、乙型肝炎病毒感染等。

（三）显性感染

显性感染(overt infection)又称临床感染，是指病原体侵入人体后，不仅使机体发生免疫应答，而且通过病原体的作用或机体的变态反应，导致机体发生组织损伤和病理变化，出现临床表现，故也称为传染病发作。在大多数传染病中，显性感染较少见，如麻疹、水痘大多表现为显性感染。显性感染过程结束后，病原体可被清除，机体可获得较稳固的特异性免疫力，如伤寒、甲型肝炎和麻疹。但有些免疫力并不牢固，可以再次感染而发病，如细菌性痢疾和阿米巴痢疾等。小部分显性感染者也可称为慢性病原携带者。

（四）病原携带状态

病原携带状态(carrier state)是指病原体侵入人体后，可在入侵部位或某些脏器内生长繁殖并不断排出体外，而人体不出现任何临床症状的整个时期。按病原体种类不同可分为带病毒状态、带菌状态或带寄生虫状态等。这一状态的人体称为病原携带者，可成为重要的传染源，按其发生在显性感染临床症状出现之前或之后，可分为潜伏期携带者或恢复期携带者；如发生于隐性感染之后，称为无症状携带者。按其携带病原体的持续时间，如短于3个月，称为急性携带者，如长于3个月，则称为慢性携带者。

（五）潜伏性感染

潜伏性感染(latent infection)是指病原体侵入人体后，双方暂时保持平衡状态，由于机体的免疫力足以将病原体局限在身体的某一部位，但又不能将其清除，病原体可长期潜伏在此，一旦机体免疫功能下降时就会引起显性感染。常见的潜伏性感染包括水痘、带状疱疹、疟疾和结核病。潜伏性感染期间，病原体一般不排出体外，故无传染性，这与病原携带状态不同。

上述感染的5种类型在不同感染性疾病中各有侧重，在一定条件下也可相互转变。

三、感染过程中病原体的作用

病原体侵入人体后能否引发疾病，取决于病原体的致病能力(pathogenicity)和机体本身的防御能力两个因素。其中致病能力包括以下几个方面。

(一) 侵袭力

侵袭力(invasiveness)是指病原体侵入机体并在其内生长与繁殖的能力。有些病原体可直接侵入人体，如钩端螺旋体、钩虫丝状蚴和血吸虫尾蚴等。有些病原体则需经呼吸道或消化道进入人体，先黏附于支气管或肠黏膜表面，再进一步侵入组织细胞产生毒素，引发疾病，如结核杆菌和志贺菌等。有些病原体的侵袭力较弱，则需经伤口进入人体，如破伤风杆菌和狂犬病病毒等。而病毒性病原体则常常是通过与细胞表面的受体结合再进入细胞内。

(二) 毒力

毒力(virulence)由毒素和毒力因子所组成。毒素包括外毒素与内毒素，如白喉杆菌、破伤风杆菌和霍乱弧菌属外毒素，通过与靶器官的受体结合，伤寒杆菌和痢疾杆菌属内毒素，内毒素则通过激活单核-吞噬细胞释放细胞因子而起作用。其他毒力因子有不同的毒力作用方式，如钩虫丝状蚴的穿透能力、痢疾杆菌的侵袭能力、溶组织阿米巴的溶组织能力等。

(三) 数量

在同一种传染病中，病原体入侵的数量(quantity)一般与致病能力成正比。然而在不同的传染病中，能引起疾病的最低病原体数量可有较大差异，如伤寒需要10万个菌体，而细菌性痢疾仅需10个菌体。

(四) 变异性

变异性(variability)是指病原体可因环境、药物或遗传等因素而发生变异。一般来说，经过人工多次转代培养，可使病原体的致病力减弱，如卡介苗(BCG)；若在宿主之间反复传播则可使致病力增强，如肺鼠疫。病原体的抗原变异可逃避机体的特异性免疫作用而引起疾病或使疾病慢性化，如流行性感冒病毒、丙型肝炎病毒和人类免疫缺陷病毒等。

四、感染过程中机体免疫应答的作用

机体的免疫应答对感染过程的表现和转归起着重要作用。免疫应答可分为保护性免疫应答和变态反应，前者有利于机体抵抗病原体，后者则可促进病理性改变。前者又分为非特异性免疫应答与特异性免疫应答，后者都是特异性免疫应答。

(一) 特异性免疫

特异性免疫(specific immunity)是指由对抗原特异性识别而产生的免疫。由于不同病原体所具有的抗原绝大多数是不相同的，所以特异性免疫一般只针对一种病原体。感染后的免疫既是特异性免疫又是主动免疫。

1. 细胞免疫 致敏T细胞与相应抗原再次相遇时，通过细胞毒性和淋巴因子来杀伤病原体及其所寄生的细胞，对细胞内寄生病原体的清除细胞免疫起重要作用，T细胞还具有调节体液免疫的功能。

2. 体液免疫 致敏B细胞受抗原刺激后立即转化为浆细胞，并产生能与相应抗原结合的抗体，即免疫球蛋白(immunoglobulin, Ig)。抗原不同可诱发不同的免疫应答。抗体可促进细胞吞噬作用、清除病原体，可分为抗毒素、抗菌性抗体、中和抗体(即调理素)等，它主要作用于细胞外的微生物。在化学结构上Ig可分为5类，即IgG、IgA、IgM、IgD、IgE，功能各不相同。感染过程中IgM首先出现，但持续时间不长，是近期感染的标志；IgG随后出现，且持续时间较长，是既往感染的标志；IgA主要是呼吸道和消化道黏膜上的局部抗体；IgE则主要作用于入侵的原虫和蠕虫。

(二) 非特异性免疫

非特异性免疫(nonspecific immunity)是机体对入侵的病原体的一种清除机制。非特异性免疫又称先天性免疫，可通过遗传获得，无抗原特异性。

1. 天然屏障 天然屏障包括外部屏障，即皮肤、黏膜及其分泌物，如溶菌酶、气管黏膜上的纤毛等，以及内部屏障，如血脑屏障、胎盘屏障等。

2. 吞噬作用 单核-吞噬细胞系统包括血液中的游走的大单核细胞，肝、脾、淋巴结和骨髓中固定的吞噬细胞和各种粒细胞(特别是中性粒细胞)，他们都具有非特异性吞噬功能，可以清除机体内的病原体。

3. 体液因子 体液因子主要包括存在于体液中的补体、溶菌酶、纤维连接蛋白和各种细胞因子等。这些体液因子能直接或通过免疫调节作用清除病原体。细胞因子主要是由单核-吞噬细胞和淋巴细胞被激活后释放的一类有生物活性的肽类物质，主要包括白细胞介素、α-肿瘤坏死因子、γ-干扰素等。

能力检测

1. 在感染过程的五种结局中最不常见的表现是(　　)。

A. 病原体被清除　　B. 隐性感染　　C. 显性感染
D. 病原携带状态　　E. 潜伏性感染

2. 病原体的致病能力不包括以下哪个方面？(　　)

A. 侵袭力　　B. 毒力　　C. 数量
D. 机体的免疫功能　　E. 变异性

3. 在感染过程中最常见的是(　　)。

A. 健康携带者　　B. 潜伏期携带者　　C. 慢性携带者
D. 隐性感染　　E. 显性感染

4. 现阶段以下的传染病仍然广泛存在，严重威胁着人民健康的应除外哪种？(　　)

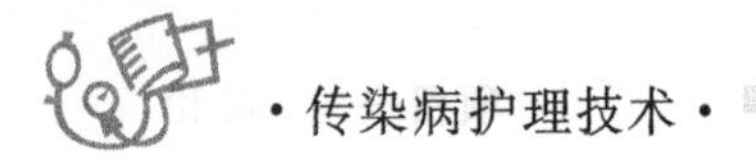

A. 病毒性肝炎　　B. 流行性出血热　　C. 狂犬病
D. 脊髓灰质炎　　E. 感染性腹泻

5. 下面的表述错误的是(　　)。
A. 非特异性免疫又称先天性免疫
B. 天然屏障包括外部屏障和内部屏障
C. 肝、脾、淋巴结和骨髓中固定的吞噬细胞具有非特异性吞噬作用
D. 保护性免疫应答分为非特异性免疫应答与特异性免疫应答
E. 变态反应都是非特异性免疫应答

参考答案:1. C　2. D　3. D　4. D　5. E

(肖建英)

任务三　传染病的发病机制

学习目标

知识要求

1. 掌握传染病发生与发展的阶段。
2. 熟悉传染病导致组织损伤的方式。

能力要求

领悟传染病导致的重要的病理生理变化。

【基础知识】

一、传染病的发生与发展

传染病的发生与发展有一个共同的特点,就是具有明显的阶段性。传染病发病机制的阶段性与临床表现的阶段性大多是吻合的,但有时并不一致。例如,伤寒首次菌血症时还未出现症状,第4周体温基本正常时肠壁溃疡还未痊愈。

(一) 病原体入侵部位

病原体入侵的部位合适,才能定居、繁殖,引起病变。如霍乱弧菌、痢疾杆菌必须经口感染,破伤风杆菌必须经伤口感染,才能引起病变。

(二) 病原体在体内的定位

病原体入侵成功并取得立足点。或在入侵部位直接引起病变(如细菌性痢疾);或在入侵部位繁殖,分泌毒素,在机体其他部位引起病变(如白喉、破伤风等);或进入血液循环，再定位某一靶器官，引起病变（如流行性脑脊髓膜炎、病毒性肝炎等）；或经过一系列生长阶段后定居于某一脏器（如蠕虫病）。各种传染病都有各自的特殊规律。

（三）病原体的排出

病原体的排出途径简称排出途径，是患者、病原携带者和隐性感染者有传染性的重要因素，不同的病原体排出途径各不相同。有些病原体的排出途径是单一的，如痢疾杆菌只通过粪便排出；有些是多个的，如脊髓灰质炎病毒既能通过粪便排出又能通过飞沫排出；有些病原体则存在于血液中，当有合适媒介时才传播，如疟疾原虫。病原体排出体外的持续时间长短不一，因而不同传染病有不同的传染期。

二、组织损伤的发生机制

组织损伤和功能受损是疾病发生的基础。在传染病中，导致组织损伤的方式有以下三种。

（一）直接损伤

病原体借助其机械运动及所分泌的酶可直接破坏组织，如溶组织阿米巴滋养体；或通过细胞病变而使细胞溶解，如脊髓灰质炎病毒；或通过诱发炎症过程而引起组织坏死，如鼠疫耶尔森菌。

（二）毒素作用

毒素分内毒素与外毒素。内毒素由革兰氏阴性菌产生，可致发热、休克、弥散性血管内凝血（DIC）等；外毒素可致靶器官的损害（如肉毒杆菌的神经毒素）或引起其功能紊乱，如霍乱肠毒素。

（三）免疫机制

大多传染病的发病机制与免疫应答有关。有些传染病能抑制细胞免疫（如麻疹）或直接破坏细胞（如艾滋病），但更多的是通过变态反应而导致组织损伤，其中以Ⅱ型反应（如流行性出血热等）及Ⅳ型反应（如结核病、血吸虫病等）最为常见。

知识链接

组织损伤的免疫机制

由内源性或外源性抗原所致的细胞或体液介导的免疫应答导致的组织损伤称为免疫损伤（immune injury），通常称为变态反应（allergic reaction）或超敏反应。引起免疫性损伤的抗原可以是内源性的或外源性的，同种的或自体的。其中来自外环境的外源性抗原所致的过敏反应有些是可以预防的，如接触毒葛所致的接触性皮炎，接触花粉所致的枯草热等，均可通过避免接触抗原预防。部分同种抗原所致的过敏反应如输血反应，通过受、供血液的交叉配型亦可以避免。

变态反应按免疫机制的不同可分为四类，即Ⅰ、Ⅱ、Ⅲ、Ⅳ型。

三、重要的病理生理变化

(一) 发热

发热是传染病常见的症状,但并不是传染病特有的表现。当机体发生感染、炎症、损伤或受到抗原刺激时,外源性致热源(病原体及代谢产物、免疫复合物、异性蛋白、药物等)作用于单核-吞噬细胞系统,使之释放内源性致热源。内源性致热源通过血脑脊液屏障作用于体温调节中枢,使产热大于散热,导致发热。

(二) 代谢改变

传染病患者发生的代谢改变为能量吸收减少,蛋白质、糖类、脂肪消耗增多,水、电解质平衡紊乱和内分泌改变。疾病早期,胰高血糖素和胰岛素分泌增加,血液甲状腺素水平下降,后期随着垂体反应刺激甲状腺素分泌而升高,恢复期各种物质代谢又逐渐恢复正常。

能力检测

1. 传染病的发生与发展的阶段应除外(　　)。

A. 病原体入侵的部位合适

B. 病原体在机体内扩散和定位

C. 显性感染

D. 不同的病原体表现不同的排出途径

E. 病原体在入侵部位繁殖,分泌毒素

2. 对传染病导致组织损伤的发生机制而言,下面哪种不是导致组织损伤的方式?(　　)

A. 病原体借助其机械运动及所分泌的酶直接破坏组织

B. 由革兰氏阴性菌产生的内毒素可致发热、休克、弥散性血管内凝血

C. 外毒素可致靶器官的损害(如肉毒杆菌的神经毒素)或引起功能紊乱

D. 病原体作用于单核-吞噬细胞系统,使之释放内源性致热源

E. 通过变态反应而导致组织损伤

3. 关于传染病导致机体发热的病理生理变化,下面哪种时机不对?(　　)

A. 当机体发生感染时　　B. 当机体发生炎症时

C. 当机体发生损伤时　　D. 疾病恢复期

E. 当机体受到抗原刺激时

4. 下面表现哪项不是传染病患者发生代谢时的改变?(　　)

A. 能量吸收减少

B. 蛋白质、糖类、脂肪消耗增多

C. 水、电解质平衡紊乱

D. 疾病早期,胰高血糖素和胰岛素分泌减少

E. 恢复期各种物质代谢又逐渐恢复正常

5. 由内源性或外源性抗原所致的细胞或体液介导的免疫应答导致的组织损伤按免疫机制的不同可分的四种类型不包括(　　)。

A. Ⅳ型　B. Ⅲ型　C. Ⅴ型　D. Ⅱ型　E. Ⅰ型

参考答案:1. C　2. D　3. D　4. D　5. C

(肖建英)

任务四　传染病的流行过程与影响因素

学习目标

知识要求

1. 掌握传染源的概念及类型。
2. 熟悉传染病传播途径的分类。

能力要求

领悟影响传染病流行过程的因素。

【基础知识】

传染病的病原体经过一定的传播途径侵入易感者而形成新的感染,并在人群中流行的发生、发展和转归的过程就是传染病的流行过程。这一过程必须具备的三个基本条件是传染源、传播途径和人群易感性。若这三个条件同时存在又相互联系,传染病就会不断传播蔓延。

一、流行过程的基本条件

(一) 传染源

传染源(source of infection)是指已有病原体在体内生长、繁殖,并能将病原体排出体外的人或动物,包括以下几种。

1. 患者　传染病患者体内有大量病原体繁殖,并可通过咳嗽、呕吐、腹泻促使病原体播散。轻型患者症状较轻、人数多且活动范围广,为重要的传染源;慢性或迁延型患者可长期排出病原体污染环境,也是重要的传染源。

2. 隐性感染者　隐性感染者由于无任何症状与体征而不易被发现为重要的传染源,如脊髓灰质炎、流行性脑脊髓膜炎等。

3. 病原携带者 病原携带者无明显临床症状而长期排出病原体，亦为重要的传染源，如伤寒、病毒性肝炎等。

4. 受感染的动物 有些动物间的传染病，如狂犬病、鼠疫等，也可传染给人类引起严重疾病。还有一些传染病，受感染的动物也是重要的传染源，如钩端螺旋体和恙虫病等。

（二）传播途径

传播途径(route of transmission)是指病原体从传染源体内排出后再侵入另一个易感者的途径，由外界环境中一种或多种因素组成。各种传染病有其各自的传播途径。

1. 呼吸道传播 病原体存在于空气中的飞沫或尘埃中，易感者吸入后可造成感染，如麻疹、流行性脑脊髓膜炎、严重急性呼吸综合征(SARS)和肺结核等。

2. 消化道传播 病原体污染食物、水源或餐具，易感者于进食后造成感染，如伤寒、细菌性痢疾、甲型肝炎、戊型肝炎等。水源污染常引起某些传染病的暴发流行。

3. 接触传播 接触传播分直接接触传播和间接接触传播两种方式。前者是指传染源与易感者皮肤、黏膜直接接触时造成感染的方式，如各种性病、狂犬病；后者又称日常生活接触传播，主要是通过传染源的分泌物和排泄物污染日常生活环境或用具而传播疾病，被污染的手在间接传播中起特别重要的作用。易感者与被污染的水或土壤接触时造成感染，如钩端螺旋体病、钩虫病和血吸虫病等；日常生活的密切接触造成的感染，如白喉、麻疹和流行性感冒等。

4. 虫媒传播 虫媒传播是指通过吸血节肢动物为媒介而造成的传播。如被病原体感染的蚊子、人虱、鼠蚤和恙螨于叮咬时把病原体传给易感者，可分别引起疟疾、流行性乙型脑炎、流行性斑疹伤寒、地方性斑疹伤寒和恙虫病等。

5. 血液、体液传播 病原体存在于携带者或患者的血液、体液中，通过应用血制品、分娩或性交等传播，如乙型肝炎、丙型肝炎、艾滋病和梅毒等。

有些传染病仅有一种传播途径，如伤寒只经消化道传播；有些传染病则有多种传播途径，如疟疾可经虫媒传播、血液传播和母婴传播。

知识链接

母婴传播

母婴传播主要是通过产道或宫内感染与母亲相同的疾病。由于这种疾病的传播是从母亲的传至子代，因而也称垂直传播，艾滋病、乙型肝炎等疾病都有这种传播方式。母婴传播也称围产期传播。

（三）人群易感性

人群易感性(the population susceptibility)是指人群对某种传染病容易感染的程度。对某种传染病缺乏特异性免疫力的人称为易感者(susceptible person)。易感者在某一特定人群中的比例决定易感性，即易感者越多，人群的易感性越高，传染病越容易发生。现普遍推行人工主动免疫，可把人群易感性降至最低，阻止传染病的发生和流行。

二、影响流行过程的因素

自然因素和社会因素直接影响和制约流行过程，使流行过程表现出不同的强度和性质，其中社会因素起主导作用。

（一）社会因素

社会因素（social factors）包括社会制度、经济状况、文化水平、生活条件、风俗习惯和医疗条件等，对传染病的流行过程有重要的影响，其中社会制度起决定作用。新中国成立以后，社会主义制度使人民生活、文化水平不断提高，计划免疫的层层推行，已经使许多传染病的发病率明显下降，甚至接近被消灭。同时由于改革开放，国民经济提高后人民生活条件的改善、饮食习惯的改变以及人口流动、环境污染等，又可能导致某些传染病的发病率升高，如甲型 H1N1 流感、结核病、艾滋病等。因此传染病的防治工作形势仍很严峻，我国政府尤其重视突发急性传染病的预防和控制。

知识链接

《突发急性传染病预防控制战略》

突发急性传染病是指严重影响社会稳定、对人类健康构成重大威胁、需要对其采取紧急处理措施的传染病，如鼠疫、传染性非典型肺炎（SARS）以及人感染高致病性禽流感等新发生的急性传染病和不明原因疾病等。2007年6月20日卫生部印发了《突发急性传染病预防控制战略》的通知，对我国突发传染病防控战略的具体目标主要是：发现和减少突发急性传染病发生的危险因素；提高对突发急性传染病暴发的早期预警能力，建立突发急性传染病监测预警体系；建立健全有效应对突发急性传染病的应急处置机制以及突发急性传染病应急处置预案体系，加强应对突发急性传染病的基础准备；建立应对突发急性传染病的联防联控机制，加强部门间、地域间以及国际社会间的沟通与合作；搭建中央和省级突发急性传染病科研攻关的技术平台，培养和储备专门的专业技术人才，设立专项资金予以保障等。

生产和生活条件与传染病的发生与流行也有着密切的关系，如农民在农业生产中因接触疫水容易感染血吸虫病和钩端螺旋体病；某些传染病的发生也与风俗习惯有关，如一些喜欢吃生鱼的人容易感染华支睾吸虫病，吃生的或半生的石蟹有可能会感染肺吸虫病等。

（二）自然因素

自然因素（natural factors）是指自然环境中的各种因素，包括地理、气候和生态等条件，对传染病流行过程的发生和发展都有重要的影响。传染病的地区性和季节性与自然因素关系密切。寄生虫和虫媒传染病对自然条件的依赖性尤为明显，如长江流域某些湖沼地区有适合于钉螺生长的地理、气候环境，这就形成了血吸虫病的地区性分布特点；自然因素还可通过降低机体的防御机能而促进传染病的发生与流行，如冬季寒冷、干燥，可减弱呼吸道抵抗力，故呼吸道传染病多发生于冬、春季；夏、秋季气温高，蚊子大量繁殖，使疟疾和乙型脑炎易于传播；炎热的夏季使人体胃酸分泌减少，有利于消化道传染病的发生与流行。某些自然生态环境为传染病在野生动物之间的传播创造了良好条件，如鼠疫、钩端螺旋体病，人类进入这些地区时亦可受感染，称为自然疫源性传染病或人畜共患病。

能力检测

1. 下列哪项不属于传染源？(　　)

A. 患者　　B. 病原携带者　　C. 隐性携带者

D. 易感者　　E. 受感染的动物

2. 传染病的流行过程必须具备哪三个基本环节？(　　)

A. 病原体、环境、易感人群　　B. 病原体、环境、传染源

C. 传染源、传播途径、易感人群　　D. 病原体、传播途径、易感人群

E. 传染源、传播途径、环境

3. 细菌性痢疾主要传播途径和多发季节是(　　)。

A. 粪-口传播，冬、春季　　B. 粪-口传播，夏、秋季

C. 接触传播，冬、春季　　D. 接触传播，夏、秋季

E. 土壤传播，夏、秋季

4. 传染源是指(　　)。

A. 病原体已在体内繁殖并能将其排出体外的人和动物

B. 被病原体污染的食物和水

C. 带有病原体的节肢动物

D. 带有病原体的血液、体液和血制品

E. 被病原体污染的土壤

5. 影响流行过程的社会因素应除外下面哪项？(　　)

A. 社会制度　　B. 经济状况　　C. 生活条件

D. 生态环境　　E. 文化水平

参考答案：1. D　2. C　3. B　4. A　5. D

（肖建英）

任务五 传染病的特征

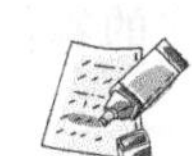

学习目标

知识要求

1. 掌握传染病的基本特征,传染病病程的阶段。
2. 熟悉传染病的常见症状和体征。

能力要求

1. 学会在实际工作中根据传染病的症状和体征早期发现传染病,早报告,及早采取消毒隔离措施,防止疾病蔓延。
2. 能根据传染病的流行病学特征定期对社区居民进行健康宣教。

【基础知识】

一、基本特征

从传染病的流行过程可以看出传染病与其他疾病是有区别的,其主要有以下四方面的基本特征。

(一) 有病原体

每一种传染病都有特异的病原体,包括微生物和寄生虫。各种病原体的检测对传染病的诊断有重要意义。

(二) 有传染性

这是传染病与其他感染性疾病的主要区别,传染性意味着病原体能通过某种途径感染他人。传染病患者有传染性的时期称为传染期,在每一种传染病中都相对固定,传染期可作为隔离患者的依据之一。

(三) 有流行病学特征

传染病的流行需要有传染源、传染途径和易感人群这三个基本条件。传染病的流行过程在自然社会因素作用下,可表现出各种特征。

1. 有流行性 传染病根据其流行强度可分为散发、流行、大流行和暴发流行。流行强度是指某种传染病在某一地区、某一时间内人群中存在数量的多少,以及各病例之间的联系强度。传染病的流行强度可分为以下四种。

(1) 散发(sporadic):某病发病率历年来呈一般水平,病例以散在形式发生,在发病时间及地点上没有明显联系的发病称为散发。散发是指该病在较大的地区(指县、市、省和国家)内发生的情况。确定是否散发,应根据当地当年该病发病率与前三年发病率对比，如未显著超过，则可确定。

(2) 流行(epidemic)：传染病在某地区，某病发病率显著超过历年(散发发病)水平时(一般为前三年平均发病率的3～10倍)称为流行。

(3) 大流行(pandemic)：某病在短时间内迅速蔓延，其发病率显著超过该地区历年流行水平，且流行范围超过省、国，甚至洲界时称为大流行。例如以往的霍乱、流行性感冒和当前艾滋病的世界性大流行。

(4) 暴发(outbreak)：某地区某病在短时间内(一般以小时、天、周或月计算)发病数突然增多时称为暴发。暴发常因共同接触同一致病因子而引起，常见的包括食物中毒、伤寒、痢疾、病毒性肝炎等急性传染病。

2. 有地方性 由于自然和社会因素的不同，某些传染病仅局限在一定地区内发生，有明显的地方性特点，如血吸虫病仅在长江以南地区发生，恶性疟疾主要流行于热带及亚热带地区。

3. 有季节性 有些传染病发生和流行于特定的季节，有明确的季节性，如流行性乙型脑炎一般只发生在夏秋季节，与蚊虫的滋生活动有关。

知识链接

传染病流行趋势

传染病是严重危害人类身体健康的疾病，其发病率和病死率均居人类各种疾病之首。随着医学科学的迅速发展，虽然在传染病的控制和预防上取得了辉煌成就，使传染病的总发病率显著下降，如鼠疫、白喉、百日咳、脊髓灰质炎等的发病率得到明显控制，但是我国仍面临新、老传染病的双重威胁，新的病原体及其所致的传染性疾病(称为新发传染病，如AIDS、SARS、疯牛病等)不断涌现；一些曾被控制的"老"传染病如肺结核、性传播疾病、血吸虫病等死灰复燃，加上多种传染病涉及病原体种类繁杂、传播途径各异、感染方式复杂多变，因此目前传染病的防控形势依然严峻。

(四) 有感染后免疫

人体感染病原体后，无论显性或隐性感染，都能产生针对病原体及其产物的特异性免疫，保护性免疫可通过抗体检测而获知。感染后免疫属于自然免疫，通过抗体转移而获得的免疫属于被动免疫。感染后免疫力的持续时间在不同传染病中有很大差异。有些传染病感染后免疫力持续时间较长，甚至保持终生，如麻疹、脊髓灰质炎等；有些传染病感染后免疫力持续时间较短，如流行性感冒、细菌性痢疾等；但是蠕虫感染性疾病患者感染后一般不产生保护性免疫。

二、临床特点

各种传染病有许多共同的临床特点，但不同的传染病具体的症状和体征则各不相同。传染病有以下共同的特点。

（一）病程发展的阶段性

传染病的疾病过程多有一定的阶段性，一般可分为以下几个时期。

1. 潜伏期（incubation period） 潜伏期是指从病原体侵入人体起，至受感染者开始出现临床症状为止的时期。不同传染病的潜伏期长短各异，短至数小时，长至数月乃至数年；同一种传染病，各患者的潜伏期长短也不尽相同。通常细菌感染潜伏期短于蠕虫病；细菌性食物中毒潜伏期短，短至数小时；狂犬病、AIDS的潜伏期可达数年。潜伏期既对传染病的诊断有一定的重要意义，同时也是确定对接触者进行医学观察、留验及隔离时间的重要依据。

2. 前驱期（prodromal period） 前驱期是指潜伏期末至症状明显前，出现一些传染病共有表现的时间。该期一般为1～3 d，患者呈现乏力、头痛、发热、食欲不振等表现。起病急的传染病，可无明显的前驱期。

3. 症状明显期（period of apparent manifestation） 症状明显期是指各种传染病所特有症状和体征随疾病病情发展陆续出现的时期。该期症状由轻而重，由少而多，逐渐或迅速达到高峰。随机体免疫力的产生，病原体被抑制并被逐渐清除，病情减轻而逐渐进入恢复期。

4. 恢复期（convalescent period） 恢复期是指病原体完全或基本消灭，使免疫力提高，病变修复，临床症状陆续消失的时期。多数患者能痊愈，少数患者可留有后遗症。

有些传染病患者进入恢复期后，已稳定一段时间，由于潜伏于体内的病原体再度繁殖至一定程度，使初发病的症状再度出现，称为复发（relapse）。当病情进入恢复期时，体温尚未稳定，下降至正常，又再度发热，称为再燃（recrudescence）。

（二）特殊临床表现

1. 发热 发热为传染病的共有表现之一。不同传染病其热度与热型又不尽相同，按热度高低可分低热、中度热、高热和超高热。发热按热型分为：稽留热，多见于伤寒；弛张热，多见于伤寒缓解期、败血症以及化脓性感染性疾病；间歇热，见于疟疾；波状热，见于布鲁菌病；回归热，见于回归热病；双峰热，多见于黑热病。

2. 皮疹 皮疹为传染病特征之一。由于皮疹出现的时间、部位、出疹顺序、皮疹的形态等，各种传染病有所不同，所以皮疹对出疹性传染病有诊断和鉴别诊断的价值。常见的皮疹疹型包括斑疹、丘疹、斑丘疹、红斑疹、玫瑰疹、淤点、疱疹、脓疱疹、荨麻疹等。常见出疹性传染病有猩红热、麻疹、水痘、斑疹伤寒、伤寒、流行性脑脊髓膜炎、流行性出血热、败血症等。

3. 中毒症状 病原体及其毒素进入血循环乃至扩散全身，可出现四种形式的中毒症状。

（1）毒血症（toxemia）：病原体在局部繁殖，所产生的内毒素与外毒素进入血循环，使全身出现中毒症状者。

（2）菌血症（bacteremia）：病原菌在感染部位生长繁殖，不断入血，只作短暂停留，并不出现明显临床症状者。病毒侵入血循环者称为病毒血症（Viremia），其他病原体亦然，如立克次体血症（rickettsemia）、螺旋体血症（spirochetemia）等。

(3) 败血症(septicemia):病原菌在局部生长繁殖,不断侵入血循环并继续繁殖,产生毒素,引起全身出现明显中毒症状及其他组织器官明显损伤的临床症状等。

(4) 脓毒血症(pyemia):病原体由血流扩散,到达某一个或几个组织器官内繁殖,使之损害,形成迁徙性化脓性病灶者。

(三) 临床类型

为有助于诊断,判断病情变化及传染病转归等,可将传染病分为各种临床类型。根据传染病起病缓急及病程长短,分为急性、亚急性和慢性(包括迁延型);按病情轻重分为轻型、普通型、重型及暴发型;按病情特点分为典型与非典型。其中非典型包括顿挫型及逍遥型,顿挫型的特征是症状出现后,短时间内得到缓解或即行消失,如伤寒和脊髓灰质炎患者中的少数病例;逍遥型的特征症状不明显,但病变仍在进行,突然出现并发症而加重病情,如此型的伤寒患者,常常在发生肠出血及肠穿孔时才出现。

能力检测

1. 下列哪项不属于传染病的基本特征?(　　)

A. 有传染性　　B. 都有潜伏期及前驱期

C. 有感染后免疫性　　D. 有病原体

E. 有流行病学特征

2. 传染病的分期错误的是(　　)。

A. 潜伏期　　B. 前驱期　　C. 症状明显期

D. 恢复期　　E. 暴发期

3. 下列哪类人群不属于艾滋病病毒感染高危人群?(　　)

A. 同性恋者　　B. 性乱交者　　C. 静脉吸毒者

D. 无偿献血人员　　E. 非法卖血者

4. 关于传染病的流行病学特征下面的说法错误的是(　　)。

A. 据其流行强度可分为散发、流行、大流行和暴发流行

B. 具有地方性与自然因素和社会因素有关

C. 有些传染病好发于某些特定地区

D. 都有季节性

E. 流行范围超过省、国甚至洲界时称为大流行

5. 其发病率已显著下降的传染病不包括(　　)。

A. 严重急性呼吸综合征　　B. 鼠疫

C. 白喉　　D. 百日咳

E. 脊髓灰质炎

6. 发热是传染病的共同表现,按热度高低可分的类型不包括(　　)。

A. 微热　　B. 低热　　C. 中度热　　D. 高热　　E. 超高热

7. 病原体及其毒素进入血循环乃至扩散全身,可出现四种形式的中毒症状不包括(　　)。

A. 毒血症　　B. 脓毒血症　　C. 菌血症
D. 尿毒症　　E. 败血症

参考答案:1. B　2. E　3. D　4. D　5. A　6. A　7. D

（肖建英）

任务六　传染病诊断与治疗

学习目标

知识要求

1. 掌握传染病的诊断原则,传染病的治疗原则。
2. 熟悉传染病的常见实验室检查方法。
3. 了解传染病的一些其他检查方法。

能力要求

1. 学会收集对诊断传染病有用的临床资料和流行病学资料。
2. 学会常见传染病实验室检查标本的采集方法。

【基础知识】

一、传染病的诊断原则

对传染病作出早期、正确的诊断,不仅能使患者得到及时、有效的治疗,而且还有利于早期采取隔离、消毒、预防等措施,防止传染病的传播。传染病的诊断应收集下列三方面的资料后进行综合分析。

(一) 临床资料

全面、准确、详尽地询问病史,进行系统、细致的体格检查,发病的诱因、起病方式以及热型和伴随症状等对确定临床诊断极为重要,同时在对患者进行体格检查时应注意有诊断价值的体征,如玫瑰疹、腓肠肌压痛和科氏斑等。

(二) 流行病学资料

询问患者流行病学资料在传染病的诊断中占有重要位置,包括年龄、职业、籍贯、发病季节、居住与旅游地点、个人及周围卫生情况、密切接触史、不洁饮食史及预防接种史等。

(三) 实验室及其他检查

实验室检查对某些传染病和寄生虫的诊断具有非常重要的意义,尤其是病原学检查可为诊断提供直接依据，血清免疫学检查亦是确诊某些传染病的重要条件，其他实验室检查及一些特殊检查也可对诊断提供帮助。

1. 一般实验室检查　一般实验室检查包括血液、尿液、粪便常规检查和血生化检查。

（1）血液常规检查：白细胞计数与分类对传染病诊断有一定价值。一般说来，细菌性感染白细胞总数增加（但有例外，如伤寒、布氏杆菌病等白细胞总数不增高，甚至减少）。病毒性感染白细胞总数大多减少（但流行性乙型脑炎、狂犬病等白细胞总数增加）。原虫感染时白细胞总数也常减少，如疟疾。蠕虫感染时嗜酸性粒细胞增加，如钩虫病、血吸虫病等。

（2）尿常规检查：如出现大量蛋白尿有助于流行性出血热的诊断。

（3）粪便常规检查：有助于感染性腹泻和蠕虫感染的诊断。

（4）血生化检查：有助于病毒感染性疾病的诊断，如病毒性肝炎、流行性出血热等病的诊断和病情判定。

2. 病原学检查

（1）直接检出病原体：许多传染病可通过显微镜或肉眼检出病原体而确诊，如从血液和骨髓涂片中检出疟原虫、从皮肤及脑脊液涂片检出脑膜炎球菌、从粪便中检出阿米巴原虫、通过孵化法在粪便中检出血吸虫毛蚴等，均可迅速确诊。

（2）病原体分离：细菌、螺旋体、真菌等通常可用人工培养，如伤寒杆菌、痢疾杆菌等，是临床常用的诊断方法；病毒分离则需应用组织细胞培养或动物接种，用以分离病原体的监测标本，包括血液、尿液、粪便及脑脊液、痰、骨髓等。

病原学检查的阳性率受多种因素影响，如标本采集的时间、取材部位、是否用药、检测方法等，因此应在病程早期及应用抗微生物药物前采集新鲜标本，避免污染并及时送检和注意标本的保存运输，以提高阳性率。必要时，可连续多次送检。

3. 免疫学检测　应用已知的病原体抗原或抗体检测血清或体液中相应抗体或抗原，是最常用的免疫学检测方法。如能进一步鉴定抗体是否属于 IgG 或 IgM，对近期感染或既往感染有鉴别诊断意义。此外，免疫学检测还可以用于判断受检者的免疫功能是否正常。

（1）特异性抗体检测：在传染病早期，特异性抗体在血清中往往尚未出现或滴度很低，而在后期或恢复期抗体滴度则显著升高，故用急性期及恢复期双份血清检测其抗体由阴性转为阳性或滴度升高 4 倍以上往往有重要的意义。特异性抗体检测的方法很多，常用的有以下几种。①凝集试验：如检测伤寒、副伤寒抗体（肥达反应）或布氏杆菌抗体。②补体结合试验：利用抗原抗体复合物可结合补体而抑制溶血反应的原理，常用于病毒感染的诊断。③中和反应：常用于流行病学调查，以判断人群免疫力。④放射性免疫（RIA）：其特异性及灵敏度均较高，但需一定设备条件。⑤酶联免疫吸附试验（ELASA）：灵敏度高，操作简便，设备条件要求亦较低，为常用的检测方法。

（2）特异性抗原检测：病原体特异性抗原的检测，有助于在病原体直接分离培养不成功的情况下提供病原体存在的直接证据，其诊断意义往往较抗体检测更为可靠，如乙型肝炎表面抗原（HBsAg）、e 抗原（HBeAg）的检测，可为诊断提供明确根据。目前常用方法为 ELISA 及 RIA 法。

(3) 免疫标记技术:酶标记技术、免疫荧光技术、印迹术等,均可作为传染病的诊断提供依据。

(4) 其他:皮肤试验、T 细胞亚群检测等,后者可了解细胞免疫功能状态,常用于艾滋病的诊断。

4. 分子生物学检测 利用同位素或生物素标记核酸探针检测特异性核酸或毒素,可检测血中乙肝病毒 DNA 或大肠杆菌肠毒素。用聚合酶链反应(PCR)能把标本中的 DNA 分子扩增到 100 万倍以上,用于乙肝病毒核酸检测。

5. 其他检查

(1) 影像学检查:X 线检查常用于诊断并殖吸虫病;计算机断层扫描(CT)及磁共振检查(MRI)常用于诊断脑囊虫病等。

(2) B 型超声波检查:用于诊断肝硬化、肝脓肿等。

(3) 内镜检查:如纤维结肠镜常用来诊断慢性腹泻、血吸虫病等。

(4) 活体组织检查:对某些传染病确定诊断也有重要的意义,如慢性肝炎等。

各种检查结果须与临床资料综合分析,才能有助于对患者作出正确的诊断。

知识链接

传染病诊断及转诊制度

(1) 实行传染病预检、分诊制度。

(2) 对疑似传染病患者,应当引导至相对隔离的分诊点进行初诊。

(3) 按照国务院卫生行政部门规定的传染病诊断标准和治疗要求,采取相应措施;对不能确诊的疑似传染病患者应组织医院专家组会诊确认,同时按照规定上报各级疾控中心传染病疫情。

(4) 按照规定对传染病患者或疑似传染病患者提供医疗救护、现场救援、接诊,对不具备传染病诊疗条件的科室,在发现传染病患者或疑似病例时,要认真、详细地做好登记,按照传染病管理相关规定进行报告,非危重患者要转到传染科(或传染病院)进行专科治疗,危重患者应先就地抢救,待病情稳定后再转诊到传染科(或传染病院)进一步治疗。

(5) 对传染病患者或者疑似传染病患者书写病历记录以及其他有关资料,并妥善保管。

(6) 不外泄传染病患者、病原携带者、疑似传染病患者、密切接触者涉及个人隐私的有关信息和资料。

(7) 对肺结核患者应按相关规定进行定点治疗,同时填写传染病报告卡和结核患者转诊三联卡。

备注:传染病患者、疑似传染病患者是指根据国务院卫生行政部门发布的《中华人民共和国传染病防治法规定管理的传染病诊断标准》,符合传染病患者和疑似传染病患者诊断标准的人。

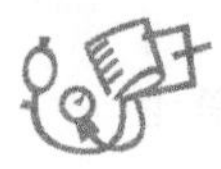

二、传染病的治疗原则

传染病治疗的目的不仅在于治愈患者，还应注意控制传染源，防止传染病进一步传播。应采取综合治疗原则，即治疗与护理、隔离与消毒并重，一般治疗、对症治疗与病原治疗并重的原则。

（一）一般治疗

1. 隔离、消毒及心理治疗 应据病原体的不同传播途径进行相应的隔离，病室或居室要求整洁卫生、空气流通，并按规定进行消毒。患者不能与亲人在一起，易产生孤独、焦虑等不良心理反应，患者须加强心理护理。

2. 支持治疗 根据不同的疾病过程给以适当的营养物质，保证足够的热量，维持水、电解质平衡，以提高机体防御能力和免疫功能。

（二）病原治疗

病原治疗既可以清除病原体、控制病情发展、治愈患者，又有控制与消除传染源的作用，是治疗传染病的关键措施。常用的治疗药物有以下几种。

1. 抗生素 抗生素在传染病治疗中应用最为广泛，主要是对细菌性传染病有显著疗效。临床应用时应严格掌握适应证，最后根据细菌培养及药物敏感试验的结果选药。另外还应注意用量要适当、疗程要充足。

2. 化学制剂 化学制剂可用于治疗细菌性感染及寄生虫病，如诺氟沙星治疗肠道细菌感染、吡喹酮对治疗多种寄生虫病均有较好的疗效。

3. 抗毒素 抗毒素是应用细菌毒素免疫动物而获得的，注射后可中和患者血液和组织液内毒素，达到治疗的目的，如白喉和破伤风抗毒素。

4. 某些免疫调节剂 免疫调节剂如白细胞介素、干扰素、转移因子和胸腺素等对某些病原体有一定的抑杀作用。

（三）对症治疗

对症治疗不但可以减轻患者的痛苦，而且通过调整患者各系统的功能，可达到减少机体消耗、保护重要器官功能的目的，使损伤减少到最低限度。例如，高热时采取降温措施、抽搐时采取镇静治疗、脑水肿时采取脱水疗法、严重毒血症时应用肾上腺皮质激素等，都可帮助患者度过危险期，促进其早日康复。

（四）中医中药及针灸等康复治疗

有些中药有抗微生物、调节免疫机能及对症治疗等作用，对某些传染病有较好疗效。针灸在治疗瘫痪等后遗症方面也有较好作用。

能力检测

1. 传染病的早期诊断的意义不包括（　　）。

A. 能使患者得到及时、有效的治疗　　B. 有利于早期采取隔离、消毒措施

C. 能有效防止传染病的传播　　D. 有理由拒收患者

E. 有利于早期采取预防等措施

2. 确诊传染病最重要的是（　　）。

A. 病史　　B. 体征　　C. B超检查
D. 直接检出病原体　　E. 流行病学资料

3. 传染病的免疫学检查不包括（　　）。

A. 特异性抗体检测　　B. 影像学检查　　C. 特异性抗原检测
D. 免疫标记技术　　E. T细胞亚群检测

4. 传染病的治疗原则是（　　）。

A. 治疗与护理，隔离与消毒并重，一般治疗、对症治疗与病原治疗并重
B. 一般治疗　　C. 抗生素对症治疗
D. 对症治疗　　E. 一般治疗、对症治疗与病原治疗并重

5. 传染病的病原治疗不包括使用（　　）。

A. 抗生素　　B. 化学制剂　　C. 对症治疗
D. 抗毒素　　E. 某些免疫调节剂

6. 传染病的一般治疗不包括（　　）。

A. 隔离　　B. 消毒　　C. 心理治疗　　D. 病原治疗　　E. 支持治疗

7. 都属于免疫调节剂的是（　　）。

A. 白细胞介素　　B. 干扰素　　C. 抗生素
D. 胸腺素　　E. 转移因子

8. 脑水肿时采取脱水疗法最常用的药物是（　　）。

A. 50%葡萄糖注射液　　B. 碳酸氢钠　　C. 呋塞米
D. 50%甘露醇　　E. 20%甘露醇

参考答案：1. D　2. D　3. B　4. A　5. C　6. D　7. C　8. E

（余致莲）

任务七　传染病的护理

学习目标

知识要求

1. 掌握传染病的一般护理技术，传染病的常见症状及护理程序。
2. 了解传染病的护理在传染病防治中的重要性。

能力要求

能运用护理程序对传染病患者进行整体护理。

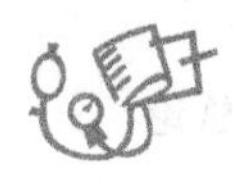

传染病护理技术是专科护理中的一个重要分支。由于传染病起病急,症状各不相同,病情复杂多变,容易发生并发症,特别是具有传染性,因此护理工作在传染病的防治中非常重要。精心地护理,细心地观察,准确而及时地治疗,不仅可以使患者转危为安,早日康复,而且可以通过隔离消毒措施切断传播途径,防止发生交叉感染和传染病的传播。护理人员必须具有高度的同情心和责任感,掌握各种传染病的病因、发病机制、传染源、传播途径、易感人群、治疗及护理等扎实的理论知识和护理技能。

【基础知识】

一、传染病的常规护理

(一) 一般护理

1. 严密观察病情变化 由于大多数传染病发病急骤、病情危重、变化快、并发症多,因此传染科护理人员应以高度责任感密切、细致、准确地观察病情,及时发现病情变化,及早报告及配合医生分秒必争地抢救患者生命。

2. 饮食护理 对传染病患者注意饮食护理,特别是应对高热患者予以高热量、高蛋白、高维生素、易消化的流质或半流质清淡饮食。

3. 活动与休息 特别是症状较重、身体许多重要器官均有不同程度损害的患者,应绝对卧床休息,当症状减轻、病情好转后方可适当增加活动。

4. 心理护理 传染病患者需要进行隔离治疗。由于患者对隔离不理解,易产生孤寂、紧张、恐惧等消极心理,可使病情加重,因此护理人员应正确评估患者的心理状态,予以相应的心理护理。

5. 发热的护理 护理人员应加强发热期间的护理,特别是高热患者,室温保持在18～22 ℃,相对湿度50%～60%,经常开窗通风,保持室内空气新鲜;注意水分的补充,鼓励患者多喝水,成人每天2500～3000 mL,必要时予以静脉补液,同时注意记录患者的出入量;加强患者的口腔护理、皮肤护理、安全护理等。

(二) 严格消毒、隔离护理

传染病患者护理工作的重点之一是要有严格的消毒、隔离制度和管理方法。因为传染病院(科)是传染病患者集中的场所,易造成院内、外交叉感染,为了有效地控制传染病的传播,要求医护人员、患者及家属必须严格执行消毒和隔离制度。为了做好这一工作,传染病院(科)的工作人员必须了解各种病原体的性质、各种传染病的流行特征,掌握各种隔离技术和消毒方法及各种管理制度,如传染病院(科)的流程、设施、探视及陪护制度等。

二、传染病患者的常见症状及体征

(一) 发热

传染病是由病原体感染人体引起的,故感染性发热是传染病所共有的最常见、最突出的症状。传染病的发热过程可分为三个阶段。

1. 体温上升期 其特点为产热大于散热。患者表现为体温骤然上升到39 ℃,常伴有寒战、皮肤苍白、无汗等。体温上升方式有骤升和渐升。

2. 高热持续期 其特点为产热和散热在较高水平上趋于平衡,患者表现为皮肤潮红而灼热、呼吸和脉搏加快。高热持续时间因疾病及治疗效果而异。

3. 退热期 其特点为散热增加而产热趋于正常。患者表现为大量出汗,皮肤温度降低。退热方式有骤退和渐退两种。体温下降时因大量出汗,易出现虚脱,表现为血压下降、脉搏细速、四肢厥冷等,应密切观察伴随症状。

知识链接

传染病常见的热型

热型是传染病重要特征之一,具有鉴别诊断意义。常见的热型包括以下几种。

(1) 稽留热:体温上升达 39 ℃以上且 24 h 相差不超过 1 ℃,多见于伤寒、斑疹伤寒的高热持续期。

(2) 弛张热:24 h 内体温相差超过 1 ℃,但最低点未达到正常水平,多见于伤寒缓解期、流行性出血热等。

(3) 间歇热:24 h 内体温波动于高热与正常体温之下,可见于疟疾、败血症等。

(4) 回归热:高热持续数日后自行消退,但数日后又再出现高热,可见于回归热病等;若在病程中多次重复出现并持续数月之久时称为波状热,见于布氏杆菌病。

(5) 不规则热:发热患者的体温曲线无一定规律的热型,可见于流行性感冒等。

(二) 皮疹

许多传染病在发热的同时伴有发疹,称为发疹性传染病。发疹时可出现皮疹(rash),分为外疹和内疹(黏膜疹)两大类。皮疹出现的时间、分布部位、出疹先后顺序、形态等对诊断有重要意义。

1. 出疹时间 如水痘、风疹多发生于病后第 1 天,猩红热发生于病后第 2 天,天花发生于病后第 3 天,麻疹发生于病后第 4 天,斑疹伤寒发生于病后第 5 天,伤寒发生于病后第 6 天等。

2. 皮疹分布 水痘大多在躯干部,呈向心性分布。天花多在面部和四肢,呈离心性分布。

3. 出疹先后顺序 如麻疹先出现于耳后及面部,然后向躯干、四肢蔓延,最后到达手掌、足底。猩红热始于耳后、颈部及上胸部,向下扩及躯干,后扩散至四肢,呈离心性分布。

4. 皮疹形态 皮疹的形态可分为四大类。

(1) 斑丘疹:斑疹呈红色不凸出皮肤;丘疹呈红色凸出皮肤。斑丘疹是指斑疹和

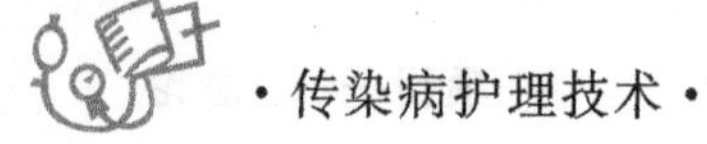

丘疹同时存在，可见于麻疹、登革热、风疹、伤寒、猩红热及柯萨奇病毒感染等传染病。斑丘疹为充血疹，压之褪色。

(2) 出血疹：亦称淤点，多见于肾综合征出血热、登革热和流行性脑脊髓炎等传染病。出血疹可相互融合形成淤斑。

(3) 疱疹：多见于水痘、单纯疱疹和带状疱疹等病毒性传染病，亦可见于立克次体及金黄色葡萄球菌败血症等。若疱疹液呈脓性则称为脓疱疹。

(4) 荨麻疹：可见于病毒性肝炎、丝虫病等。

【能力训练】

一、传染病患者发热的护理程序

(一) 护理评估

1. 健康史

(1) 起病缓急、发热程度、热程、热型。

(2) 原因及诱因：医疗诊断为何种疾病，有无受凉、劳累等诱因。

(3) 伴随症状：如有无皮疹、腹泻、黄疸、意识障碍、头痛、食欲不振、呕吐、体重减轻等。

(4) 所应用的针对病原的治疗、退热药物及降温措施的名称、用法及效果等。

(5) 有无传染病接触史。

(6) 流行病学资料。

2. 身体评估 重点评估生命体征、营养状况、意识状态、面色、有无皮疹、皮肤弹性有无减退，全身浅表淋巴结及肝、脾有无肿大，对心、肺、腹、神经系统检查等有无异常。

3. 心理社会评估 有无因发热引起的心理反应，如恐惧与不安，或由于持续高热诊断不明确所引起的焦虑，或因住院经济负担过重造成的心理压力。

4. 辅助检查 常用血、尿、便常规及病原学检查。结合实际进行有关血清学、脑脊液、肝功能检查，必要时做胸部X线及B超检查等。

(二) 护理诊断与计划

1. 护理诊断

(1) 体温过高：与病原体感染有关。

(2) 体液不足：与出汗过多和液体量摄入不足有关。

(3) 营养失调：与代谢率增高和营养物质摄入不足有关。

(4) 潜在并发症：惊厥、意识障碍等。

2. 护理目标

(1) 体温下降直至恢复正常，患者舒适感增加。

(2) 由发热引起的身心反应减轻、消失。

(3) 注意观察病情，预防并发症。

(4) 患者或家属能正确实施简单的物理降温措施。

（三）护理措施

(1) 病情观察：应注意观察患者生命体征、意识状态、24 h 出入量、体重、发热引起的身心反应的变化、治疗及护理效果等。

(2) 环境：发热患者的病室应保持舒适的温度、湿度，一般室温控制在 18～22 ℃，湿度为 60%左右较宜，还应注意通风，避免噪声。

(3) 休息：传染病患者在症状明显期多表现为高热，故应绝对卧床休息，保持心情平静，注意勤变换体位。

(4) 饮食护理：应给予患者高热量、高蛋白、高维生素、易消化的流质或半流质清淡饮食，注意补充足够的体液，必要时静脉输液以保证入量。

(5) 降温措施：可对患者采用物理降温，如温水擦浴、乙醇擦浴、冰袋、冰帽、冰毯、冰水灌肠等。但应注意在出疹期禁用乙醇擦浴，以避免对皮肤的刺激。对持续高热物理降温效果不明显者可按医嘱采用药物降温，护士应了解解热剂的成分、药理作用、禁忌证等，避免发生不良反应及过敏反应。还应注意用量不宜过大，以免大量出汗引起虚脱。

高热伴惊厥者可应用亚冬眠疗法治疗。在冰敷前先肌内或缓慢静脉注射冬眠药物(冬眠灵和异丙嗪)，待患者安静后再在头部及大血管处放置冰袋，使患者体温维持在 37～38 ℃，以后酌情每 2～4 h 肌注半量冬眠药物。亚冬眠疗法维持时间依病情而定，此疗法可使人体新陈代谢处于低水平，耗氧量减少，使中枢神经系统处于保护抑制状态，减轻脑细胞损伤。护理人工冬眠患者时应注意观察其生命体征；随时吸痰以保持呼吸道通畅；并应做好皮肤护理，防止冻伤。

(6) 口腔、皮肤护理：协助患者在饭后、睡前漱口，病情危重者给予口腔护理，避免口腔内感染。患者大量出汗后应给予温水擦拭，更换内衣、寝具，保持皮肤清洁、干燥，预防感染。

(7) 药物治疗的护理：病原体感染引起的发热需进行病原治疗，护士应了解病原治疗药物的作用、用法、剂量、用药间隔时间、药物的不良反应等，严格按规定用药，以保证药物疗效。

(8) 健康教育：向患者解释发热的原因、诱因、治疗及有关的传染病预防知识，鼓励患者提出问题，并给予耐心解答，以使其解除焦虑。同时，还应向患者及其家属介绍发热时的休息、饮食、饮水要求及物理降温方法，使其参与护理活动，学会自我护理。

（四）评价

(1) 体温降至正常，发热引起的身心反应消失，患者感到舒适。

(2) 患者或家属能正确执行 1～2 种物理降温措施。

二、传染病患者皮疹的护理程序

（一）护理评估

1. 健康史 对于出现皮疹的患者应询问以下情况。

(1) 皮疹出现的时间、初发部位、发展情况、皮肤损害性质、损害程度。

(2) 伴随症状：询问有无发热、瘙痒等伴随症状。

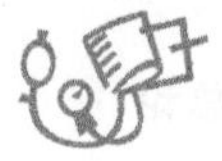

(3) 原因及诱因:询问引起皮疹的疾病,有无食物或药物过敏史等。

(4) 处理经过:应用药物的名称、方法、不良反应、效果等。

(5) 传染病接触史及预防接种史。

2. 身体评估 重点评估患者生命体征、意识状态,注意观察皮疹的性质、部位、形态有无变化,出疹的进展及消退情况,消退后的脱屑、脱皮、结痂、色素沉着情况;检查全身浅表淋巴结有无肿大,以及心、肺、腹、神经系统有无异常。

3. 心理社会评估 评估患者是否因为瘙痒影响休息、睡眠,使其不安和食欲下降。了解患者是否因担心皮肤完整性受损和不适应隔离治疗而出现不良情绪等。

4. 辅助检查 常用的实验室检查有血常规、粪便常规以及病原学检查,必要时进行血清学、脑脊液的检查等。

(二) 护理诊断与计划

1. 护理诊断

(1) 皮肤完整性受损:与病原体和(或)代谢产物造成皮肤血管损伤有关。

(2) 舒适的改变:与皮疹引起的皮肤瘙痒有关。

2. 护理目标

(1) 皮肤不发生继发性损伤及感染。

(2) 患者与家属能掌握防止加重皮肤损伤的常见因素。

(三) 护理措施

(1) 病情观察:①生命体征;②意识状态;③皮疹性质、数量、部位的变化;④伴随症状的变化;⑤治疗及护理效果等。

(2) 病室应保持整洁、定时通风、定时空气消毒。

(3) 休息:皮疹较重、伴有发热等症状者应卧床休息。

(4) 饮食:应避免进食辛辣刺激性食物。

(5) 皮肤护理:①注意保持皮肤清洁,每日用温水轻擦皮肤,禁用肥皂水、乙醇、浴液等刺激性液体擦拭皮肤。②有皮肤瘙痒者应避免搔抓,防止抓伤皮肤造成感染。应注意修剪指甲,幼儿自制能力差,可将手包起来,尽量分散其注意力。皮肤剧痒者可涂止痒剂等。③皮肤结痂后应让其自行脱落,不要强行撕脱,翘起的痂皮可用消毒剪刀剪去。疹退后若皮肤干燥可涂以润肤露保护皮肤。④对大面积淤斑的坏死皮肤应注意保护,定时进行皮肤消毒。翻身时应注意避免拖、拉、拽等动作,防止皮肤擦伤,并应防止大、小便浸渍,也可使用保护性措施,如海绵垫、气垫等,尽量不使其发生破溃。⑤若皮肤发生破溃后应注意及时处理,小面积可涂以甲紫溶液或抗生素软膏,大面积者应用消毒纱布包扎,防止继发感染。如有感染者给以定时换药,必要时敷以中药以促进组织再生。医务人员操作前注意洗手,还应注意病室空气定时消毒。⑥患者衣着应宽松,内衣裤应勤换洗。床褥应保持清洁、松软、平整、干燥,必要时被服经高压消毒后使用。⑦伴有口腔黏膜疹者,应注意作好口腔护理,每日用温生理盐水或朵贝氏液彻底清洗口腔2～3次,每次进食后应温水清拭口腔,以保持口腔清洁、黏膜湿润。

(6) 药物治疗的护理:根据引起皮疹的不同原因,配合医生进行原发病治疗,注意用药方法、剂量、效果及不良反应等。

(7) 向患者或家属讲解皮肤护理的重要性及加重皮肤损伤的因素。

(四) 评价

(1) 患者与家属能注意尽量减少加重皮肤损伤的机会,配合正确执行皮肤护理。

(2) 皮肤保持完好,无继发性损伤及感染。

三、传染病患者焦虑的护理程序

传染病患者需要进行隔离治疗。由于患者不能与亲人在一起,不能工作,造成角色缺如、角色冲突等,因此对隔离不理解,易产生孤寂、紧张、恐惧、消极心理,护理人员应经常与患者交流谈心,从而正确评估患者的心理状态。

(一) 护理评估

1. 健康史

(1) 评估患者焦虑的原因:如是否由于本人及社会关系网对患传染病及消毒、隔离认识不足,或由于疾病痛苦,或担心疾病预后不良,或忧虑患病对工作、学习的影响等。

(2) 根据患者焦虑表现评估焦虑等级及持续时间。

(3) 评估患者由于焦虑所致的日常活动的变化,如对食欲、睡眠及处理个人卫生能力的影响。

(4) 评估患者对焦虑的应对能力。

2. 身体评估 评估患者生理和行为的异常表现,如心率增加、呼吸加快及血压升高、面色潮红或苍白、出汗、失眠、头晕、头痛、厌食、尿频、定向力变化、坐立不安、说话声调改变、注意力不能集中和情绪激动等。

3. 心理社会评估 评估患者的焦虑情绪是否造成中枢神经系统功能紊乱、免疫功能下降,对病情及预后的影响程度等。

(二) 护理诊断与计划

1. 护理诊断 患者容易出现焦虑,与住院隔离和(或)不了解疾病的预后有关。

2. 护理目标

(1) 患者能描述自己的焦虑及其应对方式。

(2) 焦虑所引起生理和心理的不适感减轻。

(3) 患者能应用有效的应对机制来控制焦虑。

(三) 护理措施

1. 观察患者焦虑表现 如面色变化、出汗、坐立不安、注意力不能集中、失眠、厌食、尿频、定向力变化等,根据患者表现评估焦虑程度。

2. 心理疏导 与患者进行有效的沟通,尊重患者,态度要和蔼,耐心倾听患者叙述,鼓励其述说,认同患者目前的应对方式。

3. 避免外界干扰 提供安全、舒适的环境,减少对患者的不良刺激。

4. 针对患者焦虑原因进行指导与教育 使患者认识自己的焦虑,帮助其分析产生焦虑的原因,针对焦虑原因进行指导与教育,如向患者介绍住院环境,生活制度,消毒隔离的目的、方法、要求，解除隔离的标准及隔离时间。说明隔离的目的是保护患者、保护他人、防止交叉感染，希望患者自觉遵守隔离制度。护理人员对患者要热情，千万不可流露出怕被传染的厌恶情绪。

对于进行抢救的患者，护士应保持镇静，守候在患者身边，密切观察病情变化，及时采取措施。护士应态度认真、动作迅速、技术熟练、工作有条不紊，并向患者介绍周围环境，这些都会使患者产生可信赖感、安全感，从而消除焦虑、紧张不安的心理。对于慢性传染病患者，护士应向其介绍疾病发展过程、预后、治疗过程中的注意事项和复发因素等。护士应对患者表示理解与同情，并根据每个患者的不同情况教会其应对措施。

5. 指导患者使用松弛术 如进行深而慢的呼吸、气功、按摩、听轻松而愉快的音乐等，也有助于患者减轻焦虑。

(四) 评价

(1) 患者焦虑减轻，舒适感增加。

(2) 患者已学会应用有效的应对机制来控制焦虑。

能力检测

1. 传染病的护理不包括(　　)。

A. 隔离　　B. 及早诊断
C. 密切观察病情变化　　D. 传染病的报告
E. 消毒

2. 传染病的护理评估不包括(　　)。

A. 健康史　　B. 心理社会状况
C. 经济状况及消费观念　　D. 实验室检查
E. 身体状况

3. 关于传染病患者的皮肤护理错误的是(　　)。

A. 衣着应宽松，勤换内衣裤　　B. 有口腔黏膜疹的应注意口腔护理
C. 翻身时避免拖、拉、拽等动作　　D. 有皮肤瘙痒者应轻轻抓痒
E. 对大面积淤斑的坏死皮肤应注意保护，定时进行皮肤消毒

4. “玫瑰疹”是下面哪种传染病的特征性临床表现？(　　)

A. 水痘　　B. 麻疹　　C. 伤寒　　D. 菌痢　　E. 副伤寒

5. 传染病的一般护理说法错误的是(　　)。

A. 应严密观察病情变化
B. 严格执行消毒、隔离制度和管理方法
C. 心理护理
D. 传染科必须严格由医生执行传染病疫情报告制度
E. 皮肤护理

6. 传染病患者高热时的饮食不适宜(　　)。

A. 高热量　　B. 高胆固醇　　C. 高蛋白
D. 高维生素　　E. 易消化的流质或半流质

7. 传染病房的适宜温度和相对湿度为(　　)。
A. 温度 18～22 ℃,相对湿度 50%～60%
B. 温度 16～18 ℃,相对湿度 45%
C. 温度 22～24 ℃,相对湿度 60%～70%
D. 温度 16～18 ℃,相对湿度 50%～60%
E. 温度 24～26 ℃,相对湿度 60%～70%

8. 传染病患者高热时物理降温错误的是(　　)。
A. 补充足够的水分　　B. 擦拭心前区　　C. 擦拭大血管处
D. 足底应放热水袋　　E. 头顶放冰袋

9. 间歇热最常见于下列哪种疾病?(　　)
A. 疟疾　　B. 流行性乙型脑炎　　C. 流行性出血热
D. 斑疹伤寒　　E. 伤寒

10. 有关传染病出疹时间描述错误的是(　　)。
A. 水痘、风疹多发生于病后第 1 天　　B. 猩红热发生于病后第 2 天
C. 天花发生于病后第 3 天　　D. 麻疹发生于病后第 4 天
E. 伤寒发生于病后第 5 天

参考答案: 1. B　2. C　3. D　4. C　5. D　6. B　7. A　8. B　9. A　10. E

(佘致莲)

任务八　传染病的隔离与消毒

学习目标

知识要求

1. 掌握隔离管理制度及隔离种类,传染病的常用消毒方法。
2. 了解隔离和消毒的定义,传染病门诊、病房的设置要求。

能力要求

1. 能在实际工作中指导传染病门诊、病房的设置。
2. 能根据传染病的隔离要求对不同患者采取相应的隔离措施。
3. 能对不同的病原体采取不同的消毒方法。

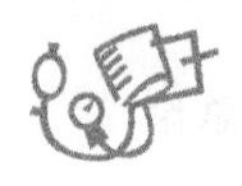

案例引导

2002年11月16日从广东佛山发现第一例SARS病例开始，在几个月的时间内，SARS蔓延至世界上29个国家和地区，形成了世界大流行。2002年11月1日至2003年7月31日，全世界共发生了8098例SARS病例，774例死亡，死亡率为9.6%。中国内地发生了5327例，死亡349例，发病数和死亡数占全世界的SARS病例的65.8%和45.1%。

2003年1月19日SARS流行到中山市时，中山市有28例病例，其中有13例是医护人员，这说明什么？

为什么SARS会在中国造成长达8个月之久的流行？为什么在前2个月局部流行时没有遏止住？为什么在广东已有大流行的教训，还会在北京重演，而且规模更大，蔓延更广泛？

【基础知识】

一、传染病的隔离

(一) 隔离的意义及定义

任何一种传染病都具有传染性及流行性特征。因此，做好传染病患者的隔离工作具有重要意义。其目的在于管理传染源，切断传播途径，便于集中治疗，以最少的人力、物力控制传染病流行，提高治愈率，以达到保护易感人群的目的。

隔离(isolation)是把传染病患者及病原携带者与健康人和非传染病患者分开，安置在指定地方，进行集中治疗和护理，以防止病原体向外扩散的医疗措施。

(二) 隔离管理的基本准则

1. 隔离单位应有标记　病室门口挂隔离衣，走廊放置消毒液，门口要有消毒脚垫，门把套上要扎含有消毒液毛巾。

2. 工作人员　工作人员进入隔离单位必须穿隔离衣、戴口罩、戴帽子。穿隔离衣后只能在指定范围内活动。双手接触患者或污染后必须消毒。工作人员应定期进行体检、带菌检查及预防注射。

3. 传染病患者　患者入院须经病区污染端进入，更换患者衣服，换下的衣服及物品经消毒处理后，由家属带走或由医院统一管理。患者在住院期间不得擅自离开病区，不同病种患者不得相互接触、串门。如需去其他科室检查应由医护人员陪同，并采取相应的隔离措施，以防止病原体的扩散。患者痊愈出院时应进行卫生处置后，换上清洁衣服，由病区清洁端出院。

4. 病室　病室每日进行空气消毒，可用紫外线照射或消毒液喷雾。应按不同病种及传播途径使用医疗器械，如体温计、听诊器、叩诊锤等，用完必须消毒。

5. 甲类传染病　甲类传染病患者禁止探视，其他传染病患者可定时在指定地点隔栏探视或电视探视。危重患者可在医护人员指导下，穿隔离衣、戴口罩和帽子进入病室陪护或探视。

6. 物品 在传染病医院，患者用过的污染物品从病房取出有严格路线。医护人员都要按照规定路线将污染物品放到指定的污染端，再由负责消毒的工作人员从病房的污染端送到供应室的污染端，消毒后再从供应室的清洁端拿出来。患者的检测标本送到实验室也有规定的路线，以免扩大污染面积。

（三）隔离种类及要求

1. 严密隔离（黄色标志） 严密隔离用于有强毒力病原体感染所致的有高度传染性和致死性的传染病，以防止经空气和接触传播，如霍乱、鼠疫、肺炭疽、传染性非典型肺炎、人感染高致病禽流感等。隔离要求包括以下几点。

（1）患者：单间隔离，无条件时感染相同病原体者可同住一室。患者的食具、便器、排泄物、分泌物均应贴标签并按不同的处理方法严密消毒处理。患者禁止出病房，禁止探视和陪住。

（2）病室：门上标明“严密隔离”标记，禁止随意开放门窗。门口设置用消毒液浇洒的脚垫，门把手包以消毒浸湿的布套。病房内设备固定、专用，室内物品须经严密消毒处理后方可拿出室外。病室每日须消毒，患者出院或死亡后，其病室及一切用物均须严格执行终末消毒1～3次，经检测合格后方可使用。

（3）工作人员：进入病室应穿隔离衣，换隔离鞋，戴帽子、口罩及手套。须密切接触患者的工作人员，有可能被患者血液、体液、分泌物污染时，应戴护目镜，必要时戴防护面具。离开病室时应消毒双手，脱去隔离衣、鞋。若出现呼吸道感染或手指皮肤有破损时，应停止接触此类患者。

2. 呼吸道隔离（蓝色标志） 呼吸道隔离适用于经空气和飞沫传播的各种呼吸道传染病，如白喉、猩红热、麻疹、流行性脑脊髓膜炎、流行性腮腺炎等。隔离要求包括以下几点。

（1）患者：同病种患者可住同一房间，床与床之间距离至少2 m，必要时隔屏风。患者的体液、与体液接触过的物品需进行消毒处理，呼吸道分泌物应经消毒后废弃。患者食具每餐消毒，痰杯每日消毒。患者一般不能外出，如要到其他科室检查或有必要离开病室时需戴口罩。

（2）病室：用紫外线进行空气消毒，每日2次；通风每日不少于3次；地面擦洗每日2次；室内保持一定温度和湿度。

（3）工作人员：接近患者时应戴口罩、帽子，必要时穿隔离衣、戴手套。接触患者或可疑污染物品后应洗手。

3. 消化道隔离（棕色标志） 消化道隔离适用于经粪-口途径传播的消化道传染病，如伤寒、细菌性痢疾、脊髓灰质炎、甲型肝炎、戊型肝炎等。隔离要求包括以下几点。

（1）患者：同病种患者可同住一室。不同病种患者若同居一室，每个患者之间必须实行隔离，床边挂上“床边隔离”的标志。患者的食具、便器要专用，用后要消毒，并督促患者饭前便后洗手。患者的呕吐物、排泄物应严格消毒后弃去。患者之间交换用物、书报等要注意消毒。患者不得随意离开隔离单位。

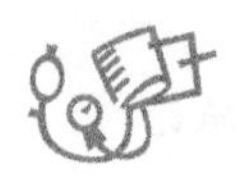

(2) 病室：病房应设有纱窗、纱门，做好防蝇、灭蝇及灭蟑螂工作，病室内应无蝇及无蟑螂。地面、墙壁每日应用消毒液擦洗。

(3) 工作人员：密切接触患者时要穿隔离衣、戴口罩，接触污物时需戴手套，护理不同病种患者应更换隔离衣。接触患者污物和护理每一名患者后都要严格清洗、消毒双手。

4. 接触隔离(橙色标志) 接触隔离适用于病原体直接或间接的接触皮肤或黏膜而引起的传染病，如狂犬病、破伤风、炭疽病等。隔离要求包括以下几点。

(1) 患者：不同病种患者应分室收住。患者用过的医疗器械要严格消毒，用过的敷料应焚烧，一切污染用品，须严密消毒后使用。

(2) 病室：患者出院或死亡，病室应进行终末消毒。

(3) 工作人员：接触患者应穿隔离衣、戴帽子、戴口罩，护理不同患者时须更换隔离衣并洗手。为患者换药时应戴橡胶手套，若手上出现皮肤破损时，应停止接触此类患者。接触患者或污染物后都要严格清洗、消毒双手。

5. 血液和(或)体液隔离(红色标志) 血液和(或)体液隔离适用于由血液、体液及血制品传播的传染病，如乙型肝炎、丙型肝炎、梅毒、艾滋病等。隔离要求包括以下几点。

(1) 患者：同病种患者可同住一室。出血不易控制或个人卫生不能自理而造成污染者应单间隔离。患者用过的医疗器械要严格消毒，有条件时尽量用一次性用品。被患者的血液或体液污染的物品，应销毁或装入污物袋中，并做好标记，送出病房进行彻底消毒处理或焚烧。

(2) 病室：患者出院或死亡，病室应进行终末消毒。

(3) 工作人员：若患者的血液、体液有可能污染工作服时，需穿隔离衣。接触患者的血液、体液时需戴手套，必要时戴护目镜。工作中严防损伤性利器刺伤皮肤。患者用过的针头、注射器，应放入防水、耐刺的有标记的容器内，送出焚烧或灭菌等无害化处理。接触患者或其血液后，用消毒液洗手后再接触其他患者。

6. 昆虫隔离 昆虫隔离适用于以昆虫作为媒介的传染病，如流行性乙型脑炎、疟疾、斑疹伤寒、回归热、流行性出血热等。隔离要求包括以下几点。

(1) 患者：需搞好个人卫生工作(洗澡、更衣、灭虱等)后进入病室，做到防虱、防螨、防蚤。

(2) 病室：应有防蚊设备及灭蚊措施，经常检查纱门、纱窗是否完好，并应喷洒灭蚊药物。

7. 保护性隔离 保护性隔离适用于白血病、淋巴瘤、再生障碍性贫血、粒细胞缺乏症、免疫缺陷综合征、器官移植术后、大面积烧伤，接受化疗、放疗或免疫抑制剂治疗时期的患者。目的是防止院内一些对感染高度易感的患者受到来自其他患者、医护人员、探视人员以及病区环境中各种条件致病微生物的感染。隔离要求根据具体疾病而定。

(四) 传染病科设置要求

传染病科布局要求合理，门诊和病房应相对靠近，避免人群流动过大，清洁区与污染区的界限要明确。

1. 传染科门诊的设置要求

(1) 传染病科门诊应与普通门诊分开,并应附设挂号收费处、药房、治疗室、换药室、观察室等,以便和普通门诊分开,并应设有工作人员更衣室、洗手设备及消毒设施。

(2) 传染病科门诊内分别设置消化道传染病、呼吸道传染病等诊室,每个诊室分为一个隔离单位,只诊治一种传染病患者。

2. 传染病房的设置要求

(1) 传染病房内有患者生活区与医护人员工作区两部分,由较宽敞的内走廊与之隔开。患者生活区面向开放式外走廊,其中包括病室、厕所、患者洗浴间,专供患者使用。所有污染衣物、送检标本、尸体等均经外走廊送出。医护人员工作区包括卫生通过间、医护办公室、治疗室、储藏室等,供医护人员使用。每个病室均应附设缓冲间,供工作人员穿脱隔离衣、洗手、进出病室之用。每个病室与内走廊之间应设置供递送药品和器材用的传递柜,柜门有内、外两层,使用后要随时将柜门关闭,以保持内走廊少受污染。每个病室通向外走廊的窗下分别设置传递窗和污衣、标本存放柜。

(2) 传染病房应有消毒设备,如消毒柜、紫外线灯、熏箱、气溶胶喷雾器等,并应有污物处理、污水净化装置,以及完善的防蚊、防蝇和空调设备。

(3) 传染病房以小病室为宜,便于不同病种的隔离及收治患者。

3. 传染病房内的区域划分及隔离要求 根据污染程度及工作需要,将传染病房划分为清洁区、污染区与半污染区。

(1) 清洁区:未与患者接触、未被病原生物污染的区域,如值班室、配餐室、会议室等。隔离要求:①患者和患者接触过的物品不得进入清洁区;②工作人员不得穿工作服、戴帽子、戴口罩、穿隔离鞋、穿隔离衣等进入清洁区。

(2) 污染区:与患者接触、经常被病原生物污染的区域,包括病室、患者洗浴间、厕所、入院处置间、传染科化验室等。隔离要求:①工作人员进入污染区时需按要求穿隔离衣、戴帽子、戴口罩、穿隔离鞋;②非单一病种的病房,工作人员需按不同病种穿隔离衣进入病室工作,离开病室时严格消毒双手;③污染区的一切用物必须经严格消毒后方可进入半污染区。

(3) 半污染区:有可能被病原生物污染的区域,如内走廊、医护办公室、治疗室、工作人员厕所等。隔离要求:①工作人员进入半污染区时一般不穿隔离衣,以减少交叉感染的机会;②患者不得进入半污染区;③治疗室内已消毒的器械、药品及其他清洁物品要与污染的物品严格区分放置,由病室携带回的物品应先消毒后放入室内的一定位置。

【能力训练】

作为一名医护人员特别是在传染科工作的医护人员不仅需要精湛的技术,更重要的是要树立严格的消毒隔离意识并掌握一定的隔离技术,从而有效地避免交叉感染。

一、常用的隔离技术

（一）口罩、帽子的使用

洗手后取出清洁、合适的帽子戴上，帽子应遮住全部头发，每周更换 2 次，手术室或隔离单位应每次更换。口罩应盖住口鼻，系带松紧适宜，不可用污染的手触及。口罩一旦潮湿，应及时更换。

知识链接

N95 口罩佩戴法

N95 口罩是符合美国国家职业安全与健康研究所（NIOSH）制定标准的呼吸防护具，能将 95％或以上的 0.3 μm 以下的悬浮微粒予以隔离。佩戴方法包括以下几点。

（1）先将口罩头带每隔 2～4 cm 处拉松，手穿过头带将口罩置于手心中，鼻梁夹朝向手指。

（2）将口罩罩于面部（鼻梁夹置于鼻梁位置），然后分别将上、下头带拉过头部置于脑后及颈后，调整头带至舒适位置。

（3）双手指尖沿着鼻梁夹，由中间至两边慢慢向内按压，直至紧贴鼻梁。

（4）进行正压及负压测试，即用双手尽量遮盖口罩，大力呼气或吸气。如空气从口罩边缘逸出，则佩戴不当，需再次调整头带及鼻梁夹。

（二）避污纸的使用

1. 目的

（1）以清洁的手接触污染物品时，可用避污纸裹取，避免污染工作人员的手。

（2）以污染的手接触清洁物品时，可用避污纸裹取，避免污染清洁的物品。

2. 操作方法 从页面抓取，不可掀页撕取，以保持清洁。避污纸用后应放入污物桶内，焚烧处理。

3. 注意事项 操作中严格执行隔离消毒原则，动作轻稳、准确、规范，保证清洁区或清洁物品不被污染。

（三）手卫生

1. 洗手指征 洗手是提高个人卫生，预防交叉感染的最简单及最重要的方法。

（1）直接接触患者前后，接触不同患者之间，从同一患者身体的污染部位移动到清洁部位时，接触特殊易感患者前后。

（2）接触患者黏膜、破损皮肤或伤口前后，接触患者的血液、体液、分泌物、排泄物、伤口敷料之后。

（3）穿脱隔离衣前后，摘手套后。

（4）进行无菌操作前后，处理清洁、无菌物品之前，处理污染物品之后。

（5）当医护人员的手有可见的污染物或者被患者的血液、体液污染后。

2. 七步洗手法

第一步：掌心相对，手指并拢相互揉搓。

第二步：洗背侧指缝，手心对手背沿指缝相互揉搓，双手交换进行。

第三步：洗掌侧指缝，掌心相对，双手交叉沿指缝相互揉搓。

第四步：洗指背，弯曲各手指关节，半握拳把指背放在另一手掌心旋转揉搓，双手交换进行。

第五步：洗拇指，一手握另一手大拇指旋转揉搓，双手交换进行。

第六步：洗指尖，弯曲各手指关节，把指尖合拢在另一手掌心旋转揉搓，双手交换进行。

第七步：洗手腕、手臂，揉搓手腕、手臂，双手交换进行。

3. 刷手法

(1) 冲湿双手及前臂，再用手刷蘸肥皂水刷手，按前臂、腕部、手掌、手背、手指、指缝、指甲顺序刷洗，每只手刷半分钟后用流水从臂向手冲洗(避免污水倒流)。换刷，洗另一只手。同法刷洗第二次(共刷 2～3 min)。擦干双手。

(2) 如无流水洗手设备，可用双手浸在消毒液盆中，用小毛巾浸泡擦洗 3 min，手法与肥皂液刷手同，然后用清水洗净擦干。

(3) 肥皂液或消毒液每日更换，手刷及治疗碗每日消毒。

(四) 穿脱隔离衣

穿脱隔离衣的目的是保护医护人员和患者，避免交叉感染。具体操作步骤如下。

1. 评估 隔离衣长短合适，能完全遮盖工作服。

2. 计划

(1) 工作人员准备包括：衣帽整洁、正确戴口罩、举止端庄、仪表大方等。

(2) 用物准备包括：隔离衣 1 件、盆 2 个(1 个盛消毒液、1 个盛清水)、治疗碗(内盛手刷)、毛巾。

3. 实施

(1) 穿隔离衣：①备齐用物，避免穿隔离衣后到清洁区取物。②取下手表，卷袖过肘(冬季卷过前臂中部即可)，戴好帽子、口罩。③手持衣领取下隔离衣，将衣领的两端向外折齐，对齐肩缝，露出衣袖内口，清洁面朝向自己。④右手持衣领，左手伸入衣袖内，举起手臂将衣袖上抖露出手；换手依法穿好另一袖。⑤两手上举，将衣袖尽量上抖。⑥两手由衣领中央顺边缘向后，扣好领扣。⑦系好袖口，系带末端朝上(此时手已污染)。⑧双手在腰带约 5 cm 处，捏住身后衣正面边缘。⑨两端边缘对齐，向一侧折叠不暴露清洁面。⑩一手按住，另一手持腰带绕至前面系好，然后进行操作。

(2) 脱隔离衣：①解开腰带在腰前系一活结，再解开袖口。②将部分衣袖塞入工作服袖下，暴露双手及前臂。③用手刷蘸消毒液按要求刷手，再用清水冲洗干净后擦干。④解开衣领，一手伸入另一手袖口内拉下衣袖包住手，再用遮盖住的手握住另一手隔离衣袖的外面，将袖拉下。⑤两手于袖内解开腰带。⑥双手退出，手持衣领整理好隔离衣，按规定挂放(若要清洗则清洁面在外，将衣卷好，投入污衣袋内送洗)。⑦整理用物。

4. 评价 是否操作熟练、动作敏捷;是否时时体现出隔离观念;能否在6 min内认真完成操作。

二、传染病的消毒

(一) 消毒目的

消毒(disinfection)是消除或杀灭由传染源排出到外环境中的病原体,从而切断传播途径,控制传染病的传播。消毒是传染病防治工作中的重要环节。

(二) 消毒种类

1. 疫源地消毒 疫源地消毒是指对有传染源存在或曾经有过传染源的地点所进行的消毒。

(1) 随时消毒:随时对传染源的排泄物、分泌物、污染物品进行消毒,以便及时杀灭从传染源排出的病原体,防止传播。

(2) 终末消毒:传染源已离开疫源地所进行的最后一次彻底的消毒措施,以便杀灭残留在疫源地内各种物体上的病原体,如患者出院、转科或死亡,对其所住病室和用物等的消毒。

2. 预防性消毒 预防性消毒是指对可能受到病原体污染的物品和场所进行的消毒,以预防传染病的发生,如病室的日常卫生处理、餐具消毒等。

(三) 消毒方法

1. 物理消毒法 物理消毒法包括机械消毒、热消毒和辐射消毒等。

(1) 机械消毒:如涮洗、清扫、拍打、通风等,只能清除或减少细菌,对病毒或立克次体无效。

(2) 热消毒:如煮沸、高压蒸汽灭菌、焚烧等方法,可杀灭各种病原体。

(3) 辐射消毒:如日晒法、紫外线、红外线、微波消毒,以及γ射线和高能电子束等消毒。紫外线有光谱杀菌作用,常用于室内空气消毒和一般物品的表面消毒,为低能量电磁波辐射,光波波长在250~265 nm之间,杀菌作用最强,有广谱杀菌作用,但穿透力差,对真菌孢子效果最差,细菌芽胞次之,对乙型肝炎病毒无效。γ射线可在常温下对不耐热物品灭菌,有光谱杀菌作用,但设备昂贵。

2. 化学消毒法 某些化学消毒剂可作用于病原体蛋白、酶系统或核酸系统,使之氧化、变性、凝固、裂解,从而影响病原体的生理功能,甚至使其结构破坏而被杀灭。

(1) 氧化消毒剂:如过氧乙酸、高锰酸钾、过氧化氢等,主要靠其强大的氧化能力来灭菌,但有较强的腐蚀性和刺激性。

(2) 含氯消毒剂:如84消毒液、氯石灰、氯胺等,这类消毒剂在水中产生次氯酸,具有强大的杀菌作用,杀菌谱广、作用快,但对金属制品有腐蚀作用。

(3) 醛类消毒剂:常用的有戊二醛,具有广谱、高效、快速地杀菌作用,适用于精密仪器、内镜的消毒。

(4) 碘类、醇类消毒剂:如2.5%碘酊、0.5%碘伏、安多福、安尔碘、75%乙醇等,具有广谱和快速地杀菌作用,可供皮肤、食具和医疗器械的消毒。

(5) 杂环类气体消毒剂：主要有环氧乙烷、环氧丙烷等，为一种广谱、高效的消毒剂，常用于医疗器械、精密仪器及皮毛类的消毒。

知识链接

传染病污染物品消毒法

病室空间可用消毒剂熏蒸、喷雾、紫外线照射法。

病室地面、墙壁、家具可用消毒剂喷雾、擦拭法。

医疗用金属、橡胶、搪瓷、玻璃类可用消毒剂浸泡、煮沸消毒、压力蒸汽灭菌法。

血压计、听诊器、手电筒可用环氧乙烷气体熏蒸、消毒剂擦拭。

体温计可用过氧乙酸、碘伏或 100 mg/L 含氯消毒剂浸泡。

餐具、茶具、药杯可用消毒剂浸泡、煮沸、微波消毒。

信件、书报、票证可用环氧乙烷气体熏蒸。

布类、衣服可用消毒剂浸泡、煮沸、压力蒸汽灭菌。

被褥、枕芯、毛纺织品可用熏蒸、日光暴晒。

排泄物、分泌物可用漂白粉消毒、痰放于蜡纸盒内焚烧。

便器、痰盂、痰具可用漂白粉、过氧乙酸溶液浸泡；垃圾可焚烧。

三、消毒剂的作用与选择

消毒剂是指用于杀灭传播媒介上的病原微生物，使其达到无害化要求的制剂。消毒剂不同于抗生素，它的主要作用是将病原微生物消灭于人体之外，切断传染病的传播途径，以达到控制传染病的目的。选择消毒剂通常需遵循三个基本原则。

(一) 根据消毒剂的作用水平来选择

通常按所杀灭微生物的种类，可将消毒剂分为灭菌剂、高效消毒剂、中效消毒剂和低效消毒剂，其作用水平也决定了它们各自的“势力范围”。

灭菌剂是可杀灭一切微生物、达到灭菌要求的制剂，包括甲醛、戊二醛、环氧乙烷等。医疗机构及医疗器械的消毒大多选用灭菌剂。

高效消毒剂可杀灭一切细菌繁殖体、病毒、真菌及其孢子等，对细菌芽胞也有一定的杀灭作用。二溴海因、溴氯海因、过氧化氢、含氯消毒剂等都属于高效消毒剂。

中效消毒剂仅可杀灭分枝杆菌、真菌、病毒及细菌繁殖体等微生物。含碘消毒剂(碘伏、碘酊)、醇类消毒剂、酚类消毒剂等都属于中效消毒剂。

低效消毒剂是仅可杀灭繁殖体和亲脂性病毒的制剂，包括洗必泰、新洁尔灭、聚六亚甲基胍等。

(二) 根据消毒对象来选择

金属物品的消毒宜选择腐蚀性较小的消毒剂。

衣物的消毒宜选择没有漂白作用，对纤维损害小的消毒剂。

对空气消毒宜选择刺激性气味小,对环境无污染的消毒剂。

进行消毒时,对光滑的物品表面宜采取擦拭或紫外线灯照射的方式,而对于多孔表面宜采用喷洒的方式。

(三)根据微生物的抵抗力来选择

目前最新的微生物抵抗力大小由低到高的顺序如下。

第一类为亲脂病毒(病毒外有脂肪包膜的病毒),如乙肝病毒、流感病毒及SARS病毒、艾滋病病毒等。

第二类为细胞繁殖体,如痢疾杆菌、伤寒杆菌、肠炎杆菌、肺炎双球菌等。

第三类为真菌,如须发癣菌、白色念珠菌等。

第四类为亲水病毒,如甲型肝炎病毒、脊髓灰质炎病毒等。

第五类为分枝杆菌,如结核分枝杆菌等。

第六类为细菌芽胞,如炭疽芽胞、枯草杆菌芽胞等。

第七类为朊病毒,如疯牛病朊病毒等。

能力检测

1. 李某被诊断为慢性无症状乙型肝炎病毒携带者,对其采取的措施中哪项不对?( )

A. 全休半年　B. 适当隔离,加强随访

C. 加强锻炼,提高机体免疫力　D. 忌烟、酒

E. 门诊随访

2. 不适用于严密隔离者为( )。

A. 人感染高致病性禽流感　B. 鼠疫

C. 霍乱　D. 麻疹

E. 传染性非典型肺炎

3. 适宜呼吸道隔离的传染病应除外哪类?( )

A. 麻疹　B. 流行性感冒　C. 开放性肺结核

D. 传染性非典型肺炎　E. 百日咳

4. 下述疾病除外哪种疾病外均可使用棕色隔离标志?( )

A. 细菌性痢疾　B. 阿米巴痢疾　C. 细菌性胃肠炎

D. 水痘　E. 脊髓灰质炎

5. 下述有关隔离与标志的配对中,哪项错误?( )

A. 严密隔离—黄色标志　B. 接触隔离—绿色标志

C. 血液或体液隔离—红色标志　D. 肠道隔离—棕色标志

E. 呼吸道隔离—蓝色标志

6. 下述疾病均应采取保护性隔离,但除外( )。

A. 血液病　B. 甲型肝炎　C. 淋巴瘤

D. 再生障碍性贫血　E. 获得性免疫缺陷综合征

7. 传染科护士有关口罩、帽子的使用的措施中，哪项错误？（　　）

A. 口罩应盖住口鼻

B. 手术室或严密隔离单位应每天更换口罩、帽子

C. 洗手后取出清洁、合适的帽子戴上

D. 口罩一经潮湿，应及时更换

E. 帽子应遮住全部头发，每周更换2次

8. 属氧化消毒剂者为（　　）。

A. 高锰酸钾　　B. 漂白粉　　C. 氯胺

D. 戊二醛　　E. 二氯异氰尿酸钠

9. 体温计消毒可选用的消毒剂是（　　）。

A. 3%碘伏　　B. 高锰酸钾　　C. 漂白粉

D. 臭氧　　E. 甲醛

10. 以下哪项不属于物理消毒法？（　　）

A. 煮沸消毒　　B. 高压蒸汽灭菌　　C. 优氯净

D. 紫外线消毒　　E. 焚烧

参考答案：1. A　2. D　3. D　4. D　5. B　6. B　7. B　8. A　9. A　10. C

（余致莲）

任务九　传染病的预防

学习目标

知识要求

1. 掌握传染病预防的原则及基本环节。
2. 熟悉传染病预防各基本环节及相关措施。
3. 了解传染病预防的重要意义。

能力要求

在实际工作中能运用所学传染病预防知识，根据不同季节、不同疾病等采取相应的预防措施。

【基础知识】

传染病的预防是一项非常重要的工作，做好此项工作可以减少传染病的发生及流

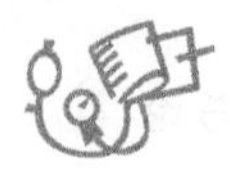

行,甚至可以达到有效控制和消灭传染病的目的。我国一直高度重视对传染病的防治工作,并从 2004 年 12 月 1 日起上升至以立法的形式进行管理,之后又陆续出台了预防接种制度,传染病监测、预测、预警制度,传染病疫情信息公布制度等,以进一步规范传染病的防治管理。传染病的预防工作应掌握针对传染病流行的三个环节采取综合性措施的原则,和根据不同传染病的特点针对主要环节重点采取相应措施的原则。

一、管理传染源

(一)对传染病患者的管理

1. 传染病的分类 中国传染病防治法将传染病分为甲、乙、丙三类,共 39 种。

甲类传染病:共 2 种,包括鼠疫、霍乱,为强制管理传染病。

乙类传染病:共 26 种,包括传染性非典型肺炎、艾滋病、病毒性肝炎、脊髓灰质炎、人感染高致病性禽流感、麻疹、流行性出血热、狂犬病、流行性乙型脑炎、登革热、炭疽、细菌性和阿米巴性痢疾、肺结核、伤寒和副伤寒、流行性脑脊髓膜炎、百日咳、白喉、新生儿破伤风、猩红热、布鲁氏菌病、淋病、梅毒、钩端螺旋体病、血吸虫病、疟疾、甲型 H1N1 流感,为严格管理传染病。

对乙类传染病中的传染性非典型肺炎、炭疽中的肺炭疽和人感染高致病性禽流感采取本法中的甲类传染病的预防、控制措施。

丙类传染病:共 11 种,包括流行性感冒、流行性腮腺炎、手足口病、风疹、急性出血性结膜炎、麻风病、流行性和地方性斑疹伤寒、黑热病、包虫病、丝虫病,除霍乱、细菌性和阿米巴性痢疾、伤寒和副伤寒以外的感染性腹泻病,为监视管理传染病。

2008 年 5 月 2 日国家卫生部将手足口病纳入丙类传染病,并参照乙类传染病管理。

2. 传染病的疫情上报 疫情报告是预防和控制传染病的重要环节。

(1) 疫情报告人:分为义务报告人和责任报告人两种。前者是指发现疫情的任何人,在发现传染病患者或疑似传染病患者时都应当及时向附近卫生防疫机构报告;后者是指医疗保健人员、疾病控制机构工作人员,发现传染病患者、病原携带者或疑似传染病患者时必须按照中国国务院卫生行政部门规定的时限向当地疾病控制机构报告疫情,并做好病情登记。

(2) 疫情报告时限:责任报告人发现甲类传染病和乙类传染病中的艾滋病、肺炭疽、传染性非典型肺炎、脊髓灰质炎、高致病性禽流感的患者、疑似病例或病原携带者时,城镇于 2 h 内、农村于 6 h 内以最快的方式(传染病疫情监测信息系统)向当地县级疾病预防控制机构报告。发现其他传染病和不明原因疾病暴发时,也应及时报告。对其他乙、丙类传染病患者、疑似病例和病原携带者在诊断后,应于 24 h 内进行网络报告。

3. 管理措施 对传染病患者的管理应尽量做到五早:早发现、早诊断、早报告、早隔离、早治疗。一旦发现传染病患者或疑似患者,报告的同时应立即隔离治疗。隔离期限根据传染病的传染期或化验结果而定。特别注意要彻底治疗患者(包括病原学检查转阴)后才能解除隔离。

（二）对传染病接触者的管理

与传染源密切接触过的健康人，在该病的最长潜伏期内称为接触者。接触者可能受到感染而处于疾病的潜伏期，有可能是传染源。对接触者应根据具体情况采取检疫措施、医学观察、预防接种或药物预防。主要传染病潜伏期、隔离期限及接触者观察期详见附录 A。

（三）对病原携带者的管理

在人群中发现病原携带者，应对其采取管理、治疗、随访观察、调整工作岗位等措施，特别是对于服务行业及托幼机构的工作人员应定期检查，及时发现病原携带者。

（四）对动物传染源的管理

如属于有经济价值的家禽、家畜，应尽可能加以治疗，必须时宰杀后加以消毒处理；如无经济价值的则应予以销毁。

二、切断传播途径

（一）一般卫生措施

应根据传染病的不同传播途径采取不同措施。如对消化道传染病，应着重加强饮食卫生、个人卫生及粪便管理，保护水源，消灭苍蝇、蟑螂、老鼠等。对呼吸道传染病，应着重保持室内空气流通；必要时进行空气消毒；提倡呼吸道传染病流行季节外出时戴口罩等。对虫媒传染病，应大力开展防虫、杀虫、驱虫（蚊子、苍蝇、跳蚤、虱子等）、灭鼠的群众爱国卫生运动。

（二）消毒

广义上的消毒包括消灭传播媒介（即杀虫措施）在内。狭义上的消毒是指清除或杀灭污染环境物体上除细菌芽胞以外的所有病原微生物。做好消毒工作，是切断传播途径的重要措施。

三、保护易感人群

（一）提高人群非特异性免疫力

提高非特异性免疫力的主要措施包括平时养成良好的卫生习惯、规律的生活方式，改善营养，加强体育锻炼等。

（二）提高人群特异性免疫力

人体可通过隐性感染、显性感染或预防接种获得对该种传染病的特异性免疫力。其中预防接种是控制和消除某些传染病的有效措施之一，以达到保护易感人群和预防传染病的目的。

1. 人工主动免疫　接种疫苗、菌苗及类毒素之后，可使机体产生对病毒、细菌和毒素的特异性主动免疫，免疫力可保持数月或数年。

2. 计划免疫和儿童基础免疫　我国已将多种传染病的预防接种列入计划免疫项目中（扩大国家免疫规划疫苗免疫程序见附录 B）。

3. 人工被动免疫 接种抗毒素(如破伤风抗毒素、白喉抗毒素)、特异性高价免疫球蛋白、丙种球蛋白后,可使人体迅速获得免疫力。常用于治疗及对接触者的紧急预防,免疫力仅持续2～3周。如外伤后24 h内注射破伤风抗毒素、被乙肝病毒污染物损伤后尽快注射乙肝免疫球蛋白(HBIG)等。

(三) 预防服药

有些传染病可通过预防服药进行预防,如对流行性脑脊髓膜炎密切接触者可口服磺胺嘧啶,对疟疾密切接触者可口服乙胺嘧啶进行预防。

【能力训练】

一、皮内接种法

1. 适用疫苗 适用疫苗为卡介苗。

2. 注射部位 注射部位为上臂三角肌外下缘皮内。

3. 操作方法

(1) 家长抱紧儿童,露出儿童胳膊。

(2) 用1 mL一次性注射器或一次性蓝芯注射器配4、5号针头吸取1人份疫苗,皮肤常规消毒,待乙醇干后,左手绷紧注射部位皮肤,右手持注射器,食指固定针管,针头斜面向上,与皮肤呈10°～15°刺入皮内。再用左手拇指固定针管,但不要接触针头部分,然后注入疫苗,使注射部位形成一个圆形皮丘,针管顺时针方向旋转180°后,拔出针头。勿按摩注射部位。

二、皮下接种法

1. 适用疫苗 适用疫苗为麻疹疫苗、乙脑疫苗、流脑疫苗、风疹疫苗。

2. 接种部位 接种部位为上臂外侧三角肌下缘皮下。

3. 操作方法

(1) 如在儿童左上臂接种,家长取坐位,儿童应坐于家长腿上;家长左臂抱紧儿童,使儿童头部靠在家长左肩部;将儿童右臂置于家长身后;家长用右臂固定儿童双腿,右手握住儿童左手,防止在接种过程中乱动。

(2) 用1 mL注射器配上5.5号针头,吸取1人份疫苗后,皮肤常规消毒,绷紧皮肤,右手持注射器,食指固定针柄,针头斜面向上,与皮肤成30°～40°快速刺入针头长度的1/3～2/3,放松皮肤,左手固定针管,回抽无血,注入疫苗,快速拔出针头,用消毒干棉球稍加按压针眼部位。若有回血,应更换注射部位,重新注射。

三、肌内接种法

1. 适用疫苗 适用疫苗为百白破疫苗、白破疫苗、乙肝疫苗。

2. 接种部位 接种部位为上臂外侧三角肌中部。

3. 操作方法

(1) 家长取坐位,儿童应坐于家长腿上;家长左臂抱紧儿童,使儿童头部靠在家长左肩部;将儿童右臂置于家长身后;家长用右臂固定儿童双腿,右手握住儿童左手,防止在接种过程中乱动。大年龄儿童可取坐位或立位,注射侧的手叉腰。

(2) 用适当规格的注射器吸取 1 人份疫苗,皮肤常规消毒,左手将三角肌绷紧,右手持注射器(以执毛笔式),与皮肤呈 90°快速刺入针头长度的 2/3,固定针管,放松皮肤,回抽无血,注入疫苗后快速拔出针头,用消毒干棉球稍加按压针眼部位。

四、口服法

(1) 用于口服脊灰疫苗的接种。

(2) 用消毒的药匙将脊灰疫苗送入儿童口中(液体疫苗可直接滴入),用凉开水送服咽下。

(3) 月龄小的儿童,喂服脊灰疫苗时可将糖丸疫苗碾碎,放入药匙内,加少许凉开水溶解成糊状服用,或将糖丸疫苗溶于 5 mL 凉开水中,使其完全溶化后口服咽下。

(4) 口服疫苗时要看服下肚,如儿童服疫苗后吐出,应先饮少量凉开水,休息片刻后再服。

能力检测

1. 下列各项中通过接种疫苗能够预防的疾病是(　　)。

A. 遗传病　　B. 佝偻病　　C. 侏儒症

D. 传染病　　E. 肿瘤

2. 某院专家患上了"非典",要求注射曾患过"非典"被治愈并且没有患其他传染病的人的血清,后被治愈。他的这种做法是利用了患者血清中的(　　)。

A. 白细胞　　B. "非典"冠状病毒　　C. 抗体

D. 淋巴细胞　　E. 抗原

3. 接种后可使人体迅速获得免疫力(人工被动免疫)的应除外(　　)。

A. 破伤风抗毒素　　B. 丙种球蛋白　　C. 类毒素

D. 白喉抗毒素　　E. 特异性高价免疫球蛋白

4. 以下传染病不属于乙类传染病的是(　　)。

A. 传染性非典型肺炎　　B. 艾滋病　　C. 病毒性肝炎

D. 流行性感冒　　E. 脊髓灰质炎

5. 下列哪项措施不是属于切断传播途径的?(　　)

A. 将"非典"患者进行隔离和治疗　　B. 禁止探望"非典"患者

C. 在人群集中的地方戴口罩　　D. 勤洗手,注意个人卫生

E. 流行期间尽量少到人群集中的地方

6. 以下疫苗不适宜在上臂外侧三角肌下缘皮下接种的是(　　)。

A. 麻疹疫苗　　B. 乙脑疫苗　　C. 风疹疫苗

D. 卡介苗　　E. 流脑疫苗

7. 早在 10 世纪,我国人民就已经采用将轻症天花患者的痘浆接种到健康人身上的方法,来预防天花。这里所说的痘浆和这种方法分别属于(　　)。

A. 抗体　非特异性免疫　　B. 抗体　特异性免疫
C. 抗原　非特异性免疫　　D. 抗原　特异性免疫
E. 抗毒素　特异性免疫

8. 下列哪种与艾滋病患者之间的行为会使人感染艾滋病？(　　)
A. 交谈　　B. 共餐　　C. 共用注射器
D. 握手拥抱　　E. 换座位

9. 某人与麻疹患者接触过，但他后来并没有患此病，可能的原因是(　　)。
A. 这个人注射过流脑疫苗
B. 这个人遗传素质好
C. 麻疹传染性不强
D. 这个人过去患过麻疹或接种过麻疹疫苗
E. 麻疹不传染

10. 为防止艾滋病传入我国，我国政府决定停止进口一切外国血液制剂，这种预防措施是(　　)。
A. 控制传染源　　B. 切断传播途径　　C. 保护易感人群
D. 保护传染源　　E. 防止血液传播

参考答案：1. D　2. C　3. C　4. D　5. D　6. D　7. D　8. C　9. D　10. A

(余致莲)

任务十　医院感染

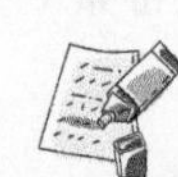

学习目标

知识要求

1. 掌握医院感染的概念与分类。
2. 熟悉护理损伤的危险因素。
3. 了解医院感染的形成过程与主要原因。

能力要求

1. 领悟医院感染的预防和控制的整体原则。
2. 学会在实际工作中充分运用医院感染的管理措施。
3. 能够在实际操作中严格遵循护理职业防护措施要求。

案例引导

患者，男性，52岁，2008年5月21日以右胫骨下段骨折入院，于2008年9月2日出院。其中同年7月11日病程记录提示该患者咽部疼痛、咳嗽、发热，体温38 ℃，咽部红肿，双侧扁桃体二度肿大，双肺底可闻及少量湿啰音。诊断考虑咽炎，嘱多饮水。

问题：

1. 该患者7月11日病程记录的异常反应其临床诊断是否应为上呼吸道感染或下呼吸道感染？

2. 该呼吸道感染是否属于医院感染？

3. 该患者的治疗及预防措施是什么？

医院是患者密集的场所，医院环境最容易被病原微生物污染，从而为疾病的传播提供外部条件，加上各种新的医疗技术以及免疫抑制剂和大量抗菌素的广泛应用，使医院感染不断发生。世界卫生组织(WHO)指出有效控制医院感染的关键措施为清洁、消毒、灭菌技术、监测以及通过监测进行效果评价等，这些措施必须贯穿于护理工作的全过程。护理人员在医院感染的预防与控制中扮演着十分重要的角色，所以护理人员必须掌握有关医院感染的知识，严格履行医院感染的管理和消毒技术规范。与此同时，每个医护人员有责任向全社会进行人人讲究卫生、保护环境的宣传教育。

【基础知识】

一、医院感染的概念与分类

(一) 医院感染的概念

医院感染(nosocomial infection)是指任何人在医院内获得的感染，涉及对象包括住院患者、医院工作人员、陪护人员及探视人员。其狭义概念是指住院患者在住院期间发生的感染和在医院内获得出院后发生的感染，但不包括入院前已开始或入院时已存在的感染。其广义概念是指所有人于医院内获得的感染都属于医院感染。

(二) 医院感染的分类

根据感染来源不同，医院感染分为以下几种类型。

1. 内源性感染(自身感染) 内源性感染是指患者自身携带的病原体引起的感染，是指免疫机能低下、健康状况不佳、正常菌群移位及抗生素不合理应用等情况下患者由自身病原体引起的感染。如肝硬化患者易发生原发性腹膜炎，人体肠道内的正常菌群大肠埃希菌移位泌尿道引起的感染。

2. 外源性感染(交叉感染) 外源性感染是指来自患者体外的病原体引起的感染，包括在医院内他人处(其他患者、带菌者、工作人员、探视者、陪护者)获得而引起的感染，或医院环境(空气、水、医疗用具及其他物品)造成的感染。

（三）常见的医院感染

常见的医院感染主要有肺部感染、尿路感染、伤口感染、皮肤及其他部位感染等。

二、医院感染的形成

医院感染的发生必须具备三个基本条件：感染源、传播途径和易感宿主。当三者同时存在并互相联系时，就构成了感染链而导致感染。如果切断感染链，感染将停止传播。

（一）感染源

感染源是指病原微生物自然生存、繁殖及排出的场所或宿主（人或动物），是导致感染的来源。在医院感染中，感染源可分为内源性和外源性。

内源性感染源：病原微生物来自患者身体特定部位。患者的特定部位如呼吸道、泌尿生殖道、胃肠道、皮肤及口腔黏膜等寄居有人体正常菌群，或来自外环境并定植在这些部位的微生物，在其免疫功能抑制或抵抗力低下时可能引起自身感染。

外源性感染源：微生物来自个体外部，主要包括以下几种。

1. 已感染的患者或病原携带者 已感染的患者是最重要的感染源。病原体从患者体内排出，通过直接或间接感染途径，由一个人传播给另一个人形成的感染。病原携带者由于病原微生物不断生长繁殖并经常排出体外，也是一种主要的感染源。

2. 动物感染源 被病原微生物感染的各种动物都可能成为动物感染源。如鼠类不仅是沙门菌的宿主，而且是鼠疫、流行性出血热等传染病的感染源；禽类也可使人感染高致病性禽流感。

3. 医院环境 医院的环境、设施、器械和物品、垃圾、食物等容易受各种病原微生物的污染而成为感染源。

（二）传播途径

传播途径是指微生物从感染源传到易感宿主的途径和方式。医院环境中内源性感染是通过病原体在患者机体内移位而实现的。外源性感染常通过以下六种途径传播。

1. 接触传播 接触传播是医院感染的主要传播途径，是指病原微生物通过感染源与易感宿主之间直接或间接的接触而进行的传播方式。如由已感染的患者直接将病原体传给易感宿主，如母婴间疱疹病毒、沙眼衣原体、柯萨奇病毒等的传播感染均为直接接触传播。由病原体通过媒介传递给易感宿主为间接接触传播，最常见的传播媒介是医护人员的手、医疗器械和设备以及病室内用具等。

2. 空气传播 空气传播是以空气为媒介造成的感染传播，是在空气中带有病原微生物的微粒子随气流流动而引起的。

3. 注射、输液、输血传播 通过污染的药物、血制品传播感染，如输液中的发热反应，输血导致的乙型肝炎或艾滋病等。

4. 饮水、饮食传播 食物中毒、细菌性痢疾、伤寒等胃肠疾病大多因食物或饮水被患者或带菌者的粪便等排泄物污染后摄入消化道而造成，可导致医院感染的暴发流行。

5. 生物媒介传播 生物媒介传播是指动物或昆虫携带病原微生物作为人类传播

的中间宿主，如蚊子传播疟疾、乙型脑炎等。

6. 多途径传播 有些细菌的传播有空气、食物等多种途径，如结核杆菌等。

(三) 易感宿主

易感宿主是指对感染性疾病缺乏免疫力而易感染的人。如将易感者作为一个整体，则称为易感人群。医院是易感人群相对集中的地方，易发生感染和造烦忧感染的流行。

三、医院感染的主要原因

造成医院感染的原因很多，其主要原因包括以下六种。

(1) 医院管理机构和管理制度不健全，缺乏对消毒灭菌效果的监控；医院布局不妥以及消毒隔离措施不完善等。

(2) 医务人员对医院感染的严重性认识不够，没有严格执行无菌技术和消毒隔离制度。

(3) 易感者增加。随着医疗护理技术的进步，慢性病、恶性病以及老年患者住院比例不断增加，而化疗、放疗以及使用激素或免疫抑制剂等又容易降低患者对感染的防御能力。

(4) 不合理使用抗生素。临床上抗生素的滥用以及大量新型抗生素的开发和应用不当导致人体菌群失调，耐药菌株增加。

(5) 各种侵入性操作的增加。如各种导管、内镜、穿刺针的使用，损伤机体防御屏障，如果操作时不严格按无菌操作进行就容易使病原体侵入，造成机体感染。

(6) 医院传染源多，环境污染也严重。其中，污染最严重的是感染患者的病房以及厕所；病区中的公共用品，如水池、浴盆、便器、手推车、拖布、抹布等也常有污染；对探视者未进行必要的、合理的限制，以至由探视者或陪住人员把病原菌带入医院的可能性增加。

四、医院感染的预防和控制

预防和控制院内感染，应采取积极有效的综合措施。消毒、隔离是预防医院感染的基本方针，严格从无菌操作规程、工作人员的培训、陪护人员的管理、严格执行探视制度等方面着手，采取恰当的灭菌、消毒方法，完善各种消毒隔离制度和实施必要的监督、预防，有利于控制医院内感染。具体从以下几方面实施。

(一) 建立和完善医院感染管理体系

医院管理机构应具备独立完整的体系，包括三级管理组织：医院感染委员会、医院感染管理科及各科室医院感染管理小组。医院感染委员会的成员应包括医院各个管理部门、各个科室及其他相关部门的主要负责人，主任委员还应有医院院长或主管医疗工作的副院长担任。

在医院感染管理委员会的领导下，建立由护士为主体的医院内层次分明的三级护理管理体系：一级管理—病区护士长和兼职监控护士；二级管理—专科护士长；三级管理—护理部副主任，作为医院感染管理委员会的副主任。负责评估医院感染发生的危险性，做到以预防为主，及早发现，及早汇报、处理。

（二）健全各项规章制度

依照国家有关卫生行政部门的法律、法规健全医院感染管理制度。与医院感染管理相关的制度有清洁卫生制度、消毒灭菌制度、隔离制度、消毒灭菌质量监测制度、感染重点监控科室（如手术室、供应室、换药室、监护室等）的感染管理报告制度、医务人员医院感染知识培训制度等。

（三）认真落实医院感染管理措施

预防与控制医院感染必须切实做到控制感染源、切断传播途径、保护易感人群。具体措施包括以下几种。

(1) 医院环境布局合理，有利于消毒隔离。

(2) 进行清洁、消毒、灭菌效果检测，严格执行无菌技术和消毒隔离技术。

(3) 合理使用抗生素，禁止滥用抗生素。

(4) 医院污水、污物的处理必须得当。

(5) 人员控制。主要是控制感染源和易感人群，所有医务人员也应定期进行健康检查。

（四）加强医院感染知识的教育

对全体医务人员应加强医院感染的教育，提高其理论技术水平，增加预防与控制医院感染的自觉性，在各个环节上把好关，并履行在医院感染管理中的职责。

【能力训练】

医护人员的职业防护

由于医务工作的特殊性，每个医务工作者都应高度重视医疗责任、护理安全，尽量防止医源性损伤及医疗事故的发生。多数医院一直以来都将医院感染的管理、监测以及防控措施等主要用来保护患者，以防止其发生医院感染。而对于经常接触患者及其污染物的医务人员的职业暴露问题未予以足够的重视，增加了职业暴露的风险性。自从1984年世界上报道了首例由职业暴露而引起的艾滋病病毒(HIV)感染事件以来，医护人员的职业防护工作一直受到关注。同时，2003年SARS紧急事件给我们再一次敲响了警钟。近年来医护人员的职业防护工作，特别是护理职业防护进一步得到了重视。

一、医护人员的分级防护

按标准预防原则，医护人员的职业防护分为三级。

（一）一级防护

(1) 适用于发热门(急)诊的医务人员。

(2) 应穿工作服、隔离衣，戴工作帽和12层以上的棉纱口罩。

(3) 每次接触患者后应立即洗手和消毒，并注意呼吸道黏膜的防护。

（二）二级防护

（1）适用于进入呼吸道传染病的隔离区或观察室的医务人员，以及接触患者、采集标本，处理其分泌物、排泄物与使用过的物品或死亡患者尸体的工作人员，转运患者的医务人员和司机等。

（2）进入隔离区或观察室时，必须穿隔离衣，戴工作帽、手套和12层以上的棉纱口罩（或N95口罩），口罩须每4 h更换一次或潮湿时更换。

（3）每次接触患者后应立即洗手和消毒，并注意呼吸道黏膜、口腔和眼睛的卫生与防护。

（4）近距离对患者实施操作时应戴防护眼镜。

（三）三级防护

（1）适用于与患者密切接触或对危重患者实施特殊治疗如吸痰、气管切开、气管插管以及尸体料理、尸检的医务人员。

（2）除按二级防护原则外，还应戴全面型呼吸防护器。

二、护理职业损伤的防护

护理职业防护（nursing occupational protection）是指在护理工作过程中采取多种有效措施，保护护理人员免受职业损伤因素的侵袭或将其所受伤害降到最低程度。

（一）护理职业损伤的危险因素

1. 生物性因素 在护理工作中病原微生物对护士的伤害属于生物性职业危害，指护士通过与患者或患者的体液、血液、分泌物、排泄物、衣物和用具等接触而被侵袭。病原微生物的传播途径主要是经暴露的皮肤和黏膜，大多归因于针刺伤。

2. 化学性因素 在日常护理工作中护理人员通过各种途径接触药物、清洁剂或消毒剂而造成的伤害属于化学性职业危害。主要是由于护士频繁地接触这些制剂，如缺乏防护设备或防护不当则危害更大。

3. 物理因素 物理因素主要包括机械性损伤、温度性损伤、辐射性损伤、锐器伤及噪声等。其中锐器伤是护理人员最容易且频繁受到的职业伤害的因素之一。

4. 心理社会因素 护理人员面对的是千奇百怪的患者以及病危甚至濒临死亡的患者，工作又要做到敏捷、细致，自然容易造成过大的心理压力；长期的夜班轮值使正常的生物节律也被打乱；医疗技术的不断发展又要求护士要不断地自修学习，所以护士往往感到身心疲惫。

（二）护理职业防护措施

1. 学习护理安全防范知识，提高防护意识 将护理人员的职业防护问题上升到一个新高度，改善工作环境，完善防护设备、用品，加强防护教育，不断地学习职业安全防护知识，提高自我防护意识；加强健康管理，建立护士健康档案，定期为护士进行健康体检，必要时接种相应疫苗；建立损伤登记上报制度。

2. 加强洗手和手消毒 规范洗手及手消毒方法，加强手部监管力度，是对患者和医务人员双向保护的有效手段。

知识链接

正确洗手,"手筑"健康

2012年10月15日是第4个"全球洗手日"。今年活动的主题为"人人洗手,大家健康,大家洗手,文明风尚"。旨在推动全社会关注洗手健康,引导公众树立健康文明的生活方式,增强群众的自我保健能力。

2008年联合国大会号召全世界各国从2008年起,每年10月15日开展用肥皂洗手活动。此活动旨在培养并支持全球和区域用肥皂洗手的文化,关注各个国家的洗手状况,加大对用肥皂或洗手液洗手好处的宣传。

3. 正确使用各种防护用品 各种防护用品的正确使用主要是指佩戴口罩、帽子、防护目镜、手套,以及穿、脱隔离衣的方法应规范。首先佩戴前应根据不同的操作要求选择不同种类合适的防护用品。如一般医疗活动,可用纱布口罩或医用外科口罩,接触经空气、飞沫传播的呼吸道感染患者时,应戴医用防护口罩;口罩应盖住口鼻部,不能挂在颈上反复使用或备用,口罩两面不能混用;口罩潮湿后或被血液、体液污染后要立即更换。接触患者的血液、体液、分泌物、排泄物、呕吐物及污染物品时,应穿防护服,戴清洁手套、防护镜、防护面罩。主要在诊疗或护理操作可能发生患者的血液、体液、分泌物等喷溅时使用,佩戴前应检查有无破损。进行手术等无菌操作或接触患者破损皮肤、黏膜时,应戴无菌手套;对一些特殊患者(如艾滋病患者)进行手术和有关检查时需戴双层手套。进入洁净环境前和进行无菌操作时应戴帽子。护理人员使用以上防护用品还应按如下顺序操作。

(1) 穿戴防护用品应遵循的程序

首先从清洁区进入半污染区:洗手→戴帽子→戴医用防护口罩→穿工作衣裤→换工作鞋→进入半污染区。

然后从半污染区进入污染区:穿隔离衣或防护服→戴护目镜或防护面罩→戴手套(手部皮肤破损的戴乳胶手套)→穿鞋套→进入污染区。

(2) 脱防护用品应遵循的程序

护理人员首先离开污染区进入半污染区前:摘手套、消毒双手→摘护目镜或防护面罩→脱隔离衣或防护服→脱鞋套→洗手和(或)手消毒→进入半污染区,洗手或手消毒。用后物品分别放置于专用污物容器内。

然后从半污染区进入清洁区前:洗手和(或)手消毒→脱工作服→摘医用防护口罩→摘帽子→洗手和(或)手消毒后,进入清洁区。

最后离开清洁区:沐浴、更衣→离开清洁区。

知识链接

锐器损伤后紧急处理方法

(1) 正确挤出伤口血液:立即用健侧手从近心端向远心端挤压,排出伤口部位的血液。

(2) 流动水冲洗:用肥皂水彻底清洗伤口并用流动净水冲洗伤口 5 min。

(3) 消毒受伤部位:用 0.5%碘伏、2%碘酊与 70%乙醇消毒伤口。

(4) 汇报并填表:向主管部门汇报并填写锐器伤登记表。

(5) 必要时请有关专家评估指导:据患者血液中含病毒的多少和伤口的深度、暴露时间及范围评估损伤的性质和强度,做相应的处理。

4. 加强锐器伤等物理性危害的防护 护理人员应严格遵守操作规程和方法,减少危险行为的发生。如禁止双手分离污染针头和注射器、直接传递锐器等;在抢救过程中,忙而不乱,防止被各种锐器伤害;合理安排工作时间,避免超负荷工作,以保持充沛的精力,减少机械性损伤;对于经常接触有辐射危害的护理人员要有严格的防护措施,如注意保持一定的距离、尽量缩短接触时间、遵守放射性物质的操作规程,使用铅屏风、铅围裙等防护用品等。

切实加强医疗废弃物管理,建立医疗锐器处理流程;护理工作中应使用符合国际标准的防刺、防渗漏的锐器回收器,并严格执行医疗垃圾分类标准。

5. 加强化学性与生物性危害的防护 建立健全的隔离保护制度,化疗药物实行中心配药,在配制和使用消毒液时使用手套、口罩、护目镜等防护用品;为加强空气流通,定时开窗通风、换气;对于挥发性消毒液,要加盖密封保存;充分利用各种屏蔽防护设备,在实施操作中做好个人防护。

6. 加强心理社会危害的防护 护理人员应加强心理调控能力的锻炼,学会把自己的心理状态调节到最佳,以具有较强的判断、应急、沟通和解决问题的能力去适应不断变化的医疗环境,减少职业损伤的发生。

(三) 护理职业防护中应注意的问题

1. 合理的人员编制 合理的人员编制和专业结构,是临床护理工作必需的人才保障。如果护士严重缺编,工作量超负荷,致使护士身心处于高度紧张状态,会大大增加职业伤害的频率和程度。

2. 充分重视防护用具 数量充足、质量合格的防护用具,是防范护士造成职业伤害的重要工具。

3. 切实增强职业防护意识 目前,护士整体比较年轻化,自觉抵抗力较强,认为感染的几率小,思想上没有足够的警惕,我们必须高度重视各种潜在的职业性伤害,加强防护知识教育,增强防护意识,以保证临床护士的身心健康。

4. 建立健全的职业伤害报告制度和管理制度 目前许多医院还未建立职业伤害报告制度,更谈不上采取及时科学的救助措施。建立健全的护士职业伤害报告制度和管理制度,建立起救助及时、管理科学、操作规范、保障有力的护士职业伤害预防、报告、救助、保险及赔偿机制,是减少护士职业伤害的根本途径,也是促进和完善现代医疗体系建设的重要手段。

能力检测

1. 医院感染研究的主要对象是(　　)。

A. 探视者　　B. 陪护家属　　C. 医护人员

D. 门诊患者　　E. 住院患者

2. 下列哪项不属于导致新生儿医院感染的来源?(　　)

A. 生产过程污染　　B. 人工喂养中奶品的污染

C. 医护人员的手　　D. 宫内感染

E. 生产过程产道分泌物污染

3. 引起内源性感染的病原体是来自(　　)。

A. 医院环境中存在的致病菌　　B. 患者体内或体表的正常菌群或条件致病菌

C. 医院工作人员携带的病菌　　D. 由探视人员带到院内的病菌

E. 感染部位分离出的致病菌

4. 对无明显潜伏期的疾病,判断医院感染的原则是(　　)。

A. 入院 8 h 内发生感染　　B. 入院 16 h 内发生感染

C. 入院 24 h 发生感染　　D. 入院 32 h 内发生感染

E. 入院 48 h 内发生感染

5. 一骨折患者入院时无膀胱刺激症状,10 天后出现尿频、尿痛、尿急、血尿,该患者是(　　)。

A. 医院感染　　B. 非医院感染　　C. 正常现象

D. 并发症　　E. 难以确定

6. 某医院、某科室的住院患者中,短时间内突然发生许多医院感染病例的现象是(　　)。

A. 医院感染散发　　B. 医院感染播散　　C. 医院感染流行

D. 医院感染暴发　　E. 医院感染罹患

7. 病原菌侵入人体后不会出现的情况是(　　)。

A. 隐性病原体携带者　　B. 细菌不可能在体外排出

C. 获得免疫　　D. 发病

E. 不发病

8. 出现医院感染流行或暴发趋势时,采取控制措施应除外(　　)。

A. 临床科室必须及时查找原因　　B. 临床科室必须协助调查

C. 临床科室必须执行控制措施　　D. 48 h 内报告主管院长

E. 医院感染管理科必须及时进行流行病学调查处理

9. 以下哪种情况不属于护理职业损伤的原因?(　　)

A. 护士操作中自己不小心被注射器针头划破手指

B. 某护士在院坚持七步洗手法后还长期习惯用 70%的乙醇擦手,结果手掌指尖破溃

C. 某护士因言语不慎造成一老年患者心情郁闷一夜未眠,第二天拒绝治疗

D. 某急诊科护士长因医院长期规定电话 24 h 不允许关机，导致强迫症随时总担心会有紧急电话

E. 肿瘤科护士防护不当导致放射性皮炎

10. 以下哪种方式不属于护理职业损伤的防护措施？（　　）

A. 禁止用手做针头毁形

B. 医疗废物分类管理

C. 怀孕护士应避免接触化疗药物，以免出现流产、胎儿畸形

D. 护士经常超时走动，下班后应注意休息，不必参加体育锻炼

E. 培养积极乐观的精神

参考答案：1. E　2. D　3. B　4. E　5. A　6. D　7. B　8. D　9. C　10. D

（肖建英）

项目二 病毒感染性疾病患者的护理

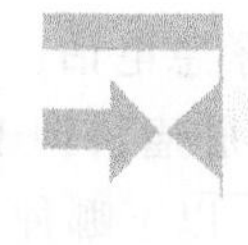

任务一 病毒性肝炎患者的护理

学习目标

知识要求

1. 掌握病毒性肝患者的护理措施。
2. 了解病毒性肝炎的病原学、流行特征、发病机制、实验室检查、治疗要点。

能力要求

1. 能够对病毒性肝炎患者采取正确的隔离措施。
2. 能够对乙型肝炎职业暴露采取正确的处理措施。
3. 能够对社区人群进行病毒性肝炎健康教育。

案例引导

患者，女性，28岁，因乏力、厌油伴恶心、尿黄一周入院。

入院时查体：T 37 ℃，P 86次/分，R 20次/分，BP 108/70 mmHg，皮肤、巩膜黄染明显。实验室检查：丙氨酸氨基转移酶(ALT)1200 U/L，天冬氨酸氨基转移酶(AST)830 U/L，血清总胆红素68.3 μmol/L，直接胆红素50.3 μmol/L，A/G比值1.2。乙肝五项指标：HBsAg(+)、HBeAg(+)。

初步诊断：病毒性肝炎(乙型)。

问题：

1. 该患者最可能由何种传播途径感染？
2. 如何指导该患者日常生活？
3. 在护理该患者过程中如何避免医务人员不被感染？

【基础知识】

一、概述

病毒性肝炎是由多种肝炎病毒引起的以肝脏损害为主的一组全身性传染病。目前按病原学分类已确定的有甲、乙、丙、丁、戊五型肝炎病毒。各型肝炎表现基本相似，以乏力、食欲减退、厌油、肝大、肝功能异常为主要表现，部分病例可出现黄疸。

病毒性肝炎属乙类传染病，是须严格管理的传染病，要求发现后 24 h 内上报。

(一) 甲型肝炎病毒

甲型肝炎病毒(hepatitis A virus，HAV)是一种 RNA 病毒。HAV 呈球形，无包膜，对外界抵抗力较强，耐酸碱，室温下可生存一周，可在贝壳类动物、污水、海水、淡水、泥土等环境中存活数月，于 80 ℃ 5 min 或 100 ℃ 1 min 才能使之灭活，对紫外线、甲醛、含氯消毒液等敏感。感染 HAV 后，早期产生 IgM 抗体，其是近期感染的标志，一般持续 8～12 周。

(二) 乙型肝炎病毒

乙型肝炎病毒(hepatitis B virus，HBV)是一种 DNA 病毒，属嗜肝 DNA 病毒科。乙型肝炎患者血清在电镜下观察可查见 3 种颗粒：①直径 22 nm 的小球形颗粒；②管状颗粒，长为 100～700 nm，宽约 22 nm；③直径为 42 nm 的大球形颗粒。HBV 的主要抗原抗体系统包括以下几种。

1. 乙型肝炎表面抗原(HBsAg)和表面抗体(抗-HBs) HBsAg 存在于病毒颗粒的外壳以及小球形颗粒和管状颗粒。HBsAg 阳性反映现症 HBV 感染，其本身无感染性而有抗原性，能刺激机体产生抗-HBs。抗-HBs 为保护性抗体；阳性表示对 HBV 有免疫力，见于乙型肝炎恢复期、既往感染及乙肝疫苗接种后。

2. 乙型肝炎核心抗原(HBcAg)和核心抗体(抗-HBc) HBcAg 主要存在于受染的肝细胞核内，复制后被释至胞浆中，由胞浆中形成的 HBsAg 包裹，装配成完整的病毒颗粒后释放入血。血液中一般不能查到游离的 HBcAg，故临床上一般不检测 HBcAg，而检测其抗体。IgM 型核心抗体只出现于急性乙肝和慢性乙肝急性发作时，持续时间不长。IgG 型核心抗体则可长期存在。

3. 乙型肝炎 e 抗原(HBeAg)和 e 抗体(抗-HBe) HBeAg 是以隐蔽形式存在 HBV 核心中的一种可溶性蛋白。HBeAg 的存在表示病毒复制活跃，有较强的传染性。抗-HBe 转为阳性后，病毒复制多处于静止状态，传染性降低。长期抗-HBe 阳性并不代表病毒复制停止或无传染性。

(三) 丙型肝炎病毒

丙型肝炎病毒(hepatitis C virus，HCV)是一种具有脂质外壳的 RNA 病毒，HCV 与 HBV 及 HDV 无同源性，可能是黄病毒属中分化出来的一种新病毒。本病毒经加热 100 ℃ 10 min 或 60 ℃ 1 h 或 1∶1000 甲醛 37 ℃ 6 h 可灭活。HCV 感染者血中的 HCV 浓度极低，抗体反应弱而晚，血清抗-HCV 在感染后平均 18 周转阳，至肝功能恢复正常时消退，而慢性患者抗-HCV 可持续多年。

(四) 丁型肝炎病毒

丁型肝炎病毒(hepatitis D virus，HDV)是一种缺陷的嗜肝单链 RNA 病毒，需要 HBV 的辅助才能进行复制，因此 HDV 与 HBV 同时或重叠感染。当 HBV 感染结束时，HDV 感染亦随之结束。HDV 具有高度的传染性及很强的致病力。HDV 感染可直接造成肝细胞损害。

（五）戊型肝炎病毒

戊型肝炎病毒（hepatitis E virus，HEV）为直径 27～34 nm 的 RNA 病毒。HEV 对氯仿敏感，在碱性环境中较稳定。HEV 存在于潜伏末期及发病初期患者的粪便中。

二、流行病学

（一）传染源

甲型肝炎的主要传染源是急性患者和隐性患者。病毒主要通过粪便排出体外，发病前 2 周至发病后 2～4 周内的粪便具有传染性，而以发病前 5 天至发病后 1 周最强，潜伏后期及发病早期的血液中亦存在病毒。

乙型肝炎的传染源是急、慢性患者的病毒携带者。病毒存在于患者的血液及各种体液中。急性患者自发病前 2～3 个月即开始具有传染性，并持续于整个急性期。

丙型肝炎的传染源是急、慢性患者和无症状病毒携带者。病毒存在于患者的血液及体液中。

丁型肝炎的传染源是急、慢性患者和病毒携带者。HBsAg 携带者是 HDV 的宿主和主要传染源。

戊型肝炎的传染源是急性及亚临床型患者，以潜伏末期和发病初期患者粪便的传染性最高。

（二）传播途径

1. 甲型肝炎、戊型肝炎　这两型肝炎主要经粪-口途径传播。粪便中排出的病毒通过污染的手、水、苍蝇和食物等经口感染，以日常生活接触为主要方式，通常引起散发性发病，如水源被污染或生食污染的水产品（贝类动物），可导致局部地区暴发流行。

2. 乙型、丙型、丁型肝炎　这三型的传播途径包括以下两种。①血液、体液传播：输血及血制品以及使用污染的注射器或针刺等均可引起传播，生活上的密切接触和性接触亦能导致传播。②母婴传播：我国婴幼儿 HBV 感染的重要途径，其主要通过产道分娩，哺乳及密切接触感染，通过胎盘感染者约占 5%。

（三）易感人群

人类对各型肝炎普遍易感，各种年龄均可发病。甲型肝炎以幼儿、学龄前儿童发病最多，其次为青年人，但暴发流行时各年龄组均可发病，感染后可获得持久免疫力。乙型肝炎感染多发生于婴幼儿及青少年，成人患者则多为慢性迁延型及慢性活动型肝炎。丙型肝炎的发病以成人多见，常与输血和血制品、药瘾注射、血液透析等有关。丁型肝炎的易感者为 HBsAg 阳性的急、慢性肝炎及先症状携带者。戊型肝炎各年龄普遍易感，感染后具有一定的免疫力。各型肝炎之间无交叉免疫，可重叠感染或先后感染。

（四）流行特征

我国属于甲型及乙型肝炎的高发地区，但各地区人群感染率差别较大。甲型肝炎全年均可发病，而以秋、冬季为高峰期，通常为散发；在托幼机构、小学及部队发病率较高，且可发生大流行。乙型肝炎的发病有家庭聚集现象，无明显季节性，近年来随着乙肝疫苗的广泛接种，乙型肝炎的发病率有所下降。乙型、丙型、丁型肝炎以散发为主。

三、发病机制及病理变化

（一）发病机制

各型病毒性肝炎的发病机制目前尚未完全明了。目前认为，甲型肝炎病毒在肝细胞内复制的过程中仅引起肝细胞轻微损害，表现为肝细胞坏死和炎症反应。HBV 通过被机体的免疫反应所清除，因此一般不发展为慢性肝炎、肝硬化或病毒性携带状态。HBV 通过注射或破损皮肤、黏膜进入机体后，经血液到达肝脏和其他器官，并在肝脏及相应组织细胞内复制，但并不引起明显的肝细胞损伤，肝细胞损伤主要是机体一系列免疫反应所致，即机体的免疫反应在清除 HBV 的过程中造成肝细胞的损伤，其慢性化机制可能与免疫耐受有关。

（二）病理变化

1. 急性肝炎 急性肝炎常见肝大、肝细胞气球样变和嗜酸样变、肝细胞灶性坏死与再生、汇管区炎细胞浸润等。

2. 慢性肝炎 慢性肝炎的主要病理改变为肝细胞变性和点、灶性坏死，可有肝小叶及汇管区胶原及纤维组织增生、肝细胞再生结节形成。

(1) 慢性迁延型肝炎，肝脏大多较正常稍大(即肿大现象)，质较软。

(2) 肝脏体积增大或不大，质中等硬度。

3. 重型肝炎 急性重型肝炎以肝脏缩小、大量肝细胞坏死、网状纤维支架塌陷及残余肝细胞、胆小管淤胆为特征。亚急性重型肝炎在急性重型肝炎基础上可见肝细胞再生、胶原及纤维组织增生，形成再生结节。慢性重型肝炎在慢性肝炎或肝硬化病变的基础上，有新鲜的大块或亚大块坏死。

4. 淤胆型肝炎 淤胆型肝炎有轻度急性肝炎的组织学改变，伴以明显的肝内淤胆现象。毛细胆管及小胆管内有胆栓形成，肝细胞内亦可见到胆色素淤滞。小胆管周围有明显的炎细胞浸润。

知识链接

乙型肝炎职业暴露者的处理

在护理乙型肝炎患者的过程中，如被 HBsAg 阳性血液污染的针头或其他锐利器械刺伤皮肤时，应立即挤出少量血液，以流动水冲洗，再用碘伏消毒后包扎伤口；如污血溅于眼、鼻、口腔等处，应立即用生理盐水或清水冲洗。以上两种情况经初步处理后，若已知 HBsAg 或抗-HBV 阳性，则不需特殊处理；未诊断者，应尽早肌内注射高滴度乙型肝炎免疫球蛋白(HBIg)，并抽血查 HBsAg 及抗-HBs，如 HBsAg 及抗-HBs 均为阴性，2 周后再接种乙肝疫苗，并随访观察半年。另外，发生针刺伤后应及时上报，认真执行报告制度。

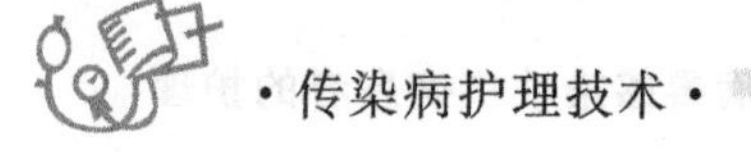

【能力训练】

一、护理评估

(一) 健康史

询问患者有无与肝炎患者密切接触史,有无血液及血液制品、注射、手术、血液透析等应用史,有无使用对肝脏有损害的药物及烟酒嗜好史,是否接种过各型肝炎疫苗等,询问起病后有无恶心、呕吐、厌油腻食物、食欲减退、乏力等症状,皮肤黏膜及小便有无发黄等。

(二) 身体状况

各型肝炎的潜伏期长短不一:甲型肝炎为2～6周(平均1个月);乙型肝炎为6周～6个月(一般约3个月);丙型肝炎为5～12周(平均40天);丁型肝炎为1～20周;戊型肝炎为2～9周(平均6周)。

1. 急性肝炎 急性肝炎包括急性黄疸型肝炎和急性无黄疸型肝炎,各型病毒均可引起。

(1) 急性黄疸型肝炎:病程可分为3个阶段。

①黄疸前期:多以发热起病,伴以全身乏力,食欲不振、厌油、恶心,甚至呕吐,常有上腹部不适、腹胀、便秘或腹泻。少数病例可出现上呼吸道症状、皮疹、关节痛等症状。本期尿色逐渐加深,至本期末尿色呈红茶样。肝脏可轻度肿大,伴有触痛及叩击痛。本期一般持续3～7天。

②黄疸期:尿色加深,巩膜及皮肤出现黄染,且逐日加深,多于数日至2周内达高峰,然后逐渐下降。黄疸出现后发热很快消退,而胃肠道症状及全身乏力现象则加重,至黄疸即将减轻前即迅速改善。本期持续2～6周。

③恢复期:黄疸消退,精神及食欲好转。肿大的肝脏逐渐回缩,触痛及叩击痛消失。肝功能恢复正常。本期持续1～2个月。

(2) 急性无黄疸型肝炎:起病大多缓慢,临床症状较轻,仅有乏力、食欲不振、恶心、腹胀和肝区痛,多无发热,亦不出现黄疸;肝常肿大伴触痛及叩击痛,少数有脾肿大。肝功能改变主要是ALT升高。不少病例并无明显症状,仅在普查时被发现。

2. 慢性肝炎

(1) 慢性迁延型肝炎:急性肝炎病程达半年以上,仍有轻度乏力、食欲不振、腹胀、肝区痛等症状,多无黄疸,肝肿大伴有轻度触痛及叩击痛。

(2) 慢性肝炎:既往有肝炎史,目前有较明显的肝炎症状,如倦怠无力、食欲差、腹胀、溏便、肝区痛等,面色常晦暗,一般健康情况较差,劳动力减退。肝肿大质较硬,伴有触痛及叩击痛,脾多肿大。可出现黄疸、蜘蛛痣、肝掌及明显痤疮,肝功能长期明显异常。

3. 重型肝炎

(1) 急性重型肝炎:亦称暴发型肝炎。起病急,病情发展迅猛,病程短。患者常有高热,极度乏力,消化道症状严重,如厌食、恶心、频繁呕吐、鼓肠等。在起病数日内出现神经、精神症状,如性格改变,行为反常、嗜睡、烦躁不安等。可急骤发展为肝性脑病。出血倾向明显，凝血酶原时间显著延长及凝血酶原活动度不大于40%。黄疸急剧加深，呈“酶-胆分离”。本病死亡率高，病程不超过3周。

(2) 亚急性重型肝炎：亦称亚急性肝坏死。起病初期类似一般急性黄疸型肝炎，但病情进行性加重，出现高度乏力、厌食、频繁呕吐、黄疸迅速加深。此型病程可长达3周至数月，易发展为坏死性肝硬化，一旦出现肝肾综合征，预后不良。

(3) 慢性重型肝炎：此型肝炎的特征为慢性肝炎或肝炎后肝硬化病史、体征、肝功能损害、亚急性重型肝炎的表现，预后差，病死率高。

4. 淤胆型肝炎 淤胆型肝炎亦称毛细胆管型肝炎或胆汁淤积型肝炎。起病及临床表现类似急性黄胆型肝炎，但乏力及食欲减退等症状较轻而黄疸重且持久，有皮肤瘙痒等梗阻性黄疸的表现，大便色浅，肝脏肿大。转肽酶、碱性磷酸酶以及5-核苷酸酶等梗阻指标升高，ALT多为中度升高，尿中胆红素强阳性而尿胆原阴性。

(三) 心理社会状况

患者对肝炎知识的了解程度；患者患病后对住院隔离和疾病预后的认识，有无焦虑、抑郁、悲伤，及被人歧视、嫌弃或孤独感等心理反应；患病后是否对学习、工作、家庭造成影响，家庭经济情况等。

(四) 辅助检查

1. 血常规 白细胞总数正常或稍低，淋巴细胞相对增多，偶有异常淋巴细胞出现。重症肝炎患者的白细胞总数及中性粒细胞均可增高。血小板在部分慢性肝炎患者中可减少。

2. 肝功能检查

(1) 血清酶：其中以ALT最为常用，是判断肝细胞损害的重要指标。急性肝炎在黄疸出现前3周，ALT即开始升高。重型肝炎时因大量肝细胞坏死，ALT随黄疸迅速加深反而下降，呈胆-酶分离现象。AST也升高，意义与ALT相同。其他血清酶类，如ALP、Y-GT在肝炎时也可升高。

(2) 血清蛋白：血清总蛋白减少，白蛋白降低，白球比值(A/G)下降或倒置，反映肝功能显著下降，常有助于慢性活动性肝炎、肝硬化和重型肝炎的诊断。

(3) 血清胆红素和尿胆红素：血清胆红素是判断肝损伤程度的重要指标之一。黄疸型肝炎时血清总胆红素、直接胆红素、间接胆红素、尿胆原和尿胆红素均升高。淤胆型肝炎则以直接胆红素、尿胆红素增加为主，尿胆原减少或正常。

(4) 凝血酶原活动度(PTA)：PTA对重型肝炎的临床诊断和预后判断有重要意义。PTA高低与肝损害程度成反比，PTA越低，肝损害越重，预后越差。PTA不大于40%是诊断重型肝炎的重要依据。

3. 血清免疫学检查 测定抗HAV-IgM对甲型肝炎有早期诊断价值，HBV标志(HBsAg、HBeAg、HBcAg及抗-HBs、抗-HBe、抗-HBc)对判断有无乙型肝炎感染具有重大意义。

4. 肝穿刺病理检查 肝穿刺病理检查对各型肝炎的诊断有很大价值，通过肝组织电镜、免疫组化检测以及以Knodell HAI计分系统观察，对慢性肝炎的病原、病因、炎症活动度以及纤维化程度等均得到正确数据，有利于临床诊断和鉴别诊断。

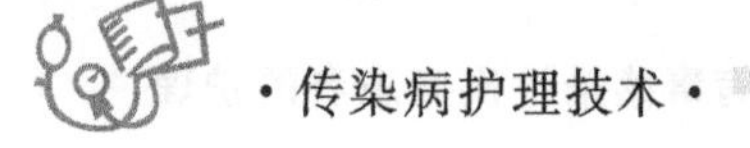

（五）治疗要点

病毒性肝炎目前尚无可靠而满意的抗病毒药物治疗。一般采用综合疗法，以适当休息和合理营养为主，根据不同病情给予适当的药物辅助治疗，同时避免饮酒、使用肝毒性药物及其他对肝脏不利的因素。

1. 急性肝炎 急性肝炎多为自限性疾病。若能在早期得到及时休息、合理营养，及对症、支持疗法，大多数病例能在3～6个月内临床治愈。

2. 慢性肝炎 慢性肝炎除了进行适当休息和营养以外，还需要以下治疗。

(1) 保肝治疗，如使用肝泰乐、维生素。

(2) 抗病毒治疗，如使用干扰素，降转氨酶药（如五味子制剂、垂盆草制剂等）。

(3) 免疫制剂，如胸腺肽或胸腺素等。

(4) 中医中药辨证施治。

3. 重型肝炎 应及早采取合理的综合措施，加强护理，密切观察病情变化，及时纠正各种严重的生理性紊乱，防止病情进一步恶化。对难以保守治疗恢复的病例，有条件时可采用人工肝支持系统，争取进行肝移植。

4. 淤胆型肝炎 酌情选用氢化泼尼松每日40～60 mg口服或氟美松每日10～15 mg溶于葡萄糖液内静脉滴注。瘙痒明显者可口服异丁嗪5 mg，每日2次，或消胆胺每日2～3 g。

二、护理诊断及合作性问题

1. 活动无耐力 与肝功能受损、能量代谢障碍有关。

2. 营养失调 与摄入减少及消化吸收障碍有关。

3. 焦虑 与担心预后及隔离治疗等有关。

4. 知识缺乏 缺乏病毒性肝炎的防治知识。

5. 潜在并发症 出血、肝性脑病、感染、肝肾综合征等。

三、护理目标

患者的焦虑和孤独感减轻，疲乏感减轻或消失，活动耐力逐步提高。对病毒性肝炎的防治知识有一定了解，无并发症发生。

四、护理措施

（一）一般护理

1. 隔离 甲型、戊型肝炎从发病之日起按消化道隔离3周；乙型、丙型、丁型肝炎及无症状HBsAg携带者行血液或体液隔离至病毒消失。

2. 休息 急性肝炎、重型肝炎、中重度慢性肝炎、ALT升高者应卧床休息，以增加肝脏血流量，降低机体代谢率，促进肝细胞的修复与再生，以利于炎症病变恢复。以后随病情进一步好转，逐渐增加活动量，以不感到疲劳为宜。肝功能正常后1～3个月可恢复日常活动和工作，但仍应避免过度劳累及重体力劳动。

3. 营养与饮食 急性肝炎患者宜进食清淡、易消化、低脂、维生素丰富的食物，如米粥、清肉汤、豆浆、蒸鸡蛋等。热量以能维持身体需要为度,多食新鲜蔬菜、水果。恢复期患者可逐渐过渡到普食。慢性肝炎患者适当增加蛋白质的摄入,但有肝性脑病先兆者应限制蛋白质摄入。合并腹腔积液时,应给予低盐或无盐饮食。重症肝炎患者宜进食低脂、低盐、高糖、高维生素、易消化的流质或半流质饮食,限制蛋白质摄入量,补充足量的B族维生素、维生素C及维生素K。所有肝炎患者应禁止饮酒。

(二) 病情观察

重症肝炎患者,应重点观察生命体征、神志、黄疸、出血等症状,及早发现并发症早期征兆,如性格、行为的改变,定向力异常等肝性脑病等先兆,有无呕血、便血等出血倾向。重型肝炎和肝衰竭患者应严格记录24 h出入液体量,监测尿常规、尿比重,血清钾、钠,血肌酐、血尿素氮,一旦发现病情变化,应及时报告医师,积极配合抢救。

(三) 对症护理

1. 皮肤瘙痒的护理 黄疸型肝炎患者由于胆盐沉着刺激皮肤神经末梢,引起皮肤瘙痒,应指导患者进行皮肤自我护理,具体措施包括以下几点。

(1) 保持床单清洁、干燥,衣服宜柔软、宽松,勤换洗。

(2) 每日用温水轻擦皮肤,不宜使用碱性肥皂、化妆品等刺激性用品。

(3) 及时修剪指甲避免搔抓,防止皮肤破损,对已有破损者,则应保持局部清洁、干燥,预防感染。

(4) 瘙痒重者局部可涂擦止痒剂,也可口服抗组胺药。

2. 呕吐、腹泻的护理 给予清淡易消化的饮食,少食多餐;记录24 h出入液体量;严重者暂禁食,遵医嘱静脉补充所需营养;加强肛周皮肤护理。

3. 加强基础护理 做好口腔护理,定时翻身拍背,及时清除呼吸道分泌物,防止口腔及肺部感染;经常更换体位,对骨突受压部位及水肿部位进行按摩,局部垫软枕,以防止压疮发生。

(四) 用药护理

肝炎患者在治疗过程中,切忌滥用药物,禁用损害肝脏的药物。用药过程中,应注意给药方法、剂量,密切观察药物的不良反应等。

知识链接

使用干扰素的护理

(1) 注射干扰素2～4 h可出现发热、头痛、全身乏力等,注意多饮水,必要时对症处理。

(2) 干扰素可诱发骨髓抑制作用,嘱患者定期复查血常规。

(3) 使用干扰素过程中还可出现恶心、呕吐、食欲减退、ALT增高、脱发、甲状腺功能减退等,一般不需停药,治疗终止可逐渐好转。

(4) 大剂量皮下注射干扰素时,可出现局部触痛性红斑,一般2～3天可自行消失。用药时适当增加溶剂量,缓慢推注,可减轻局部不良反应。

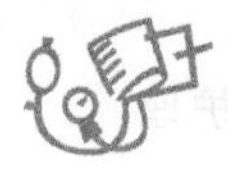

(五) 心理护理

在治疗护理中应注意介绍疾病的相关知识,如主要症状、治疗方法、护理措施、疾病预后及隔离的意义,以增加患者对疾病的了解;多与患者交流沟通,随时了解患者的心理活动,鼓励患者说出自己的想法和感受,以便及时进行疏导和鼓励,并配合亲友探视等使患者产生安全感,消除焦虑、抑郁等不良心理,保持豁达、乐观心情,增强战胜疾病的信心。

(六) 健康指导

1. 家庭隔离 指导患者在家中实行分餐制,注意对食具、用具、洗漱用品及排泄物的消毒。

2. 指导规律生活 告知患者充足休息与加强营养的重要性,肝功能恢复3个月以上,再逐渐恢复工作,但仍需随访。

3. 定期复查 慢性肝炎患者3~6个月随访一次,检测肝功能及病毒标志物,如发现异常,随时就诊。

能力检测

1. 门诊发现肝炎患者,护士应立即(　　)。

A. 安排提前就诊　B. 转隔离门诊治疗　C. 转急诊治疗
D. 问清病史　E. 给予卫生指导

2. 乙肝疫苗初次免疫接种的年龄是(　　)。

A. 出生后1~2天　B. 2个月以上　C. 3个月以上
D. 8个月以上　E. 1岁以上

3. 经血液检测,患者为乙型肝炎表面抗原携带者,对其应实施(　　)。

A. 严密隔离　B. 接触隔离　C. 消化道隔离
D. 血液、体液隔离　E. 保护性隔离

4. 对肝炎患者用过的票证最好的消毒方法是(　　)。

A. 高压蒸汽灭菌　B. 紫外线照射　C. 甲醛熏蒸
D. 过氧乙酸浸泡　E. 氯胺喷雾

5. 使用干扰素的护理不正确的是(　　)。

A. 出现恶心、呕吐等立即停药　B. 局部出现红斑可适当增加溶剂量
C. 出现发热应多饮水　D. 应定期复查血常规
E. 密切观察用药后的反应

参考答案:1. B　2. A　3. D　4. E　5. A

(唐　丽)

任务二 流行性腮腺炎患者的护理

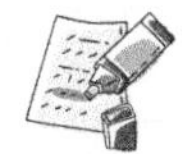

学习目标

知识要求

1. 掌握流行性腮腺炎患者的护理措施。
2. 熟悉流行性腮腺炎的传染源、传播途径、易感人群、临床表现、预防措施。
3. 了解流行性腮腺炎的病原学、流行特征、发病机制、实验室检查、治疗要点。

能力要求

1. 能够对流行性腮腺炎患者采取正确的隔离措施及护理措施。
2. 能够对社区人群进行流行性腮腺炎健康教育。

案例引导

患儿，男，5 岁，因发热、头痛 2 天，双侧腮腺疼痛 1 天入院。入院时查体：T 39 ℃，P 120 次/分，R 24 次/分，BP 86/60 mmHg。肿大的腮腺局部表面不红，边界不清，触之有压痛。实验室检查：血清淀粉酶 115 索氏单位，尿淀粉酶 1390 索氏单位。

初步诊断：流行性腮腺炎。

问题：

1. 该患者最可能由何种传播途径感染？
2. 如何指导该患者日常生活？
3. 如何护理该患者？

【基础知识】

一、概述

流行性腮腺炎（mumps）是由腮腺炎病毒引起的急性呼吸道传染病，临床特征是腮腺非化脓性肿胀、疼痛、发热伴咀嚼受限。本病除侵犯腮腺外，亦可侵犯其他腺体组织及神经系统，引起脑膜炎、脑膜脑炎、睾丸炎、卵巢炎和胰腺炎等。本病主要发生于儿童和青少年。通常有自限性，大多预后良好。

流行性腮腺炎属丙类传染病，是须监测管理的传染病，要求发现后 24 h 内上报。

腮腺炎病毒属副黏液病毒属，是单股 RNA 病毒，人是其唯一的病毒宿主，存在于患者唾液、血液、尿液及脑脊液中。腮腺炎病毒对外界抵抗力弱，紫外线、甲醛、于 56 ℃温度均可将其灭活，但 4 ℃时可存活数日。

二、流行病学

（一）传染源

早期患者及隐性感染者为本病的传染源。患者腮腺肿大前 7 天至腮腺肿大后 9 天均具有传染性。

（二）传播途径

本病主要经飞沫传播。孕妇感染本病后可通过胎盘传染给胎儿，导致胎儿畸形或死亡，其流产的发生率也增加。

（三）易感人群

人群普遍易感，但多见于儿童，90％的患者为 5～15 岁，无免疫力的成人亦可发病。感染后一般可获得较持久的免疫力。

（四）流行特征

本病呈全球分布，全年均可发病，但以冬、春季为主，可呈流行或散发。在儿童集体机构以及卫生条件不良的拥挤人群中易造成暴发流行。

知识链接

流行性腮腺炎的预防措施

1. 管理传染源　对腮腺炎患者进行呼吸道隔离、治疗，患者隔离期限应为从发病到腮腺肿大完全消退约 3 周，密切接触者检疫 3 天。

2. 切断传播途径　在呼吸道传染病流行期间，不宜带儿童到人群聚集、空气流通差的公共场所；室内保持空气流通；加强个人卫生，养成良好的卫生习惯；发生多例类似传染病的单位可对被污染的物品、门把手等，适度用 1％漂白粉澄清液抹擦或喷洒，餐具可煮沸消毒。

3. 保护易感人群　保护易感人群重点是开展儿童、青少年的疫苗接种，每年在流行前对易感儿童接种腮腺炎减毒活疫苗，能有效地控制流行性腮腺炎的发生或流行。潜伏期接种者可减轻发病症状。

三、发病机制及病理变化

（一）发病机制

本病首先侵入口腔黏膜和鼻黏膜，在局部黏膜上皮和淋巴结中大量增殖后进入血循环，为第一次病毒血症，经血流累及腮腺及一些组织，并在其中增殖。再次进入血循环，形成第二次病毒血症，并侵犯上次未受波及的一些器官，如舌下腺、颌下腺、睾丸、胰腺等。因此,腮腺炎实际上是一种多器官受累的疾病。

（二）病理变化

腮腺的非化脓性炎症为流行性腮腺炎的主要病理特征,表现为腺体肿胀发红,有渗出物、出血性病灶和白细胞浸润。腮腺导管有卡他性炎症,导管周围及腺体间质中有浆液纤维蛋白性渗出及淋巴细胞浸润,导致腮腺导管部分阻塞,使唾液的排出受到阻碍,唾液中含有淀粉酶经淋巴系统而进入血循环,导致血中淀粉酶增高,并从尿中排出。睾丸、卵巢、胰腺和脑也可产生非化脓性炎症改变。

【能力训练】

一、护理评估

（一）健康史

详细询问患者发病前2～3周是否与腮腺炎患者有接触史,既往有无腮腺炎病史。

（二）身体状况

流行性腮腺炎根据临床表现分为潜伏期、前驱期、腺肿期,并可出现睾丸炎和卵巢炎、脑膜炎、胰腺炎等并发症。

1. 潜伏期 潜伏期为14～25天,平均18天。

2. 前驱期 前驱期大多起病急,无前驱症状。部分患儿在腮腺肿大前1～2天有发热、畏寒、头痛、食欲不振、恶心、呕吐等症状。

3. 腺肿期 腺肿期多数以腮腺肿大及疼痛为首发症状。局部肿胀以耳垂为中心弥漫增大,表面不红,边界不清,触之微热,无波动,但是有韧性,有明显疼痛和触痛,张口和咀嚼可使疼痛加重。发病早期颊黏膜腮腺管口红肿,颌下腺和舌下腺亦可相继肿大。约历时一周,腮腺肿胀消退,通常体温下降先于腺肿消退。

4. 并发症 流行性腮腺炎可累及其他腺体、脏器,严重者颌下腺、舌下腺、颈淋巴结可同时受累,甚至并发脑膜炎、睾丸炎、卵巢炎、胰腺炎、肾炎、肝炎、肺炎、前列腺炎等。

(1) 睾丸炎和卵巢炎:腮腺炎病毒好侵犯成熟的生殖腺体,故多见于青春后期的成人患者,小儿少见。睾丸炎发病率占男性成人患者的14%～35%,一般13～14岁以后发病率明显增高。常见于腮肿后一周左右,突发高热、寒战、睾丸肿痛伴剧烈触痛,重者阴囊皮肤显著水肿,鞘膜腔内有黄色积液,病变大多侵犯一侧,急性症状为3～5日,全程10日左右。卵巢炎发生率占成年女性患者的5%～7%,多表现为下腹疼痛,一般均不影响受孕。

(2) 脑膜炎:常发生在腮腺肿大前或同时发生,临床表现为急性高热伴剧烈头痛、呕吐、嗜睡或意识障碍、脑膜刺激征阳性等,脑脊液检查均呈病毒性脑炎或脑膜炎的改变。一般预后良好,重者可留有后遗症或死亡。

(3) 胰腺炎:常与腮腺炎同时发生,多为轻型或亚临床感染。表现为上腹疼痛、压痛,伴发热、寒战、呕吐等。

（三）心理社会状况

本病需要隔离，因此患者对限制活动范围易产生不满、孤独、焦虑等心理。

（四）辅助检查

1. 血常规检查 血白细胞计数正常或降低，后期淋巴细胞增高。

2. 血清和尿液中尿淀粉酶测定 90％的患者有血清和尿淀粉酶增高，合并胰腺炎时增高更明显，有助于诊断。

3. 脑脊液 合并脑膜炎时，脑脊液外观清亮，白细胞增多，以淋巴细胞为主。糖、蛋白质、氯化物多为正常。

4. 病毒分离 早期可在患者唾液、尿液或脑脊液中分离到腮腺炎病毒。

（五）治疗要点

1. 抗病毒治疗 发病早期可使用利巴韦林 1 g/天，儿童 15 mg/kg 静脉滴注。

2. 对症治疗 如意金黄散或青黛散用醋调，外涂局部，可减轻局部胀痛。并发心肌炎、脑膜炎、严重睾丸炎者，可短期使用肾上腺皮质激素。对颅内压增高患者脱水降压。

二、护理诊断

1. 疼痛 与腮腺肿胀有关。

2. 体温过高 与病毒感染有关。

3. 自我形象紊乱 与腮腺肿胀导致面部变形有关。

4. 潜在并发症 脑膜炎、睾丸炎、卵巢炎、胰腺炎等。

三、护理目标

患者孤独感、紧张、焦虑情绪缓解。家长能自行给患儿降温，掌握减轻腮腺疼痛的方法，学会观察并发症，及时发现并发症并就诊。易感者及时接种腮腺炎减毒活疫苗。

四、护理措施

（一）一般护理

1. 呼吸道隔离 隔离时间至腮腺肿完全消退，约 3 周时间。

2. 环境与休息 保持病室安静，空气新鲜，定时消毒。发热伴有并发症者应卧床休息。

3. 饮食 给予富有营养、易消化的半流质饮食或软食，避免进食酸性食物。鼓励患者多饮水。

4. 口腔护理 用温盐水或 4％硼酸溶液漱口，注意保持口腔清洁，防止感染。

（二）病情观察

1. 严密监测生命体征 体温是否继续升高，心率是否加快，有无气道阻塞症状。

2. 腮腺肿胀程度的变化 是否由一侧发展到对侧，颌下腺或舌下腺是否受累。

3. 观察并发症 脑膜炎多发生于腮腺肿胀后 3～10 天；急性胰腺炎多在腮腺肿

大后 3～7 天发生。

（三）对症护理

1. 高热的护理 以物理降温为主，必要时配合药物降温。鼓励患者多饮水。

2. 疼痛的护理 腮腺疼痛显著者可用止痛剂，注意避免引起疼痛加重的因素，如咀嚼食物、酸甜刺激等。

（四）心理护理

因本病患者大多是儿童，护理人员应给予更多的关心和加倍的呵护，增加患者的安全感。与患者多交谈，分散其对疾病的恐惧。此外，医护人员还应注意支持和安慰其家人，使其稳定情绪，密切配合，有利于治疗顺利进行。

（五）健康宣教

积极宣传预防接种的重要性，做好儿童预防接种工作。流行期间避免带儿童到人口密集场所；做好消毒隔离，居室经常通风，勤晒衣被；教会家长物理降温、减轻腮腺疼痛的方法，学会观察并发症，发现应及时就诊。

能力检测

1. 下列哪项不是流行性腮腺炎最常见的并发症？（　　）

A. 脑膜炎　　B. 胰腺炎　　C. 化脓性关节炎

D. 睾丸炎　　E. 卵巢炎

2. 流行性腮腺炎表现为（　　）。

A. 腮腺管口红肿，可挤出脓液

B. 呈非化脓性炎症，腮腺管口红肿

C. 颌下肿大，有压痛，局部皮肤发红

D. 耳后肿大，有压痛，局部皮肤发红

E. 肿胀消退先于体温下降

3. 关于流行性腮腺炎护理错误的是（　　）。

A. 注意观察有无并发症发生

B. 用温开水漱口或多饮水，以保持口腔清洁

C. 给予半流质饮食或软食

D. 局部冷敷减轻炎症

E. 呼吸道隔离至腮腺肿大完全消退 1 周

4. 流行性腮腺炎隔离措施为（　　）。

A. 消化道隔离　　B. 呼吸道隔离　　C. 严密隔离

D. 血液或体液隔离　　E. 虫媒隔离

5. 流行性腮腺炎的护理措施应除外（　　）。

A. 观察有无并发症　　B. 卧床休息，控制体温

C. 食用酸性食物　　D. 口服抗病毒药物

E. 做好消毒隔离

参考答案:1. C　2. B　3. E　4. B　5. C

（唐　丽）

任务三　传染性非典型肺炎患者的护理

学习目标

知识要求

1. 掌握传染性非典型肺炎患者的护理措施。

2. 熟悉传染性非典型肺炎传染源、传播途径、易感人群、临床表现、预防措施。

3. 了解传染性非典型肺炎的病原学、发病机制、实验室检查、治疗要点。

能力要求

1. 能够对传染性非典型肺炎患者采取正确的隔离措施。

2. 能够对社区人群进行传染性非典型肺炎健康教育。

案例引导

患者，女性，38岁，因发热、咳嗽、腹泻、肌肉酸痛、全身乏力1天入院。发病前5天曾经出差到过广州，曾密切接触过车上一传染性非典型肺炎患者。入院后查体：T 41 ℃，P 130次/分，R 32次/分，BP 103/70 mmHg。双肺可闻及少许湿啰音。实验室检查：白细胞 3.5×10^9/L，中性粒细胞90%，淋巴细胞10%。胸部X线显示：双肺有炎症阴影。

初步诊断：传染性非典型肺炎。

问题：

1. 该患者最可能由何种传播途径感染？

2. 在护理该患者过程中如何避免医务人员不被感染？

3. 应按哪类传染病的要求报告防疫部门？

【基础知识】

一、概述

传染性非典型肺炎（infectious atypical pneumonia）又称严重急性呼吸综合征

(severe acute respiratory syndrome,SARS),是一种因感染 SARS 相关冠状病毒而导致的以发热、头痛、肌肉酸痛、干咳、少痰、胸闷为主要症状的急性呼吸系统传染性疾病。严重者可出现快速进展的呼吸系统衰竭,极强的传染性与病情的快速进展是此病的主要特点。

传染性非典型肺炎虽然是乙类传染病,但属于强制管理的传染病,必须按甲类传染病报告,要求发现后 2 h 内立即上报,并按甲类传染病预防和控制。

SARS 冠状病毒属于冠状病毒科,是一种单股正链 RNA 病毒,其基因和蛋白质与已知的人类和动物冠状病毒差异较大,属于新一类冠状病毒。该病毒对外界的抵抗力和稳定性强于其他人类冠状病毒。在干燥塑料表面最长可存活 4 天,尿液中至少存活 1 天,粪便中至少存活 4 天。在温度 4 ℃时培养至少存活 21 天,−80 ℃下保存稳定性好。加热至 56 ℃(90 min)或 75 ℃(30 min)可灭活病毒,对常用消毒剂(如甲醛)、紫外线等敏感。

二、流行病学

(一) 传染源

该病患者是主要传染源,主要是急性期患者,此时患者呼吸道分泌物、血液里病毒含量十分高,通过打喷嚏、咳嗽排出病毒,重症患者通过气管插管或呼吸机辅助呼吸等排出大量呼吸道分泌物而传染给他人。个别患者造成数十甚至上百人感染,被称为"超级传播者"。潜伏期患者传染性低或无传染性,本病未发现慢性患者。有研究表明从果子狸等动物体内可分离出与人 SARS 病毒基因片段相似的冠状病毒,进一步提示人类的 SARS 冠状病毒可能来源于果子狸。

(二) 传播途径

1. 空气传播 短距离飞沫传播是 SARS 的主要传播途径。SARS 冠状病毒存在于呼吸道黏液或纤毛上皮脱落细胞里,当患者打喷嚏、咳嗽或大声说话时,或行气管插管术、使用呼吸机等时,带病毒的飞沫四溅易被易感者吸入引起感染。

2. 接触传播 接触患者的呼吸道分泌物、消化道排泄物或其他体液后,通过口、眼或者是鼻等进入人体引起感染。

(三) 易感人群

人群普遍易感,以青壮年多见。家庭成员、收治患者的医务人员均属高危人群。患病后可能会获得一定程度的免疫力,目前尚无康复后再次发病的报告。

(四) 流行特征

本病于 2002 年 11 月中旬首先在广东佛山被发现,随后迅速蔓延至我国多个城市和世界多个国家,全球有 30 多个国家和地区出现疫情。本次流行累计感染 8000 多人,死亡 900 余人,至 2003 年 8 月本次流行基本控制。该次流行发生在冬末春初,有明显的家庭和医院发病现象,医务人员发病占 20%左右。该病主要流行于人口密集的城市,农村少见。

三、发病机制与病理变化

(一) 发病机制

本病发病机制尚不清楚,发病早期可出现病毒血症。病理发现 SARS 冠状病毒对肺组织有直接侵犯作用。此外,SARS 患者发病期间淋巴细胞减少,提示 SARS 冠状病毒感染诱导的细胞免疫损伤可能也是发病的主要原因之一。

(二) 病理变化

肺部病理性改变明显,双肺明显肿胀,镜下呈弥漫性肺泡病变,肺水肿及透明膜形成。病程 3 周后可见肺间质纤维化,肺泡闭塞。显微镜下可见小血管内微血栓和肺出血、散在的小叶性肺炎、肺泡上皮脱落、增生等病理改变,肺门可见淋巴结充血及淋巴组织减少。

【能力训练】

一、护理评估

(一) 健康史

了解患者发病前 2 周内是否与 SARS 患者或疑似病例有密切接触史,是否坐过飞机、火车、轮船、长途汽车等交通工具,是否接触过野生动物等。同时了解患者的职业、居住环境和生活习惯等。

(二) 身体状况

该病潜伏期为 1～16 天,常为 3～5 天。典型患者起病急,至发病之日起 2～3 周内病情可处于进展状态,主要有以下三类症状。

1. 全身症状 常以发热为首发和主要症状,体温常超过 38 ℃,可伴有畏寒、头痛、肌肉酸痛、关节酸痛、全身乏力。

2. 呼吸系统症状 可有咳嗽,多为干咳、少痰,偶有血丝痰,常无鼻塞、流涕等上呼吸道卡他症状。肺部体征不明显,部分患者可闻及少许湿啰音,或有肺实变体征。病情于 10～14 天达高峰。重症患者病情重、进展快,易出现呼吸窘迫综合征(ARDS)。

3. 其他系统症状 部分患者可出现腹泻、恶心、呕吐等消化道症状。

4. 并发症 常见并发症包括肺部继发性感染,肺间质改变,纵隔气肿、皮下气肿和气胸,胸膜病变、心肌病变、骨质缺血性改变等。

(三) 辅助检查

1. 血常规检查 早期白细胞计数正常或降低,合并细菌感染时,白细胞总数可增高。部分病例血小板减少。

2. 生化检查 ALT(谷丙转氨酶)、LDH(乳酸脱氢酶)及其同工酶等均有不同程度升高。少数患者血清白蛋白降低。血气分析可发现低氧血症和呼吸性碱中毒改变。

3. 分子生物学检查 以反转录聚合酶链反应(RT-PCR)法,监测患者呼吸道分泌物、血液、大便等标本中 SARS 冠状病毒的 RNA。

4. 细胞培养分离病毒 将患者呼吸道分泌物、血液等标本接种到 Vero 细胞中进行培养，分离到病毒后用 RT-PCR 法或 IFA 法（间接荧光抗体试验）进行鉴定。

5. 影像学检查 多数患者早期即有胸部 X 线检查异常，呈片状、斑片状浸润性阴影或网状改变，常累及双肺或单肺多叶。肺部阴影与临床症状、体征可不一致。

（四）治疗要点

目前对该病缺乏特异性治疗手段，以综合治疗为主。治疗原则为早发现、早隔离、早治疗。

1. 一般治疗 卧床休息，避免用力、劳累和剧烈咳嗽。给予易消化和营养丰富的饮食。

2. 对症治疗 高热者给予物理降温或酌情使用解热镇痛药，儿童忌用阿司匹林；咳嗽咳痰者给予镇咳祛痰药；呼吸困难气促者给予氧气吸入；有心、肝、肾损害者作相应处理。

3. 抗病毒治疗 抗病毒治疗可用利巴韦林、干扰素。

4. 糖皮质激素治疗 严重的中毒症状，连续高热 3 天不退，48 h 内肺部阴影进展超过 50%，急性肺损伤或出现 ARDS，有上述症状之一即可应用糖皮质激素。

5. 免疫治疗 重症患者可使用已康复非典型肺炎患者血清进行治疗，亦可使用免疫增强药物，如丙种球蛋白、胸腺肽等。

6. 中医药辅助治疗 其治疗原则为温病，卫、气、营、血和三焦辨证论治。

二、护理诊断

1. 体温过高 与病毒感染有关。

2. 气体交换受损 与肺通气、换气功能障碍有关。

3. 恐惧 与隔离、担心预后有关。

4. 潜在并发症 急性呼吸窘迫综合征、休克、多器官功能衰竭等。

三、护理目标

患者体温恢复正常，恐惧感减轻，无通气、换气功能障碍，无并发症发生。

四、护理措施

（一）一般护理

1. 隔离与消毒 对于传染性非典型肺炎患者应实行严密隔离，疑似病例与确诊患者应收入不同病房，严格探视制度，不设陪护，医务人员进入病区时需穿隔离衣、戴 12 层以上棉纱口罩、戴帽子、穿鞋套，工作服不能随意带出工作区，4 h 更换一次隔离衣、帽、口罩、鞋套。每次接触患者后应立即进行手的清洗与消毒。患者的衣服、床单、被罩和工作人员的白大衣、隔离衣等分别放入有明显标志的污衣袋，专车密闭送至洗衣房高压灭菌后再清洗。病区地面、墙面、门窗、物体表面可用 1% 过氧乙酸溶液喷雾消毒或擦拭消毒。

2. 休息与活动 保持病室安静、空气清新、通风良好。嘱患者卧床休息，保证充

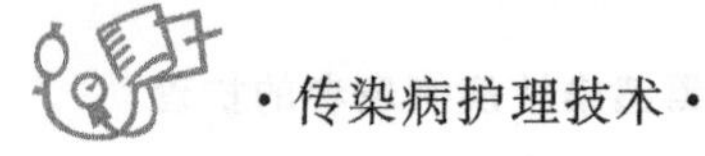

足睡眠，避免疲劳。

3. 饮食与营养　鼓励患者进食高热量、高蛋白、高维生素、易消化的流质或半流质饮食。鼓励患者多饮水，不能进食者，给予鼻饲或静脉补充营养。

（二）病情观察

密切观察患者生命体征和意识状态，特别要注意观察患者的呼吸变化，注意有无进行性呼吸困难、急性呼吸窘迫综合征、多脏器功能障碍综合征等表现。

（三）对症护理

1. 呼吸道护理　及时清除呼吸道分泌物，保持呼吸道通畅，定时给予患者翻身、拍背，促进排痰。给予患者鼻导管或面罩吸氧，并根据临床表现和动脉血气分析值采取合适的吸氧方法和浓度，必要时配合使用呼吸机。

2. 发热护理　给予药物或物理降温，并注意观察降温效果。

（四）心理护理

由于患者受到隔离治疗，常产生强烈的孤独感、恐惧感、自卑感，因此护理人员应多与患者交流沟通，做好SARS的有关知识宣教，让患者对本病的自限性和可治愈性有所认识，树立战胜疾病的信心。

（五）健康指导

1. 保持良好的卫生习惯　保持室内空气流通，常通风换气。避免出入人口密集的公共场所。

2. 养成良好的生活习惯　加强体育锻炼，增强抵抗力；保证充足的睡眠，避免过度劳累，防止受凉。

3. 个人防护　医护人员在日常工作中必须树立良好的个人防护意识，养成良好的个人卫生习惯，规范操作，呼吸科门诊和急诊室值班医生平时应佩戴口罩。

4. 定时复查　指导患者出院后1个月内每周进行胸部X线检查和血常规复查，教会患者自测体温，如发现异常，应及时治疗。

能力检测

1. 临床上大多数SARS患者的首发症状为（　　）。

A. 发热　B. 胸痛　C. 腹泻　D. 咳嗽、多痰　E. 呼吸困难

2. 传染性非典型肺炎的主要传播途径是（　　）。

A. 呼吸道传播　B. 粪-口途径传播　C. 疫水接触传播

D. 多途径传播　E. 虫媒传播

3. 以下哪项不是SARS患者的临床特征？（　　）

A. 持续性高热　B. 腹痛、腹泻

C. 打喷嚏、流涕等卡他症状　D. 肌肉、关节酸痛，乏力

E. 干咳

4. 对流动人口中的传染性非典型肺炎患者、疑似患者处理的原则是（　　）。

A. 就地控制、就地治疗、就地康复　　B. 就地隔离、就地治疗、就地康复
C. 就地控制、就地观察、就地治疗　　D. 就地隔离、就地观察、就地治疗
E. 就地观察、就地治疗、就地康复

5. 按目前有关规定，对于与 SARS 患者或可疑 SARS 患者密切接触者医学观察期为(　　)

A. 7 天　B. 10 天　C. 14 天　D. 21 天　E. 5 天

参考答案：1. A　2. A　3. C　4. D　5. C

(唐　丽)

任务四　人感染高致病性禽流感患者的护理

学习目标

知识要求

1. 掌握人感染高致病性禽流感患者的护理措施。
2. 熟悉人感染高致病性禽流感的流行病学、临床表现及预防措施。
3. 了解人感染高致病性禽流感的病原学、流行特征、发病机制、实验室检查及治疗要点。

能力要求

1. 能够对人感染高致病性禽流感患者采取正确的隔离措施。
2. 能够对人感染高致病性禽流感职业暴露采取正确的处理措施。
3. 能够对人感染高致病性禽流感社区人群进行健康教育。

案例引导

患者，男性，32 岁，家禽个体商贩，因发热、咳嗽、胸痛，伴全身肌肉酸痛 7 天入院。入院时查体：T 39 ℃，P 126 次/分，R 40 次/分。实验室检查：胸片及胸部 CT 检查显示双肺大片状阴影，双侧胸腔少量积液。咽拭子、气管吸取物经实验室检测：H5N1 抗体阳性，RT-PCR 2 次阳性。

初步诊断：人感染高致病性禽流感。

问题：

1. 该患者最可能由何种传播途径感染？
2. 如何预防该病的发生？
3. 该患者的护理诊断如何？

【基础知识】

一、概述

人感染高致病性禽流感(highly pathogenic avian influenza,HPAI)是由禽甲型流感病毒某些亚型中的一些毒株引起的急性呼吸道传染病。据研究表明,能够感染人类的禽流感的病毒主要包括H5N1、H9N2、H7N7等亚型,其中高致病性禽流感常由H5N1亚型引起。该型病情严重,进展较快,可出现毒血症、感染性休克,引起全身多脏器功能衰竭以及瑞氏(Reye)综合征,病死率较高。人类对大多数甲型流感病毒亚型没有免疫力。

人感染高致病性禽流感是乙类传染病,但属于强制管理的传染病,必须按甲类传染病报告,要求发现后2 h内立即上报,并按甲类传染病进行预防和控制。

感染禽类的甲型流感病毒称为禽流感病毒,它是单股负链RNA病毒。目前已鉴定出甲型流感病毒有16个H亚型(H1～H16)和9个N亚型(N1～N9)。

禽流感病毒在体外抵抗力较强,低温、干燥环境下可存活数月。对酸性环境有一定的抵抗力,在pH值为4.0的条件下也具有一定的存活能力,在有甘油存在的情况下可保持活力一年以上。对热比较敏感,加热至56 ℃(30 min)或100 ℃(2 min)可被灭活。碘剂、84消毒液、漂白粉、新洁尔灭、过氧乙酸等消毒剂都能迅速破坏其传染性。在自然条件下,存在于口腔、鼻腔和粪便中的病毒由于受有机物的保护,具有较大的抵抗力。若紫外线直接照射,可迅速破坏其活性。

二、流行病学

(一)传染源

本病的传染源主要是患禽流感或携带禽流感病毒的鸡、鸭、鹅等禽类。患者是否为人感染高致病性禽流感的传染源尚待进一步确定。

(二)传播途径

本病主要经呼吸道传播,也可通过密切接触感染的禽类及其分泌物、排泄物、受病毒污染的物品和水,以及实验室直接接触病毒毒株被感染。目前尚无人与人之间传播的确切证据。

(三)易感人群

人群普遍易感,12岁以下儿童所占比例较高,病情较重。从事家禽养殖业者及其同地居住的家属,在发病前1周内到过家禽饲养、销售及宰杀等场所者,接触禽流感病毒感染材料的实验室工作人员,与禽流感患者有密切接触的人员,均为高危人群。

(四)流行特征

本病一年四季均可流行,以冬、春季节为主。一般情况下人禽流感与鸡的禽流感流行地区一致,通常呈散发性。

知识链接

人感染高致病性禽流感职业暴露预防及处理

1. 职业暴露的危险性　人对禽流感普遍缺乏抵抗力。在医治过程中，医务人员的职业暴露后的危险性与不同亚型的禽流感病毒的致病力有关。有的感染后表现为带毒状态、不发病，有的感染后可致死。

2. 职业暴露的可能原因　荷兰2003年H7N7禽流感流行期间，曾有一名兽医被感染致死。职业暴露的原因可能是通过吸入空气中带毒飞沫或直接、间接接触患者的分泌物和排泄物及其他污染物品所致。

3. 职业暴露预防　加强禽类疾病的监测，动物防疫部门一旦发现疑似禽流感疫情，应立即通报当地疾病预防控制机构，指导医务人员采取与SARS相似的防护措施。

4. 职业暴露的处理　加强对密切接触禽类的人员和医务人员的监测，一旦出现流感样症状，应立即进行流行病学调查，采集标本送至指定实验室检测，以进一步明确病原。有条件者可在48 h以内口服神经氨酸酶抑制剂，或应用中药预防本病。

三、发病机制及病理变化

（一）发病机制

禽流感病毒进入呼吸道表面纤毛柱状上皮细胞复制、播散。被感染的宿主细胞发生变性、坏死、溶解、脱落，产生炎症反应，引起发热、头痛、肌痛等全身症状。随后病毒破坏呼吸道基底膜，侵袭全部呼吸道，导致气管黏膜严重坏死、肺不张、肺透明膜形成。

（二）病理变化

支气管黏膜严重坏死；肺泡内大量淋巴细胞浸润，可见散在的出血灶和肺不张，肺透明膜形成。

【能力训练】

一、护理评估

（一）健康史

询问患者发病前1周内是否曾到过疫点，有无与病死禽类接触史，与被感染的禽类或其分泌物、排泄物等有无密切接触史，与禽流感患者有无密切接触史，是否在实验室从事有关禽流感病毒研究工作。

（二）身体状况

本病潜伏期一般为2～4天，通常在7天以内。不同亚型，临床表现也不同。重症

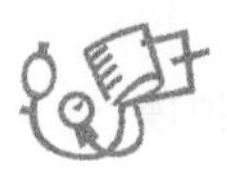

患者一般为 H5N1 亚型感染，表现为急性起病，早期症状类似普通型流感，主要表现为发热，体温大多持续在 39 ℃以上，可伴有流涕、鼻塞、咳嗽、咽痛、头痛和全身不适。部分患者可有恶心、腹痛、腹泻、稀水样便等消化道症状。晚期高热不退，发展成肺炎，有肺部实变体征，可有急性肺损伤、急性呼吸窘迫综合征（ARDS）、肺出血、胸腔积液、全血细胞减少、多脏器功能衰竭、休克等多种并发症。

（三）心理社会状况

本病起病急骤、发展迅速、死亡率高，目前尚无特效治疗方法，患者及家属往往有不同程度的紧张、焦虑、恐惧、绝望心理；严密隔离又容易使患者产生孤独感、自卑感，使其不愿配合治疗。

（四）辅助检查

1. 血常规检查　白细胞总数一般不高或降低，重症患者白细胞减少，淋巴细胞比例降低。

2. 胸部X线检查　胸部X线检查可显示单侧或双侧肺炎，少数可伴有胸腔积液。

3. 病毒分离　从患者呼吸道标本，如鼻咽分泌物、口腔含漱液、气管吸出物或呼吸道上皮细胞等中可分离出禽流感病毒。

4. 分子生物学检测　特异性抗原或核酸检查阳性，上呼吸道分泌物有人禽流感病毒 H 亚型，有助于确诊。

5. 免疫学检查　双份血清禽流感病毒抗体滴度在恢复期较发病初期有 4 倍以上升高，可作为回顾性诊断的参考指标。

（五）治疗要点

1. 抗病毒治疗　应于发病 48 h 内使用抗流感病毒药物。

（1）神经氨酸酶抑制剂：磷酸奥司他韦（达菲）是 WHO 确认和推荐的人禽流感预防治疗药物。对禽流感病毒 H5N1 亚型和 H9N2 亚型有抑制作用，同时可减弱病毒的致病力。成人剂量为每天 150 mg，儿童剂量为每天 3 mg/kg，分 2 次口服，疗程为 5 天。扎那米韦对 H5N1 亚型有效，包括对达菲耐药株。其给药方法为经鼻吸入 10 mg，2 次/日，疗程 5 天。预防剂量为经鼻吸入 10 mg，1 次/日，疗程 7～10 天。

（2）离子通道 M_2阻滞剂：金刚烷胺干扰病毒 M_2离子通道活性来抑制病毒复制，早期应用可阻止病情发展、减轻病情、改善预后。成人剂量为每天 100～200 mg，儿童剂量为每天 5 mg/kg，分 2 次口服，疗程为 5 天。

2. 对症治疗　可应用解热药、缓解鼻黏膜充血药、止咳祛痰药等。儿童忌用阿司匹林或含阿司匹林以及其他水杨酸制剂的药物，避免引起儿童瑞氏综合征。

知识链接

瑞氏综合征

瑞氏综合征（Reye's syndrome，RS）是一种严重的药物不良反应，死亡率高。它是儿童在病毒感染（如流感、感冒或水痘）康复过程中得的一种罕见的病。目前该病病因未明确，但研究发现，如果孩子在患病毒感染性疾病时服用了阿司匹林，得瑞氏综合征的可能性更高。任何年龄的人都可能患瑞氏综合征，不过通常以4～12岁的孩子多见。在冬、春季这样的流感高发季节，其发病率最高。

3. 重症患者治疗 给予营养支持、血氧监测和呼吸支持，防止继发细菌感染及其他并发症。可短期应用糖皮质激素来改善毒血症状及呼吸窘迫情况。

二、护理诊断及合作性问题

1. 体温过高 与感染病毒有关。

2. 活动无耐力 与机体能量代谢障碍有关。

3. 气体交换受损 与并发肺炎、肺出血等有关。

4. 知识缺乏 与患者对本病缺乏正确认识有关。

5. 潜在并发症 呼吸衰竭等。

三、护理目标

关心患者，采取有效的治疗与护理措施使患者体温正常、疲乏感减轻或消失、活动耐力逐步提高，无并发症发生。加强健康知识宣教，让患者能正确认识该病，增强战胜疾病的信心，并积极配合治疗。

四、护理措施

（一）一般护理

1. 隔离 对疑似病例、临床诊断病例、确诊病例应严密隔离治疗。隔离期限参照患者出院标准。13岁以上（含13岁）人员，体温正常，临床症状消失，胸部X线检查显示病灶明显吸收，并持续7天以上，方可出院。12岁以下（含12岁）儿童，应同时具备上述条件，并持续7天以上。如自发病至出院不足21天的，应住院满21天后方可出院。

2. 休息与活动 卧床休息，加强生活护理和皮肤护理。

3. 饮食与营养 加强营养，多饮水，给予高热量、高蛋白、高维生素饮食，若经口进食困难，可采取鼻饲和静脉营养的方式保证能量摄入。

（二）病情观察

严密监测生命体征、意识及瞳孔变化。观察患者上呼吸道症状及全身中毒症状的发展及转归情况。及早发现ARDS、肺出血、多脏器功能衰竭、败血症等并发症。

（三）对症护理

1. 呼吸困难的护理 保持气道通畅，给予吸氧、湿化痰液等处理，必要时应用呼吸兴奋剂、呼吸机及短期用糖皮质激素。密切观察病情变化，严密监测生命体征、血氧饱和度、血氧分压、二氧化碳分压的变化，注意患者神志、有无发绀、排痰等情况。

2. 发热护理 给予患者药物或物理降温，并注意观察降温效果。

（四）用药护理

治疗过程中，注意观察药物的毒副作用。金刚烷胺在治疗过程应注意中枢神经系统和胃肠道副作用，可引起注意力不集中、眩晕、嗜睡、惊厥、谵妄、呕吐等症状，老年患者及孕妇应慎用，哺乳期妇女、新生儿和1岁以内的婴儿禁用。

（五）心理护理

由于患者隔离治疗，常产生强烈的孤独感、恐惧感、自卑感，因此护理人员应多与患者交流沟通，做好人禽流感有关知识的宣教，让患者树立战胜疾病的信心。

（六）健康指导

1. 休息与活动 指导患者出院后加强身体锻炼，提高机体抵抗力；注意休息，保证睡眠。

2. 注意饮食卫生 不喝生水，不吃未熟的肉类及蛋类等食品；进食易消化、营养丰富的食品。

3. 养成良好的卫生习惯 勤洗手、勤消毒；搞好环境卫生，保持室内空气流通。

能力检测

1. 引起高致病性禽流感最常见的亚型是（　　）。

A. H5N1　B. H9N2　C. H7N7　D. H3N2　E. H3N1

2. 高致病性禽流感的病原体属于（　　）。

A. 甲型禽流感病毒　B. 乙型禽流感病毒
C. 丙型禽流感病毒　D. 丁型禽流感病毒
E. 戊型禽流感病毒

3. 关于高致病性禽流感患者护理，下列措施哪一项不恰当？（　　）

A. 立即隔离，就近住院治疗　B. 体温正常即可解除患者隔离
C. 调查病禽的来源，进行疫情控制　D. 咳出脓痰，可应用抗生素
E. 调查与该患者有密切接触的人员，对出现上呼吸道症状者进行医学观察

4. 下列哪项不是人禽流感的早期临床表现？（　　）

A. 发热　B. 结膜炎　C. 咳嗽、腹痛、腹泻
D. 咽痛、头痛　E. 流涕、鼻塞

5. 人禽流感患者胸部X线检查可表现有（　　）。

A. 单侧或双侧肺炎　B. 肺空洞形成
C. 肺部钙化灶　D. 支气管扩张
E. 粟粒状阴影

参考答案：1. A　2. A　3. B　4. B　5. A

（唐　丽）

任务五 甲型 H1N1 流感患者的护理

学习目标

知识要求

1. 掌握甲型 H1N1 流感患者的护理措施。
2. 熟悉甲型 H1N1 流感的传染源、传播途径、易感人群、临床表现及预防措施。
3. 了解甲型 H1N1 流感的病原学、流行特征、发病机制、实验室检查及治疗要点。

能力要求

1. 能够对甲型 H1N1 流感患者采取正确的隔离措施。
2. 能够对甲型 H1N1 流感职业暴露采取正确的处理措施。
3. 能够对社区人群进行甲型 H1N1 流感健康教育。

案例引导

患者，男性，28 岁，因发热、咳嗽、鼻塞 3 天入院。患者入院前 4 天曾出差到过成都、北京。入院时查体：T 38.9 ℃，P 116 次/分，R 26 次/分，BP 102/72 mmHg。疾控中心对其咽拭子标本进行甲型 H1N1 病毒核酸检测结果呈阳性。

初步诊断：甲型 H1N1 流感。

问题：

1. 该患者最可能由何种传播途径感染？
2. 应按哪类传染病要求报告防疫部门？
3. 如何进行健康宣教？

【基础知识】

一、概述

甲型 H1N1 流感是一种由甲型 H1N1 型流感病毒引起的急性呼吸道传染病。其临床表现与普通流感相似，少数患者病情进展迅速，可并发严重肺炎、肺出血等，严重者可危及生命。

甲型 H1N1 流感为乙类传染病，但属于强制管理的传染病，必须按甲类传染病报告,要求发现后 2 h 内立即上报,并按甲类传染病进行预防和控制。

甲型 H1N1 流感病毒属于正黏病毒科,甲型流感病毒属,其遗传物质为 RNA。典型病毒颗粒呈球状,直径为 80～120 nm,有囊膜。囊膜上有许多放射状排列的突起的糖蛋白,分别是红细胞血凝素(HA)、神经氨酸酶(NA)和 M2 蛋白。病毒颗粒内为核衣壳,呈螺旋状对称,直径为 10 nm。甲型 H1N1 流感病毒对乙醇、碘伏、碘酊敏感;不耐热,56 ℃30 min 可灭活;对紫外线敏感,但用紫外线灭活甲型 H1N1 流感病毒能引起病毒的多重复活。

知识链接

流行性感冒

流行性感冒简称流感,是由流感病毒引起的一种呼吸道传染病。临床表现以发热及全身中毒症状为主,而上呼吸道症状较轻为特征。病原体有甲、乙、丙三型流感病毒,特别是甲型流感病毒易发生变异,可引起反复流行或大流行。

二、流行病学

(一) 传染源

甲型 H1N1 流感患者为主要传染源,无症状感染者也具有传染性。目前尚无动物传染人类的证据。

(二) 传播途径

本病主要通过飞沫经呼吸道传播,接触患者的呼吸道分泌物、体液和被病毒污染的物品亦可能引起感染。

(三) 易感人群

人群普遍易感,目前认为 15～25 岁的人最易感染。

(四) 流行特征

本病流行特征与普通流感相似,常发生在冬、春季节。

知识链接

甲型 H1N1 流感职业暴露预防及处理

医务人员要做好个人防护,加强手部清洁,使用快速手消毒剂进行手消毒;发热门诊和传染病科等重点科室的医务人员应佩戴医用防护口罩,穿工作服,戴工作帽,必要时穿隔离衣或防护服、鞋套,戴手套,佩戴护目镜等;对发热门诊和传染病科等重点科室应当加强室内通风。

【能力训练】

一、护理评估

（一）健康史

评估患者年龄、季节，了解是否曾在甲型H1N1流感疫区生活，一周内是否到过疫区，是否从事甲型H1N1流感病毒研究等。

（二）身体状况

本病潜伏期一般为1～7天，表现为流感样症状，包括发热（腋温不小于37.5℃）、咳嗽、流涕、鼻塞、咽喉痛、肌肉痛、乏力等，其中一些患者可出现腹泻或呕吐等症状。

本病可引起肺炎等并发症。少数病例病情进展迅速，出现急性呼吸窘迫综合征、肺出血、胸腔积液、全血细胞减少、多脏器功能不全或衰竭。本病肺部体征常不明显，部分患者可闻及湿啰音或有肺部实变体征等。

（三）心理社会状况

患者及其家属往往有不同程度的紧张、焦虑、恐惧、绝望心理；严密隔离又容易使患者产生孤独感、自卑感。

（四）辅助检查

1. 血常规检查 细胞总数一般不增高或降低。重症患者多有白细胞总数及淋巴细胞减少，并有血小板降低。

2. 血生化检查 部分病例出现低钾血症，少数病例肌酸激酶、天冬氨酸氨基转移酶、丙氨酸氨基转移酶、乳酸脱氢酶升高。

3. 血清学检查 动态检测血清甲型H1N1流感病毒特异性中和抗体呈4倍或者4倍以上升高。

4. 病毒核酸检测 以R-PCR法检测呼吸道标本（咽拭子、鼻拭子、鼻咽或气管吸出物、痰）中的甲型H1N1流感病毒核酸，可呈阳性。

5. 病毒分离 从患者呼吸道标本中可分离出甲型H1N1流感病毒。合并病毒性肺炎时肺组织中亦可分离出该病毒。

6. 胸部影像学检查 合并肺炎时肺内可见片状阴影。

（五）治疗要点

1. 对症支持治疗 就地隔离，强调早期治疗。对人感染甲型H1N1流感目前主要是采取综合对症支持治疗。注意休息、多饮水、加强营养，密切观察病情变化；发病初48 h是最佳治疗期，对高热者可给予退热治疗。

2. 药物治疗

(1) 抗病毒治疗：应及早应用抗病毒药物，可试用奥司他韦（达菲）。奥司他韦对甲型H1N1流感病毒有抑制作用，剂量为成人每天150 mg，分2次口服，疗程5天，儿童慎用。早期服用可以降低严重并发症的出现。该病毒对金刚烷胺和金刚乙胺耐药。

(2) 抗生素:如出现细菌感染,可使用抗生素。

二、护理诊断及合作性问题

1. 体温过高 与感染甲型 H1N1 流感病毒有关。

2. 活动无耐力 与机体能量代谢障碍有关。

3. 潜在并发症 肺炎、肺出血、急性呼吸窘迫综合征。

三、护理目标

患者体温恢复正常,疲乏感减轻或消失,活动耐力逐步提高,无并发症发生。

四、护理措施

(一) 一般护理

1. 隔离 对疑似病例、确诊病例应严密隔离治疗。

(1) 解除患者隔离:甲型 H1N1 流感的治疗周期在 7 天左右,如此期没有出现并发症,提示患者痊愈,可解除患者隔离。

(2) 解除医学观察:对密切接触者进行医学观察。观察期间由当地卫生行政部门指定的医疗卫生人员每天对密切接触者测试一次体温,以了解其身体健康状况。根据病情,观察地点可以选择居家,也可在医院。医学观察期限暂定为 7 天。

2. 休息与活动 卧床休息,加强生活护理和皮肤护理。

3. 饮食与营养 增加营养,多饮水,给予高热量、高蛋白、高维生素饮食。

(二) 病情观察

人感染甲型 H1N1 流感后的症状与普通流感相似。密切观察患者有无发热、咳嗽、咽喉痛、身体疼痛、头痛、发冷和疲劳等症状,有些病例还会出现腹泻和呕吐,重症患者会继发肺炎、呼吸衰竭、多脏器功能不全或衰竭,体征主要包括咽部充血和扁桃体肿大。

(三) 对症护理

本病对症护理主要是呼吸困难和发热护理(参照本项目的任务三、任务四,此处略)。

(四) 心理护理与健康指导

本病心理护理与健康指导参照本项目的任务三、任务四,此处略。

能力检测

1. 甲型 H1N1 流感的潜伏期一般为(　　)。

A. 1～2 天　B. 1～7 天　C. 5～10 天　D. 14 天　E. 15～20 天

2. 人感染甲型 H1N1 流感病毒后,传染期为(　　)。

A. 发病前 1 天至发病后 5 天
B. 发病前 1 天至发病后 7 天
C. 发病前 2 天至发病后 10 天
D. 发病前 3 天至发病后 7 天
E. 发病前 2 天至发病后 15 天

3. 可用于确定诊断甲型 H1N1 流感的检查是(　　)。
A. 胸片检查显示肺炎
B. 血清甲型流感病毒的特异性中和抗体阳性
C. H 亚型流感病毒核酸检测阳性
D. 甲型 H1N1 流感病毒核酸检测阳性
E. 外周血常规检查

4. 卫生部推荐甲型 H1N1 流感的抗病毒治疗首选药物为(　　)。
A. 奥司他韦　　B. 利巴韦林　　C. 无环鸟苷
D. 干扰素　　E. 金刚烷胺

5. 发现传染病病例和疑似病例应向哪个部门报告?(　　)
A. 急救中心(120)　　B. 当地卫生行政主管部门
C. 当地人民政府　　D. 当地疾病预防控制机构
E. 上级医院

参考答案:1. B　2. B　3. D　4. A　5. D

(唐　丽)

任务六　风疹患者的护理

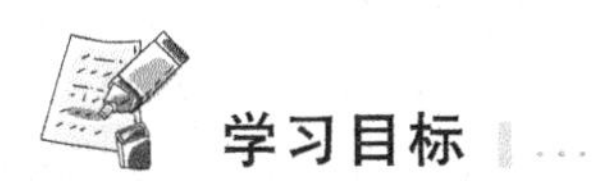

学习目标

知识要求

1. 掌握风疹患者的护理措施。
2. 熟悉风疹的传染源、传播途径、易感人群、临床表现、预防措施。
3. 了解风疹的病原学、发病机制、实验室检查、治疗要点。

能力要求

1. 能够对风疹患者采取正确的隔离措施。
2. 能够对风疹患者采取正确的护理措施。
3. 能够对易感人群进行风疹的健康教育。

案例引导

患者，男，5岁，3月份在幼儿园上学2周后出现发热，轻度咳嗽，食欲不振2天，皮疹1天，遂来医院就诊。当时幼儿园中风疹流行。入院查体：T 38.5 ℃，P 116次/分，R 26次/分，耳后浅表淋巴结肿大，双肺呼吸音粗，肺未闻及湿啰音，面部及躯干部可见粉红色斑丘疹，以躯干部最明显，部分融合成片，手掌、足底无皮疹。实验室检查：血清风疹抗体IgM阳性。

初步诊断：风疹。

问题：

1. 该患者最可能由何种传播途径感染？
2. 如何指导该患者日常生活？
3. 在护理该患者过程中如何避免医务人员感染？

【基础知识】

一、概述

风疹(rubella)是由风疹病毒引起的急性呼吸道传染病，又称风痧、痧子等。风疹是儿童常见的一种呼吸道传染病，以发热、皮疹为特征，伴有耳后、枕部、颈后淋巴结肿大。由于本病发病全身症状轻，病程短，往往被忽视，但近年来风疹暴发流行，且重症病例屡有报道，引起人们的普遍重视。如果孕妇感染风疹病毒，特别是孕早期感染，将对胎儿造成严重的损害。

风疹病毒是RNA病毒，属于披膜病毒科(togaviridae)是限于人类的病毒。风疹病毒电镜下多呈球形，直径为50～70 nm，是一种囊膜病毒，呈粗糙球状，由一个单股RNA基因组及脂质外壳组成，内含一个电子稠密核心，覆盖两层疏松外衣。风疹病毒的抗原结构相当稳定，现知只有一种抗原型。风疹病毒在体外活力很弱，对紫外线、乙醚、去氧胆酸等均敏感。pH＜3.0可将其灭活。病毒不耐热，在56 ℃ 30 min、37 ℃ 1.5 h均可被杀灭，4 ℃保存不稳定，－20 ℃可短期保存，－60 ℃～－70 ℃可保存活力3个月，干燥冰冻下可保存9个月。风疹病毒可在胎盘或胎儿体内生存、增殖，产生长期、多系统的慢性进行性感染。

二、流行病学

(一) 传染源

患者是本病唯一的传染源，包括亚临床型和隐性感染者，其中后者人数远高于发病者人数，在不同地区流行病学调查中发现显性感染与隐性感染者的比例为(1∶6)～(1∶9)之间，所以隐性感染者是容易被忽视的重要传染源。本病传染期为发病前5～7天和病后3～5天，潜伏期末和发病当天传染性最强。感染者除口、鼻、咽有部分泌物外，血、粪、尿中亦可分离出病毒。

（二）传播途径

风疹主要通过呼吸道飞沫传播。人与人之间密切接触也可传播本病，如共用生活物品及玩具等。胎内被感染的新生儿其咽部可排病毒数月至1年以上，因此可通过污染的奶瓶、奶嘴、衣被、尿布等直接接触感染缺乏抗体的医务人员、家属，或在婴儿室中引起传播。胎儿被感染后可引起流产、死产、早产或先天性畸形。

（三）易感人群

本病普通人群普遍易感，但一般多见于5～9岁儿童，风疹一年四季均可发病，多在冬、春季发病，男女发病率均等，母亲的抗体可保护6个月前婴儿，使其很少发病。一次患病后大多数患者可获得持久免疫力。广泛使用疫苗后本病发病率可降低，发病年龄可增大。母亲孕期原发感染可通过胎盘导致胎儿宫内感染，其发生率和致畸率与感染时胎龄的密切相关，以孕早期为最高。先天性风疹患儿在出生后数月内仍有病毒排出，故具有传染性。

三、发病机制及病理变化

患者感染风疹病毒后，风疹病毒首先在上呼吸道黏膜及颈部淋巴结增生，然后进入血液循环引起病毒血症，播散至全身淋巴组织引起淋巴结肿大，病毒直接损害血管内皮细胞发生皮疹。目前认为皮疹是由风疹病毒引起的抗原-抗体复合物造成真皮上层的毛细血管炎症所致。因本病病情轻，病例发现不多，故皮肤和淋巴结呈急、慢性非特异性炎症。风疹病毒可引起脑炎、脑实质水肿、非特异性血管周围浸润、神经细胞变性及轻度脑膜反应，也可于感染数十年后由于慢性持续性病变而导致慢性全脑炎。

【能力训练】

一、护理评估

（一）健康史

详细询问患者发病时间，皮疹出疹时间、顺序、形态及分布情况，是否为冬、春季，有无风疹患者接触史，若为死胎、流产或畸形婴儿，追问其母亲既往有无感染风疹病毒，是否注射风疹疫苗等。

（二）身体状况

根据感染方式的不同，本病可分为自然感染性风疹和先天性风疹，其表现各有不同。

1. 获得性风疹(自然感染的风疹)　其潜伏期平均为18天(14～21天)。

(1) 前驱期：本期较短暂，为1～2天，症状亦较轻微。患者可有低热或中度热、头痛、食欲减退、疲倦、乏力、咳嗽、喷嚏、流涕、咽痛、眼结合膜充血等轻微上呼吸道炎症，偶伴呕吐、腹泻、鼻出血、牙龈肿胀等。部分患者软腭及咽部可见玫瑰色或出血性斑疹，但颊黏膜光滑，无充血及柯氏斑。一般说来，婴幼儿患者前驱期症状常较轻微，或无前驱期症状。而年长儿及成人患者则较显著，并可持续5～6天。

(2) 出疹期：本期通常于发热1～2天后即出现皮疹，皮疹初见于面颈部，迅速向下蔓延，1天内布满躯干部和四肢，但手掌、足底大多无疹。皮疹初起呈细点状淡红色斑疹、斑丘疹或丘疹，皮疹一般持续3天(1～4天)消退，出疹期常伴低热，轻度上呼吸道炎症，脾肿大及全身浅表淋巴结肿大，其中尤以耳后、枕部、颈后淋巴结肿大最明显，有压痛。疹退时体温下降，上呼吸道症状消退，肿大的淋巴结亦逐渐恢复，但完全恢复正常则需数周以上。皮疹消退后一般不留色素沉着，亦不脱屑。

个别患者可只有发热、上呼吸道炎症、淋巴结肿大，而不出现皮疹(无皮疹性风疹)，也可在感染风疹病毒后没有任何症状、体征，血清学检查风疹抗体为阳性，即所谓隐性感染。

2. 先天性风疹综合征(congenital rubella syndrome, CRS) 胎儿被感染后，重者可导致死胎、流产、早产，轻者可致胎儿发育迟缓，出生时体重、身长、头围、胸围等均比正常新生儿低。

知识链接

有报道称风疹病毒可于脑组织内持续存在长达12年，而引起进行性风疹全脑炎。多数先天性风疹患儿于出生时即具缺陷症状，也可于出生后数月到数年才出现进行性症状和新的畸形。1岁以后出现的畸形可有耳聋、精神动作异常、语言障碍、骨骼畸形等。因此对有先天性风疹和可能的患儿自出生后需随访2～4年。国外有报道称，在一次风疹大流行期中出生的4005例新生儿经病毒分离或血清检查证明先天性风疹的比例为2%(平时当地新生儿中只有0.1%为先天性风疹)。此4005例中68%为亚临床型，在新生儿时期无畸形或缺陷症状，但其中71%在出生后5年内的随访中，在不同时期陆续出现上述不同的先天性风疹症状，可见先天性风疹综合征是风疹病毒感染的严重后果。我国近年也有报道，在825例早孕妇女中，查出风疹IgM抗体阳性率占1.44%，其胎儿血风疹IgM阳性率占孕妇感染的62.5%。

(三) 心理社会状况

风疹患者多为学龄前及学龄期儿童，常因发热、皮疹影响使患儿烦躁不安，啼哭，进食差，夜间哭闹等。孕妇感染后常易发生流产、死产、畸形儿等，出现焦虑、烦躁、失眠、悲观、绝望等，应进行心理治疗。

(四) 辅助检查

1. 血常规 白细胞总数减少，淋巴细胞增多，并出现异形淋巴细胞及浆细胞。

2. 快速诊断 近来采用直接免疫荧光法查咽拭子涂片剥脱细胞风疹病毒抗原检测，其诊断价值尚需进一步观察。

3. 病毒分离 一般风疹患者取鼻咽部分泌物，先天性风疹患者取尿、脑脊液、血液、骨髓等培养于 RK-13、Vero 或 SIRC 等传代细胞，分离出风疹病毒，再用免疫荧光法鉴定。

4. 血清抗体测定 红细胞凝集实验、中和试验、补体结合试验和免疫荧光试验等双份血清抗体效价 4 倍以上增高为阳性，特异性风疹抗体 IgM 有诊断意义。如果在新生儿期考虑先天性风疹时最好对母亲和婴儿同时检测，若为被动获得风疹抗体应随年龄增长而逐渐下降，随访中发现风疹抗体逐渐升高即为婴儿已被感染。

（五）治疗要点

风疹至今尚无特效治疗方法。目前多采取支持、对症治疗和积极治疗并发症等综合治疗。

1. 一般治疗 风疹患者一般症状轻微，不需要特殊治疗，但需要隔离观察。对高热、结膜炎、咳嗽患者给予对症治疗。

2. 并发症治疗 脑炎引起高热、嗜睡、昏迷、惊厥者应按病毒性脑炎处理。有出血倾向者可用糖皮质激素治疗，必要时可给予新鲜血浆及丙种球蛋白。

3. 先天性风疹 医护人员应与患儿父母、托儿所保育员，学校教师密切配合，共同观察患儿的生长发育情况，矫治畸形，必要时可通过手术途径治疗青光眼、白内障及先天性心脏病。

4. 药物治疗 干扰素、利巴韦林等有减轻症状的作用。

二、护理诊断及合作性问题

1. 体温过高 与病毒感染有关。

2. 皮肤黏膜完整性受损 病毒直接损害血管内皮细胞所致。

3. 营养失调 与进食差，营养不良，发热导致机体消耗增多有关。

4. 知识缺乏 患者或家属缺乏有关风疹传染、防护及家庭护理等方面的知识。

5. 有传染易感者的可能 与呼吸道排出病毒有关。

6. 潜在并发症 偶见中耳炎、咽炎、支气管炎、肺炎等与机体抵抗力下降，并发细菌感染有关，严重并发症包括脑炎、心肌炎、出血倾向等，但较少见。

三、护理目标

患者发热减退，体温下降；皮肤黏膜完整，无破损及继发感染，皮疹消退；纠正水、电解质紊乱，改善营养状况；实行呼吸道隔离治疗，减少易感者的发病率；降低或无并发症发生。

四、护理措施

（一）一般护理

1. 隔离与消毒 风疹患者应在通风良好的病室进行呼吸道单间隔离治疗，居室空气新鲜，保持适当的温度和湿度。隔离期至出疹后 5 天，有并发症的延长至 10 天，同时加强口腔、眼、鼻及皮肤护理，防止继发感染。对风疹患者应依法报告疫情。护理人员在进行诊疗和护理操作中，需戴手套、护目镜、口罩，穿隔离衣，结束诊疗后应在通风处停留 20 min 左右。限制易感者探视，特别是妊娠早期孕妇应尽量避免风疹流行期去人多的地方。患者所用的衣物、被褥、玩具等应勤洗勤晒，进行日光消毒，室内可用紫外线灯、乙醚等进行消毒。

2. 休息与活动 急性期风疹患者应卧床休息，症状轻微者应居家隔离。居室安静舒适，衣被适当，防止着凉。

3. 饮食与营养 给予高热量、高维生素、易消化的流质饮食，少食多餐，保证营养供给，增强机体抵抗力，多饮水。

（二）病情观察

密切观察发热程度，注意观察患者皮疹的出疹范围、形态、出疹部位及退疹顺序、色素沉着情况，有无皮疹破溃、感染等，密切观察有无并发症的发生，一旦发现，积极配合处理。

（三）对症护理

针对患者出现的发热、头痛、食欲减退、乏力、咳嗽、咽痛等症状进行对症护理。发热时不可滥用退热药物，体温在 38.5 ℃以上者可考虑酌情使用退热药物。发热出疹期忌用冷敷及酒精擦浴。出疹期保持皮肤温暖，利于皮疹透发。出疹期及退疹后剪短指甲避免皮肤抓伤感染，保持肛周及外阴清洁。孕妇怀孕早期感染风疹，明确诊断后应考虑终止妊娠。

（四）用药护理

风疹无特效抗病毒药物，多以对症支持治疗为主。因干扰素可能加重发热及全身不适症状应少用。利巴韦林用药过程中可能出现溶血现象，注意复查血常规，针对重症患儿给予糖皮质激素治疗时注意应激性溃疡、低血钾等副作用。

（五）心理护理

患儿因发热及皮疹出现烦躁不安、啼哭，应以亲切、和蔼的态度鼓励患儿，家属易产生焦虑、恐惧、不安等心理，应向患者家属耐心讲解风疹相关知识，保持其良好的心理状态，更好的护理患儿。

（六）健康指导

1. 疾病相关知识指导 讲解风疹流行病学知识，以减少易感者的感染机会；讲解风疹临床经过、并发症及日常护理等；指导营养饮食，增强抗病能力；患儿卧床休息，防止受凉后加重病情。

2. 疾病预防知识指导 因风疹传染性强，患者应隔离至出疹后 5 天；风疹流行期间，不带易感儿童去公共场所。此期间妇女最好避免怀孕，孕妇尽可能避免与风疹患者接触，以减少感染风疹的机会；应开展孕前风疹 IgG 抗体的检测，确定早孕期是否有风疹病毒的侵袭；选用风疹减毒活疫苗，进行主动免疫。

能力检测

1. 风疹的病因是（　　）。

A. 病毒感染　B. 支原体感染　C. 细菌感染
D. 衣原体感染　E. 原虫感染
2. 风疹好发年龄为(　　)。
A. 1～3岁　B. 5～9岁　C. 6个月～5岁
D. 1岁之内　E. 3～5岁
3. 风疹的病变部位主要在(　　)。
A. 心　B. 脾　C. 皮肤及淋巴结
D. 肺　E. 肾
4. 风疹的护理应注意(　　)。
A. 无需隔离　B. 禁用肾上腺皮质激素
C. 少饮水　D. 孕妇避免与风疹患儿接触
E. 可搔抓皮肤
5. 发现风疹患儿(无并发症),应隔离到出疹后几天?(　　)
A. 3天　B. 5天　C. 7天
D. 9天　E. 12天
6. 发现风疹患儿(有并发症),应隔离到出疹后几天?(　　)
A. 3天　B. 5天　C. 7天
D. 10天　E. 13天
7. 风疹恢复期皮肤特点是(　　)。
A. 疹退后,有色素沉着,有麦麸状脱屑
B. 疹退后,有色素沉着,无脱屑
C. 疹退后,无色素沉着,有麦麸状脱屑
D. 疹退后,无色素沉着,无脱屑
E. 疹退后,无色素沉着,可有脱皮
8. 风疹的皮疹特点为(　　)。
A. 红色细小丘疹　B. 暗红色斑丘疹
C. 玫瑰色小斑丘疹　D. 弥漫展出性发红色丘疹
E. 淡红色斑丘疹
9. 风疹常发生在什么季节?(　　)
A. 春夏　C. 长夏　D. 冬春　B. 夏秋　E. 秋冬
10. 下列关于风疹对症护理的描述正确的是(　　)。
A. 发热出疹期忌用冷敷　B. 出疹期用酒精擦浴
C. 孕早期感染风疹无需终止妊娠　D. 出疹期保持皮肤湿冷,以利透疹
E. 随时使用退热药物

参考答案: 1. A　2. B　3. C　4. D　5. B　6. D　7. D　8. E　9. B　10. A

(孙美艳)

任务七　麻疹患者的护理

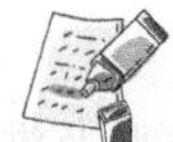

学习目标

知识要求

1. 掌握麻疹患者的护理措施。
2. 熟悉麻疹的流行病学特征、临床表现、预防措施。
3. 了解麻疹的病原学、实验室检查、治疗要点。

能力要求

1. 能够对麻疹患者采取正确的隔离措施。
2. 能够对麻疹患者据病情做出正确的护理诊断。
3. 能够完成对麻疹患者各项护理措施及健康宣教。

案例引导

患儿，男，3岁，1月8日出现发热、头痛、畏光流泪、全身不适，于1月10日入院。当时幼儿园中麻疹流行。入院查体：T 38.5 ℃，P 116次/分，R 26次/分，急性病面容，球结膜充血，双肺呼吸音粗，双肺未闻及湿啰音，口腔黏膜可见柯氏斑，入院2天自耳后发际出现皮疹，皮疹发展迅速，波及颜面部、躯干、四肢、手掌、足底，皮疹期体温升至39.5 ℃，全身毒血症状重。

初步诊断：麻疹。

问题：

1. 该患者最可能由何种传播途径感染？
2. 如何指导该患者日常生活？
3. 在护理该患者过程中如何避免医务人员不被感染？

【基础知识】

一、概述

麻疹(measles)是由麻疹病毒引起的急性呼吸道传染病。临床症状有发热、上呼吸道卡他症状、结膜炎等。出现皮肤红色斑丘疹和口腔黏膜斑(koplik spots)为其主要特点。本病传染性极强，在人口密集而未普种麻疹疫苗的地区容易流行。本病2～3年发生一次大流行，单纯麻疹预后良好，重症患者病死率较高。目前，麻疹被列为世界上第二个被消灭疾病，我国自1965年开始普种麻疹减毒活疫苗后，已控制了此病的大流行。

麻疹病毒属副黏病毒科，与其他副黏病毒不同的是不含神经氨酸酶。其电镜下呈球形或多形性，直径为 100～250 nm，中心为核糖核酸（RNA）。该病毒在外界生活能力不强，外包双层含脂蛋白囊膜，表面有小突起，含血凝素。麻疹病毒有 6 种结构蛋白，3 种与核糖核酸结合，M 蛋白为膜蛋白，功能与病毒装配、芽生、繁殖有关，H 蛋白为病毒表面血凝素，在病毒吸附于敏感宿主细胞时与受体结合，F 蛋白具融合特性，使病毒细胞膜与宿主细胞膜融合进入宿主细胞。病毒在人胚和猴肾细胞中培养，5～10 天后可引起多核巨细胞和核内包涵体病变。

麻疹病毒仅含一个血清型，其抗原性稳定，不耐热，加热 56 ℃ 15～30 min 即被破坏。病毒在体外生存力弱，含病毒的飞沫在室内空气中保持传染性一般不超过 2 h，在流通空气中或日光下 0.5 h 即失去活力。对一般消毒剂敏感，加热、紫外线和乙醚、氯仿等脂溶性消毒剂均可使其灭活，能耐受干燥和寒冷，在－70 ℃可保存活力 5 年以上，冰冻、干燥可保存 20 年。

二、流行病学

（一）传染源

人类为麻疹唯一宿主，麻疹患者是唯一的传染源，麻疹病毒传染性极强，急性期患者为本病重要的传染源。

（二）传播途径

麻疹主要由呼吸道飞沫传播，出疹前 5 天至出疹后 5 天内，眼结膜分泌物和鼻、口咽、气管的分泌物中都含有病毒，具有传染性，但一般以潜伏期末至出疹后 2 天传染性最强。一般通过咳嗽、谈话或喷嚏等传播。人与人之间密切接触也可传染，如共用生活物品及玩具等。通过污染的奶瓶、奶头、衣被、尿布等直接接触感染者甚少。患儿若出现并发症（如肺炎、喉炎等），传染性延至出疹后 10 天。恢复期不带病毒。

（三）易感人群

未接种麻疹疫苗或未患过麻疹的人群普遍易感。易感者接触患者后 90%以上发病。病后可有持久免疫力。成人多因儿童时患过麻疹或接种麻疹疫苗获得免疫力。6 个月内婴儿可受母体抗体的保护。由于麻疹疫苗广泛接种后，麻疹的自然感染率下降，出现发病年龄后移现象，未患过麻疹的母亲所生新生儿也可能患麻疹。

（四）流行特征

麻疹一年四季均可发病，但以冬、春季为多。在人口密集的城市可发生地区性大流行，每 2～3 年流行一次，人口分散、交通不便的农村、山区间隔时间较长。我国以 6 个月至 5 岁小儿发病率最高。

三、发病机制与病理变化

（一）发病机制

麻疹病毒侵入人体上呼吸道和眼结合膜上皮细胞内繁殖复制，通过局部淋巴组织

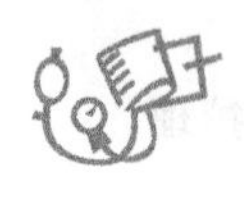

进入血液循环(即初次病毒血症),病毒被单核-巨噬细胞系统吞噬,由巨噬细胞或淋巴细胞携带到达全身的网状内皮细胞,在该处广泛繁殖,大量病毒再次进入血流,造成第二次病毒血症,播散到全身各个组织器官,出现高热、毒血症表现和出疹。病毒刺激T淋巴细胞,使之大量分化繁殖,成为致敏T淋巴细胞,释放淋巴活性因子,引起病变处单核细胞浸润、炎症反应,甚至使细胞组织坏死。这种受病毒致敏的淋巴细胞主要具有致胚细胞样转变及产生细胞毒作用,使受病毒感染的细胞增大、融合、形成多核巨细胞,并使细胞发生中毒病变,故有学者认为麻疹过程的实质是全身性迟发型超敏性细胞免疫反应。

(二) 病理变化

麻疹的病理变化特征是当病毒侵袭任何组织时均可出现单核细胞浸润,即形成多核巨细胞。多核巨细胞大小不一,内含数十至百余个核,核内外均有病毒集落(嗜酸性包涵体),尤以胞浆内为多。因病毒或免疫复合物在皮肤真皮表浅血管,使真皮充血水肿,电镜下包涵体内有排列整齐的病毒核壳体。此种巨细胞广泛存在于全身网状内皮组织内,如淋巴结、扁桃体、胸腺等处,另一种为上皮巨细胞,主要存在于呼吸道上皮,也具有核内外包涵体。这种巨细胞常可从上皮表面脱落,故可在分泌物中找到。血管内皮细胞肿胀、增生与单核细胞浸润并渗出而形成皮疹和黏膜疹。

【能力训练】

一、护理评估

(一) 健康史

询问患者发病的时间及临床表现,是否为春、夏季,有无麻疹患者接触史,有无麻疹疫苗接种史。

(二) 身体状况

本病潜伏期平均为10天(6～18天),在潜伏期末可有低热,曾接受主动免疫或被动免疫者可延长至3～4周。

1. 典型麻疹 典型麻疹分为如下三期。

(1) 前驱期:从发病至出疹前,一般3～5天。发热和咳嗽等上呼吸道炎症、黏膜炎、病毒血症、口腔黏膜斑的出现早期有诊断价值。麻疹黏膜斑在口腔双侧第一臼齿的颊黏膜处,为直径0.5～1 mm大小细砂样灰白色小点,绕以红晕。该黏膜斑亦可见于唇内,初起时仅数个,1～2天内迅速增多、融合,扩散至整个颊黏膜,2～3天内很快消失。

(2) 出疹期:发病3～4天从耳后、发际渐及耳前、面颊、前额、躯干及四肢,最后达手、足心,2～5天布及全身。皮疹初为淡红色斑丘疹,直径2～5 mm,稀疏分明,疹间皮肤正常。此时全身中毒症状加重,体温高、全身淋巴结肿大、肝、脾肿大,肺部可有湿啰音。患者咳嗽加重,结膜红肿,畏光,嗜睡或烦躁不安。

(3) 恢复期:3～5天后,发热开始减退,全身症状减轻,皮疹按出疹的先后顺序消退,留有褐色色素斑,1～2周消失,留有碎屑样脱皮。

2. 非典型麻疹

(1) 轻型:潜伏期 3～4 周,发病缓、轻度发热、全身毒血症状轻,呼吸道卡他症状轻,皮疹散在,不留色素,多见于具有一定免疫力者。

(2) 重型麻疹:多见于全身情况差、免疫力低下,或继发严重感染者。全身中毒症状重,皮疹密集或色淡透不出,也可见出血性皮疹,甚至大片淤斑、内脏出血,预后差。

(3) 成人麻疹症状:症状严重、并发症少,病情不典型,呈多样性,易误诊,孕妇患麻疹易导致流产、早产或死胎,新生儿可患麻疹黏膜斑,明显且持续时间长,多伴有肝脏和心脏损伤。

(三) 心理社会状况

麻疹患者多为学龄前儿童,常因发热、皮疹使患儿烦躁不安,啼哭,进食差,夜间哭闹等,针对上述状况采取措施,评估患儿及家属的心理状态,了解家庭及社会对麻疹的认知程度和防治态度。

(四) 实验室检查

1. 血常规 白细胞总数减少,淋巴细胞相对增多。若淋巴细胞严重减少,常提示预后不良。

2. 快速诊断 近年来采用直接免疫荧光法查咽拭子涂片剥脱细胞中麻疹病毒抗原,其诊断价值尚需进一步观察。

3. 病毒分离 一般取麻疹患者鼻咽部分泌物,或取患者尿、脑脊液、血液、骨髓等培养于 RK-13、Vero 或 SIRC 等传代细胞,可分离出麻疹病毒,再用免疫荧光法鉴定。

4. 血清抗体测定 红细胞凝集实验、中和试验、补体结合试验和免疫荧光试验等双份血清抗体效价 4 倍以上增高为阳性,其中以红细胞凝集抑制实验最常用,因其具有快速、简便、可靠的优点,此抗体在出疹时即出现,1～2 周迅速上升,4～12 个月后降至开始时水平,并可维持终生。若在鼻咽部查到麻疹特异性分泌型 IgA 抗体,有助诊断。特异性麻疹抗体 IgM 有诊断意义。

(五) 治疗要点

本病至今无特效抗病毒药物,治疗重点为护理、对症治疗及预防并发症。

1. 一般治疗 隔离、休息、加强护理。

2. 对症治疗 高热者可酌情用小剂量退热药,应避免急骤退热致虚脱;咳嗽者选用止咳剂;烦躁者选用镇静剂。体弱多病患儿可早期应用丙种球蛋白或输入血浆。

3. 中医中药治疗 前驱期可透疹解表,用葛根升麻汤加减,芫荽汤口服以辛凉透表。出疹期用银翘散加减,清热解毒透疹。恢复期应养阴清热,可用消参麦冬汤或竹叶石膏汤。

4. 并发症的治疗 并发症治疗主要是支气管肺炎、心肌炎、脑炎及急性喉炎等的治疗。

二、护理诊断及合作性问题

1. 体温过高 与病毒感染造成病毒血症与继发感染有关。

2. 皮肤黏膜完整性受损 病毒引发全身免疫反应,引起皮疹和黏膜疹。

3. 营养失调 与食欲下降、高热机体消耗增多有关。

4. 知识缺乏 缺乏麻疹隔离及护理等方面的知识。

5. 有传染易感者的可能 与呼吸道排出病毒、免疫力下降、无保护性抗体有关。

6. 潜在并发症 支气管肺炎、喉炎、脑炎、心肌炎、肝损害。

三、护理目标

患者发热减退,毒血症状减轻;皮肤黏膜完整,无破损及继发感染,皮疹消退;纠正水、电解质紊乱,营养状况得以改善;减少易感者发病,降低并发症发生。

四、护理措施

(一)一般护理

1. 隔离与消毒 患者进行呼吸道单间隔离治疗,病室空气新鲜,保持适当的温度和湿度,室内可遮有色窗帘,以防强光对患者眼睛的刺激。托幼机构应加强晨间检查,对可疑者进行隔离观察,限制易感者探视。护理人员在进行诊疗和护理操作中,需戴手套、护目镜、口罩,穿隔离衣。

2. 休息与活动 急性期麻疹患者应卧床休息至体温正常、皮疹消退为止。症状轻微者居家隔离。居室空气新鲜,安静舒适,温度、湿度适当,防止着凉,麻疹患儿不需忌风。

3. 饮食与营养 给予高热量、高维生素、易消化的流质饮食,少食多餐,保证营养供给、水分的摄入,利于毒素排泄和散热,必要时遵医嘱静脉补充所需营养和水分,增强抗病能力。

(二)病情观察

密切观察发热程度,注意观察患者皮疹范围及形态,密切观察有无并发症的发生。如患儿出现频咳、声嘶、三凹征,明显发绀者提示并发喉炎、肺炎,一旦发现应立即报告医师,积极配合处理。

(三)对症护理

针对患者出现的发热、头痛、食欲减退、咳嗽、畏光、流泪、咽痛等进行对症护理,保持肛周及外阴清洁。孕妇怀孕早期感染麻疹,明确诊断后应考虑终止妊娠。

(四)用药护理

本病暂无特效药抗病毒药物,多以对症支持治疗为主。给予退热药物时要注意避免出汗增多出现虚脱。重症患儿给予糖皮质激素治疗时应注意其副作用。

(五)心理护理

向患儿及家属讲解麻疹相关知识,解释发热、皮疹的原因。重症患者因病情进展快、症状明显、担心预后而心情紧张、焦虑,甚至恐惧,医护人员应设法稳定家属情绪,使其积极配合治疗。

（六）健康指导

1. 疾病相关知识指导 给麻疹患儿家属讲解麻疹流行病学知识，以减少易感者的感染机会；麻疹流行期间，不带易感儿童去公共场所，避免与麻疹患儿接触；保护孕妇，尤其妊娠初期 2～3 个月内避免接触麻疹患儿。

2. 疾病预防知识指导 开展预防麻疹的卫生宣教，阐述加强自我防护措施的重要性；管理传染源：隔离患者至出疹后 5 天，有并发症者延长至 10 天。接触者检疫 3 周，曾接受被动免疫者检疫 4 周。年幼、体弱患病的易感儿接触麻疹后，可采用被动免疫。接触患者后 5 天内注射人血丙种球蛋白 0.1～0.2 mL/kg 可防止发病或减轻症状。

知识链接

麻疹疫苗免疫

1. 主动免疫 我国计划免疫规定小儿于 8 月龄初种，7 岁时复种。应急接种，最好在麻疹流行季节前 1 个月，接种 12 天后产生抗体。

2. 被动免疫 年幼体弱易患病的小儿接触麻疹患者后，可采用被动免疫。接触麻疹患者后 5 天内注射可有保护作用，6 天后注射可减轻症状。常用的制剂是人血丙种球蛋白，被动免疫仅维持 3～8 周。

能力检测

1. 麻疹的病因是（　　）。

A. 病毒感染　　B. 支原体感染　　C. 细菌感染
D. 衣原体感染　　E. 原虫感染

2. 麻疹好发年龄是（　　）。

A. 1～3 岁　　B. 5～9 岁　　C. 6 个月～5 岁
D. 1 岁之内　　E. 3～5 岁

3. 麻疹最为突出的病变部位主要在（　　）。

A. 心　　B. 脾　　C. 皮肤及黏膜
D. 肺　　E. 肾

4. 关于麻疹的护理正确的选项是（　　）。

A. 无需隔离　　B. 禁用肾上腺皮质激素
C. 少饮水　　D. 易感者避免与麻疹患儿接触
E. 可搔抓皮肤

5. 发现麻疹患儿无并发症，应隔离到出疹后几天？（　　）

A. 3 天　　B. 5 天　　C. 7 天　　D. 9 天　　E. 12 天

6. 发现麻疹患儿有并发症，应隔离到出疹后几天？（　　）

A. 3天　　B. 5天　　C. 7天　　D. 10天　　E. 13天

7. 麻疹患者恢复期皮肤特点是（　　）。

A. 疹退后，有色素沉着，有麦麸状脱屑　　B. 疹退后，有色素沉着，无脱屑

C. 疹退后，无色素沉着，有麦麸状脱屑　　D. 疹退后，无色素沉着，无脱屑

E. 疹退后，无色素沉着，可有脱皮

8. 麻疹的皮疹特点为（　　）。

A. 红色细小丘疹　　C. 玫瑰色小斑丘疹

D. 弥漫展出性发红色丘疹　　B. 鲜红色斑丘疹

E. 淡红色斑丘疹，疹间皮肤正常

9. 麻疹常发生在什么季节？（　　）

A. 春夏　　C. 长夏　　D. 冬春　　B. 夏秋　　E. 秋冬

10. 关于麻疹护理正确的选项是（　　）

A. 发热出疹期忌用冷敷　　B. 出疹期可酒精擦浴

C. 麻疹患儿需忌风　　D. 出疹期保持皮肤湿冷

E. 可随时使用退热药物

参考答案：1. A　2. C　3. C　4. D　5. B　6. D　7. A　8. E　9. D　10. A

（孙美艳）

任务八　流行性乙型脑炎患者的护理

学习目标

知识要求

1. 掌握流行性乙型脑炎患者的护理措施。
2. 熟悉流行性乙型脑炎的流行病学、临床表现、预防措施。
3. 了解流行性乙型脑炎的病原学、发病机制、实验室检查、治疗要点。

能力要求

1. 能够对流行性乙型脑炎患者采取正确的隔离措施。
2. 能够对流行性乙型脑炎患者采取正确的护理诊断及护理措施。
3. 能够对易感人群进行流行性乙型脑炎健康教育。

案例引导

患儿，男，5岁。9月份出现发热、抽搐3天，症状加重伴意识障碍1天就诊。入院查体：T 39.5 ℃，P 126次/分，R 26次/分，BP 80/46 mmHg，急性病容，呈昏迷状态，无口唇发绀，颈抵抗阳性，病理征阳性。实验室检查：脑脊液压力增高、白细胞计数增加、血糖正常或偏高、蛋白质常轻度增高、氯化物正常。血清流行性乙型脑炎抗体IgM阳性。

初步诊断：流行性乙型脑炎。

问题：

1. 该患儿最可能由何种传播途径感染？
2. 该患儿的护理措施及日常生活护理？
3. 在护理该患儿过程中如何进行宣教？

【基础知识】

一、概述

流行性乙型脑炎（epidemic encephalitis B）简称乙脑，是由嗜神经的乙脑病毒引起，经蚊虫叮咬传播，以脑实质炎症为主要病变的中枢神经系统急性传染病，于1934年首次在日本因脑炎死亡尸体中分离到该病毒，故也称为日本脑炎。本病临床特征为高热、抽搐、意识障碍和呼吸衰竭，重症病死率高，病后留有后遗症。乙脑的病死率和致残率高，是威胁人群特别是儿童健康的主要传染病之一。

乙脑病毒属黄病毒科B组虫媒病毒，电镜下呈球形，直径40～50 nm，为单股RNA病毒，表面有类脂囊膜糖蛋白突起，内含血凝素。病毒能在乳鼠脑组织内传代，亦能在鸡胚、猴肾细胞、鸡胚细胞和Hela细胞等细胞内生长，其抗原性较稳定。该病毒在胞浆内增殖，对乙醚、酸等都很敏感，加热100 ℃ 2 min，56 ℃ 30 min可灭活病毒。该病毒对低温和干燥的抵抗力较强，用冰冻干燥法或在4 ℃冰箱中可保存数年。

二、流行病学

（一）传染源

乙脑是人畜共患的自然疫源性疾病，人与许多动物感染乙脑病毒后都可以成为本病的传染源。人被乙脑病毒感染后，可出现短暂的病毒血症，但病毒数量少，所以人并不是本病的主要传染源。动物中特别是猪的感染率高，仔猪经过一个流行季以后几乎100%感染，感染后其血中病毒数量多，持续时间长，加上猪的饲养面广，故猪是本病的主要传染源。一般在人类乙脑流行1～2个月前乙脑会先在家畜中流行，故检测猪的乙脑病毒感染率可预测当年乙脑在人群中的流行趋势。

（二）传播途径

乙脑主要通过蚊虫叮咬而传播，三带喙库蚊是其主要传播媒介。由于蚊虫吸血后乙脑病毒可在其肠道增殖，后移行至唾液腺增殖，受感染蚊虫并不发病，可携带病毒过冬，并可经生殖传代，所以蚊虫不仅为传播媒介，也是长期储存宿主。此外，受感染的蠛蠓、蝙蝠也是本病的长期储存宿主。

（三）易感人群

人群对乙脑病毒普遍易感，感染后多数呈隐性感染，感染后可获得持久免疫力。

（四）流行特征

亚洲是乙脑的主要流行地区。温带和亚热带地区人群发病有严格的季节性，高峰集中在夏季，即7月、8月、9月。近年来由于儿童和青少年广泛接种疫苗，成人和老年人的发病率则相对增加。成人多数呈隐性感染。发病多见于10岁以下儿童，以2～6岁儿童发病率最高。流行地区分布与媒介蚊虫分布密切相关，我国除东北、青海、新疆和西藏外均有本病流行。在20世纪60年代和70年代初期我国曾发生大流行，70年代初期以后随着大范围接种乙脑疫苗，其发病率明显下降，近年来维持在较低的发病水平。近几年我国乙脑报告病例数每年在5000～10000例之间，但局部地区时有暴发或流行。而全世界病例数每年高达50000例，死亡病例数为15000例。

三、发病机制与病理变化

（一）发病机制

感染乙脑病毒的蚊虫叮咬人体后，病毒在单核-巨噬细胞内增殖，继而侵入血液循环，形成病毒血症。发病与否取决于入侵病毒的数量、毒力和机体的免疫功能，更重要的是人体的免疫力，当被感染者免疫力强时，只形成短暂的病毒血症，病毒很快被清除，不侵入神经系统，感染者不发病，呈隐性感染或轻型病例。当侵入病毒数量多、毒力强、机体免疫功能低下，病毒继续繁殖，经血液循环散布全身。由于病毒有嗜神经性，突破血-脑屏障侵入中枢神经系统，引起脑实质病变。乙脑病毒损伤机制与病毒对神经组织的直接侵袭有关，致神经细胞变性、坏死、胶质细胞增生及炎性细胞浸润。此外在乙脑发病时，神经组织中大量一氧化氮产生所诱发的脂质过氧化是引起脑组织损伤的重要因素。脑损伤另一机制为免疫诱导激发免疫反应，引起免疫攻击，导致血管壁破坏，血栓形成，脑组织供血障碍、缺氧，导致脑细胞坏死。

（二）病理变化

肉眼观察可见软脑膜上大、小血管高度扩张与充血，脑实质切面上可见灰质与白质的血管高度充血、水肿，有时可见米粒大小的软化坏死灶。显微镜下可见脑内血管扩张充血，小血管内皮细胞肿胀、坏死、脱落；神经细胞变性、肿胀、坏死；脑实质肿胀、变性、软化灶后可发生钙化或形成空洞。神经细胞病变严重者常不能自我修复，引起后遗症。

【能力训练】

一、护理评估

（一）健康史

评估病史时要注意发病季节是否为夏季，居住环境周围是否有蚊虫出没，有无蚊虫叮咬史，发病前是否去过养猪场及居住地有无病猪等，当地有无乙脑流行，是否接种过乙脑疫苗及既往是否感染乙脑病毒等。

（二）身体状况

本病潜伏期为4～21天。大多数患者症状较轻或呈无症状的隐性感染，仅少数患者出现中枢神经系统症状，表现为高热、意识障碍、惊厥等。典型病例的病程可分为如下4个阶段。

1. 初期 起病急，体温急剧上升至40 ℃左右，伴头痛、恶心和呕吐，部分患者有嗜睡或精神倦怠，并有轻度颈项强直，病程1～3天，急重症患者迅速进入深度昏迷。

2. 极期 体温持续上升，可达40 ℃以上。初期症状逐渐加重，意识明显障碍，由嗜睡到昏睡乃至昏迷。神志不清最早可发生在病程第1～2天，但多见于第3～8天。重症患者可出现全身抽搐、强直性痉挛或强直性瘫痪，少数患者也可出现软瘫。严重患者可因脑实质（尤其是脑干）病变、缺氧、脑水肿及颅内高压、脑疝、低血钠性脑病等病变而出现中枢性呼吸衰竭，表现为呼吸节律不规则、叹息样呼吸、呼吸暂停、潮式呼吸等，最后呼吸停止。体检可有脑膜刺激征，瞳孔对光反应迟钝、消失或散大，腹壁及提睾反射消失，深反射亢进，病理性锥体束征（如巴氏征等）可呈阳性。

高热、抽搐及呼吸衰竭是该期的严重症状，三者互相影响，其中呼吸衰竭为致死的主要原因。

3. 恢复期 极期后体温逐渐下降，神经精神症状逐渐好转。重症患者仍可出现神志迟钝、痴呆、失语、吞咽困难、颜面瘫痪、四肢强直性痉挛或扭转痉挛等，少数患者也可有软瘫。经过积极治疗大多数症状可在半年内恢复。

4. 后遗症期 少数重症患者半年后仍有神经精神症状，称为后遗症，主要有意识障碍、痴呆、失语、肢体瘫痪及癫痫等。若予以积极治疗可有不同程度的恢复。癫痫后遗症可持续终生。

知识链接

乙型脑炎分型

1. 轻型 患者的神志始终清醒，但有不同程度的嗜睡，一般无抽搐（个别患儿因高热而惊厥）。体温为38～39 ℃，多数在1周内恢复，往往可依靠脑脊液和血清学检查确诊。

2. 普通型 有意识障碍（如昏睡或浅昏迷），腹壁反射和提睾反射消失，可有短期的抽搐。体温一般在 40 ℃左右，病程约 10 天，无后遗症。

3. 重型　体温持续在 40 ℃以上，神志昏迷，并有反复或持续性抽搐。浅反射消失，深反射先消失后亢进，并出现病理性反射，可出现中枢性呼吸衰竭。病程常在 2 周以上，恢复期往往有不同程度的精神异常和瘫痪等表现，部分患者留有后遗症。

4. 暴发型　本型少见，体温迅速上升呈高热或过高热，伴有反复或持续强烈抽搐，于 1～2 天内出现深昏迷，有脑疝和中枢性呼吸衰竭等表现，若不及时抢救，常因呼吸衰竭而死亡。幸存者都有严重后遗症。

（三）心理社会状况

患者初期高热，全身不适，不思饮食。患者极期出现高热、抽搐及意识障碍等使家属感到紧张、焦虑、惊恐不安，且家属因担心预后而加重不安，应向家属解释疾病相关症状的原因，尽量稳定其情绪，配合治疗。

（四）辅助检查

1. 血常规　白细胞总数常在(10～20)×10^9/L，中性粒细胞在 80%以上；少数轻型患者可在正常范围内。

2. 脑脊液　脑脊液呈无色透明，压力增高，白细胞计数增加，为(50～500)×10^6/L，个别病例可超过 1000×10^6/L。病初 2～3 天以中性粒细胞为主，后期淋巴细胞增多。糖含量正常或偏高，蛋白质常轻度增高，氯化物正常。病初 1～3 天内，脑脊液检查在可呈阴性。

3. 病毒分离及病毒基因检测　病程 1 周内死亡病例脑组织中可分离到乙脑病毒，也可用免疫荧光技术(IFT)在脑组织中找到病毒抗原。从脑脊液或血清中不易分离到病毒。近年来许多快速和敏感的实时定量 PCR(real-time quantitative PCR)方法被尝试用于乙脑病毒感染的分子生物学诊断。

4. 血清学检查　(1)血凝抑制试验：抗体产生早，敏感性高、持续久，但特异性较差，有时可出现假阳性。可用于诊断和流行病学调查。(2)特异性 IgM 抗体测定：特异性 IgM 抗体在感染后 3～4 天即可出现，2 周内达高峰，可进行早期诊断。特异性 IgG 抗体测定：恢复期抗体滴度比急性期高 4 倍以上者有诊断价值。

（五）治疗要点

本病目前无特效抗病毒药物，主要采取积极对症治疗和加强护理，处理好高热、抽搐和呼吸衰竭等危重症状，降低病死率和减少后遗症的发生。

1. 一般治疗　乙脑患者应隔离，绝对卧床休息治疗。

2. 对症治疗

(1) 高热、惊厥或抽搐：高热者主要采用物理降温辅以药物降温，伴抽搐者可用亚冬眠疗法，氯丙嗪和异丙嗪各 0.5～1 mg/kg 肌内注射，4～6 h 后可重复使用；对发生惊厥者采取相应的措施。①因脑水肿所致者以脱水药物治疗为主,可用20%甘露醇,同时可合用呋塞米、糖皮质激素等。②因呼吸道分泌物堵塞、换气困难致脑细胞缺氧者,则应给氧,保持呼吸道通畅,必要时行气管切开,加压呼吸。③因高温所致者,应以降温为主。④如脑实质病变所致,可使用镇静止痉剂,如地西泮、水合氯醛、苯妥英钠、苯巴比妥钠等。

(2) 呼吸衰竭:因脑水肿、脑疝而致呼吸衰竭者,可给予脱水剂、肾上腺皮质激素等。对自主呼吸减弱者可使用呼吸兴奋剂(如山梗菜碱、尼可刹米等)。若患者自主呼吸停止,应立即进行气管切开或气管插管,使用加压人工呼吸器。

(3) 循环衰竭:因脑水肿、脑疝等脑部病变而引起的循环衰竭,表现为面色苍白、四肢冰凉、脉压小,往往同时有中枢性呼吸衰竭,宜用脱水剂降低颅内压。若患者为心源性心力衰竭,则应加用强心药物,若西地兰等。若患者因高热、昏迷、失水过多造成血容量不足致循环衰竭,则应以扩容为主。

(4) 后遗症和康复治疗:康复治疗的重点在于智力、吞咽、语言和肢体功能等的锻炼,可采用理疗、中药、针灸、推拿、按摩等治疗,以促进恢复。

二、护理诊断及合作性问题

1. 体温过高 与病毒血症与脑炎有关。

2. 意识障碍 与脑实质炎症和坏死、脑水肿有关。

3. 气体交换受损 乙脑病毒所致脑实质受损害、脑水肿、脑疝引起的呼吸衰竭有关。

4. 营养失调 高热及呕吐、摄入减少,低于机体需要量。

5. 有受伤和窒息的危险 与惊厥和抽搐有关。

6. 有压疮和继发感染的危险 与昏迷时间长、气管切开及长期卧床有关。

7. 潜在并发症 颅内压增高、脑疝。

三、护理目标

患者体温恢复正常,呼吸节律规整,频率正常,意识逐渐恢复正常,无抽搐或惊厥发生;纠正水、电解质紊乱,营养状况得以改善,无外伤、压疮及继发感染。

四、护理措施

(一) 一般护理

1. 隔离与消毒 乙脑患者应隔离于有防蚊和降温设施的病室,室温控制在30 ℃以下。绝对卧床休息,保持病室内凉爽、通风、安静,患者隔离时体温正常。同时加强患者口腔及皮肤护理,防止继发感染。有计划地集中进行诊疗操作,避免刺激患者诱发惊厥或抽搐。常用含氯消毒剂、氧化消毒剂、碘酊等消毒。

2. 休息与活动 恢复期前安静病室卧床休息,注意皮肤护理,定时翻身、吸痰,保持呼吸道通畅,防止肺炎的发生。

3. 饮食与营养 给予高热量、高维生素、易消化的流质饮食，少食多餐，保证营养供给，增强机体抗病能力，必要时遵医嘱静脉补充所需营养和水分，保证足够热量。

(二) 病情观察

监测生命体征，尤其是意识状态、瞳孔对光反射、神经系统症状如抽搐、惊厥部位、时间间隔、持续时间及严重程度；观察心理反应和情绪变化。

(三) 对症护理

患者发热时给予物理降温，可冷敷或温水擦浴，防止惊厥，忌用酒精擦浴。头痛腰痛剧烈者可选用镇痛剂；烦躁不安者可服或静脉滴注镇静剂；呕吐者给予胃复安或爱茂尔；发现出血现象应及时告知医生，治疗原发病同时输血小板或全血、血浆等；若发现患者血压进行性下降，注意吸氧、保暖，避免搬动，迅速建立静脉通道，遵医嘱扩容；在抢救低血压休克时注意监测生命体征、尿量等，避免引起心力衰竭、肺水肿、高血压等。

(四) 用药护理

早期抗病毒治疗使用利巴韦林的过程中可能出现溶血，注意复查血常规、尿常规；针对重症患者给予糖皮质激素治疗时注意其高血糖、应激性溃疡、高血压、低血钾及继发感染等副作用；使用20%甘露醇(1～1.5 g/kg)脱水降压时应在20～30 min内静脉滴完，必要时4～6 h重复使用，并注意观察甘露醇可能加重肾脏损害。

(五) 心理护理

多向患者及家属解释乙型脑炎相关知识，告知病情程度，让患者正确认识疾病，解除患者焦虑、紧张、恐惧情绪，给予其关爱和支持，减轻患者心理压力，增强其战胜疾病的信心。

(六) 健康指导

1. 疾病相关知识指导

(1) 宣传本病的相关知识。介绍乙脑的病因、临床表现、防治方法等，乙脑流行季节出现高热、抽搐、惊厥、呼吸衰竭等，应及时就诊。

(2) 本病起病急、进展快、病情重，病后易留有后遗症，鼓励患者在出院后坚持进行康复训练，并教会家属切实可行的康复护理措施及康复疗法。

2. 疾病预防知识指导

(1) 大力开展卫生宣教，防蚊、灭蚊是预防本病的关键，通过清除蚊虫孳生场所，改善环境卫生条件等方式控制蚊虫等传播媒介的数量。乙脑流行季节应防止蚊虫叮咬，可用花露水、蚊帐等驱蚊、防蚊。

(2) 易感人群的预防接种是预防本病流行的重要环节。乙脑疫苗预防接种是保护易感人群的重要措施。接种对象为10岁以下的儿童和从非流行区进入流行区的人员，但高危的成人也应考虑。在流行季节前，通过提前对猪等家畜进行疫苗接种，中止病毒的自然传播循环，可有效降低人群的发病率。

能力检测

1. 流行性乙型脑炎的病因是(　　)。
A. 病毒感染　　B. 支原体感染　　C. 细菌感染
D. 衣原体感染　　E. 原虫感染
2. 流行性乙型脑炎传播途径是(　　)。
A. 呼吸道飞沫　　B. 蚊虫叮咬　　C. 粪-口途径
D. 血液制品　　E. 密切接触
3. 流行性乙型脑炎的病变部位主要在(　　)。
A. 心　　B. 脾　　C. 脑、脊髓　　D. 肺　　E. 肾
4. 流行性乙型脑炎的护理应注意(　　)。
A. 无需隔离　　B. 急性期手术治疗
C. 发热时酒精擦浴　　D. 发热时冷敷物理降温
E. 急性期可行针灸、理疗
5. 流行性乙型脑炎致死的主要原因是(　　)。
A. 呼吸衰竭　　B. 高热　　C. 抽搐
D. 循环衰竭　　E. 血压增高
6. 流行性乙型脑炎护理原则不正确的是(　　)。
A. 积极治疗颅内压增高　　B. 预防呼吸衰竭　　C. 康复治疗
D. 减轻疼痛　　E. 抗病毒治疗
7. 下列关于流行性乙型脑炎正确的选项是(　　)。
A. 白细胞总数降低　　B. 中性粒细胞降低　　C. 颅内压正常
D. 高热　　E. 乙脑 IgG 抗体阳性
8. 下列关于流行性乙型脑炎饮食的描述不正确的是(　　)。
A. 高热量　　B. 高维生素　　C. 易消化饮食
D. 少食多餐　　E. 高脂肪高蛋白
9. 流行性乙型脑炎多发生在(　　)。
A. 1～3 月　　B. 10～12 月　　C. 4～6 月　　D. 7～9 月　　E. 3～5 月
10. 下列关于流行性乙型脑炎的护理目标错误的是(　　)。
A. 发热减退　　B. 呼吸节律规整　　C. 继发感染
D. 无抽搐或惊厥　　E. 无外伤、压疮

参考答案:1. A　2. B　3. C　4. D　5. A　6. E　7. D　8. E　9. D　10. C

(孙美艳)

任务九　狂犬病患者的护理

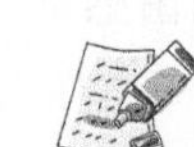

学习目标

知识要求

1. 掌握狂犬病患者的护理措施。
2. 熟悉狂犬病的传染源、传播途径、易感人群、临床表现、预防措施。
3. 了解狂犬病的病原学、流行特征、发病机制、实验室检查、治疗要点。

能力要求

1. 能够对狂犬病患者采取正确的隔离措施。
2. 能够对狂犬病患者采取正确的护理诊断及措施。
3. 能够对易感人群进行狂犬病健康教育。

案例引导

患者，男，13 岁，左上肢外伤处（2 个月前被狗咬伤）麻木、蚁走感 2 天，发热 8 h，阵发性抽搐 2 h。入院查体：T 38.5 ℃，P 118 次/分，R 26 次/分，急性病容，口唇发绀，左上肢偏外侧可见不规则愈合伤口，提及水及病室关门声均可诱发患者咽喉肌痉挛，体温逐渐升至 39.5 ℃。

初步诊断：狂犬病。

问题：

1. 该患者最可能由何种传播途径感染？
2. 该患者的护理措施及护理目标？
3. 在护理该患者过程中如何避免医务人员不被感染？

【基础知识】

一、概述

狂犬病（rabies）又称恐水症（hydrophobia），是由狂犬病病毒引起的以侵犯中枢神经系统为主的急性人畜共患传染病。狂犬病是一种古老的传染病，据文献记载可追溯到公元前 3000 年，以动物咬伤人的方式传染人。其临床表现为恐水、怕风、恐惧不安、咽肌痉挛、进行性瘫痪、呼吸循环衰竭而死亡，病死率几乎达 100%。

狂犬病病毒（Rabies virus，RV）属于弹状病毒科弹状病毒属。外形呈弹状，核衣壳呈螺旋对称，表面具有包膜，内含有单链 RNA。病毒颗粒外有囊膜，内有核蛋白壳。

囊膜的最外层有由糖蛋白构成的许多纤突，排列比较整齐，此突起具有抗原性，能刺激机体产生中和抗体。该病毒含有5种主要蛋白(L、N、G、M1和M2)和2种微小蛋白(P40和P43)。L蛋白主要起转录作用；N蛋白是组成病毒粒子的主要核蛋白，也是诱导狂犬病细胞免疫的主要成分，常用于狂犬病病毒的诊断、分类和流行病学研究；G蛋白是构成病毒表面纤突的糖蛋白，具有凝集红细胞的特性，是狂犬病病毒与细胞受体结合的结构，在狂犬病病毒致病与免疫中起着关键作用；M1蛋白为特异性抗原，并与M2构成细胞表面抗原。

该病毒对酸、碱、新洁尔灭、甲醛等消毒药物敏感，70%酒精、0.01%碘液和1%～2%的肥皂水能使其灭活，易被日光、紫外线、脂溶剂等灭活，其悬液经56 ℃ 30～60 min或100 ℃ 2 min即灭活。病毒于−70 ℃或冻干后置0～4 ℃中可保持活力数年。被感染的组织可保存于50%甘油内送验。

二、流行病学

(一) 传染源

带狂犬病毒的动物为传染源。家畜中犬是主要传染源，其次为猫、牛、马等，在我国狂犬病的主要传染源为病犬，80%～90%患者均由犬咬伤而致病。某些健康犬也可携带病毒，概率在22.4%左右，也能传播该病。发达国家主要是由野生动物狼、狐狸、蝙蝠、浣熊等传播狂犬病，野生动物有可能长期隐匿该病毒。

(二) 传播途径

该病毒主要通过咬伤的伤口进入人体，也可通过皮肤损伤(抓伤、擦伤、冻裂等)和正常黏膜(口、鼻黏膜和眼结膜)而使人受感染。患者和病兽的各组织和内脏中也含有病毒，故有可能通过屠宰动物或尸体解剖而感染本病。蝙蝠群群聚洞穴中的含病毒气溶胶可经呼吸道传播本病。世界上有6例移植器官而导致的人与人之间的感染本病。

(三) 易感人群

本病人群普遍易感，兽医与动物饲养员尤其易感。被狗咬伤后是否发病与下列因素有关：①与被咬伤的部位有关。头部和四肢的发病率最高。②与被咬的先后有关。先被咬的比后被咬的发病的机会多，可能与被感染的病毒量多少有关。③与伤口的深浅和伤口的数量有关。伤口深、伤口大和伤口数量多的发病率高。④与有无衣着有关。不穿衣服者发病最高，夏季穿单衣与冬季穿棉衣比，单衣者发病率高。⑤与伤口是否及时处理有关。伤口及时处理者比不处理者的发病率有明显降低。⑥与注射疫苗有关。被咬当日及时注射狂犬疫苗，并按全程规定注射者发病率最低。

三、发病机制与病理变化

(一) 发病机制

狂犬病病毒自皮肤或黏膜破损处侵入人体后，对神经组织有较强的亲和力，致病过程可分为3个阶段。

(1) 局部组织内繁殖期：病毒自咬伤部位侵入后，于伤口的横纹肌肌梭感受器神经纤维处聚集繁殖，以后再侵入附近的末梢神经。

(2) 侵入中枢神经期：病毒沿周围神经的轴索浆向心性扩散，其速度约为 3 mm/h。到达背根神经节后，病毒即在其内大量繁殖，然后侵入脊髓和整个中枢神经系统，主要侵犯脑和小脑等处的神经元。

(3) 向各器官扩散期：病毒自中枢神经系统向周围神经离心性扩散，侵入各组织与器官，其中尤以唾液神经核、舌咽神经核和舌下神经核受损明显。唾液分泌和出汗增多乃交感神经受刺激所致，迷走神经节、交感神经节和心脏神经节受损时可引起患者心血管功能紊乱或突然死亡。

(二) 病理变化

本病病理变化主要为急性弥漫性脑脊髓炎，尤以与咬伤部位相当的背根节及脊髓段、大脑的海马及延髓、脑桥、小脑等处为重，脑膜通常无病变。脑实质可充血、水肿及微量出血。

【能力训练】

一、护理评估

(一) 健康史

详细询问患者有无被犬、猫及狼等动物咬伤、抓伤史，特别是病犬，当时的清创过程及疫苗接种情况，临床发病经过等。

(二) 身体状况

本病潜伏期长短不一，5 天到 10 年以上或更长，多数在 1～3 个月，临床上分为躁狂型和麻痹型。麻痹型较少见，该型患者无兴奋期、恐水现象及咽喉肌痉挛，而以高热、头痛、呕吐、咬伤处疼痛开始，继而出现肢体软弱、腹胀、共济失调、肌肉瘫痪、大小便失禁等，呈现横断性脊髓炎或上行性脊髓麻痹等症状，最终因呼吸肌麻痹而死亡。典型(躁狂型)临床表现分为如下三期。

1. 前驱期或侵袭期 大多数患者有低热、食欲不振、恶心、头痛、倦怠、周身不适等，继而出现恐惧不安，对声、光、风、痛等较敏感，并有喉头紧缩感。较有诊断意义的早期症状是伤口及其神经支配区有麻、痒、痛及蚁走感等(80%的病例可见上述症状)。本期持续 2～4 天。

2. 兴奋期 患者逐渐进入高度兴奋状态，其典型表现为恐水、怕风、发作性咽肌痉挛、呼吸困难、排尿排便困难及多汗流涎等。恐水是本病的特征，典型患者闻流水声、饮水，或仅提及饮水时，即可引起严重咽喉肌痉挛。患者虽渴极而不敢饮，即使饮后也无法下咽，常伴声嘶及脱水。其他刺激如光、声、风、触动等，均可导致咽喉肌痉挛，严重发作时，尚可出现全身疼痛性抽搐。由于常有呼吸肌痉挛，故可导致呼吸困难及发绀。患者交感神经功能亢进，表现为唾液分泌增多、大汗淋漓、心率增快、血压及体温升高等。因括约肌功能障碍而出现为排尿、排便困难者也相当多见。患者神志大多清楚，随着兴奋状态的延长，部分患者可出现精神失常、谵妄、幻视、幻听、幻想等。本期持续 1～3 天。

3. 麻痹期 痉挛停止，患者渐趋安静，但出现弛缓性瘫痪，尤以肢体瘫痪最为多见。病程进展很快，患者渐进入昏迷状态，死于呼吸衰竭或循环衰竭，该期持续时间短，一般为 6～18 h。

（三）心理社会状况

多数患者神志清醒，因怕风、恐水、怕声音、怕光、咽喉肌痉挛而异常痛苦，产生绝望的心理，应关心体贴使其树立坚强的信心，产生安全感。家属因患者病情重、预后差、病死率高而产生焦虑、悲观情绪。

（四）辅助检查

1. 血、尿常规及脑脊液检查 周围血白细胞总数轻度至中度增高，中性粒细胞一般占 80%以上。尿常规检查可发现轻度蛋白尿，偶有透明管型。脑脊液压力正常或轻度增高，细胞数轻度增多，一般不超过 200×10^6/L、主要以淋巴细胞增多为主，蛋白质轻度增高，糖及氯化物含量正常。

2. 免疫学试验 世界卫生组织(WHO)和美国 CDC 推荐检测血清或脑脊液中和抗体，国内多采用 ELISA 法检测血清中特异性抗体，主要用于流行病学调查，也用于证实疾病的诊断。

3. 病毒分离 ①从患者的唾液腺、泪液、脑组织活检、脑脊液等接种鼠脑可分离出病毒，小鼠脑内可发现内基氏小体，以脑组织阳性率最高。②也可检测体液，进行病毒核酸检测。③皮肤组织、脑组织通过免疫荧光抗体检测技术检测病毒抗原。④动物或死者的脑组织病理切片或压片，用 Seller 染色法及直接免疫荧光法检查内基氏小体。

（五）治疗要点

狂犬病至今尚无特效治疗方法。目前多采取支持和对症治疗，积极治疗并发症等综合治疗。

1. 一般治疗 将患者隔离于暗室中，避免声音、光、风等刺激，并注意维持患者的呼吸系统和心血管系统的功能。

2. 对症治疗 加强监护，镇静、解痉，及时吸痰、吸氧，必要时气管插管或气管切开，使用人工呼吸机；稳定血压、心率，出现脑水肿给予脱水剂治疗，纠正酸中毒，维持水、电解质平衡。

二、护理诊断及合作性问题

1. 皮肤完整性受损 与被带狂犬病病毒的动物咬伤或抓伤有关。

2. 有受伤的危险 与患者烦燥不安、出现幻觉、抽搐、精神异常等有关。

3. 恐惧 与患者恐水，怕声、光、电，以及在病程中意识清醒，预感有生命危险有关。

4. 营养失调 与患者吞咽困难不能进食，出汗、肌肉痉挛抽搐导致机体消耗增多有关。

5. 低效性呼吸型态 与咽喉肌、呼吸肌痉挛有关。

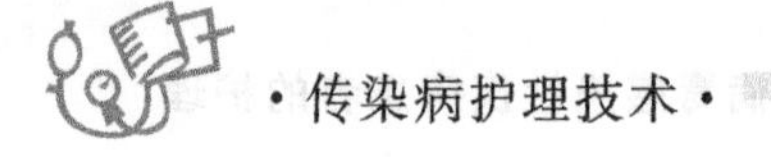

三、护理目标

患者皮肤恢复正常，受损处无感染征兆；患者无受伤及伤害他人的现象；吞咽功能改善，可进饮食，患者体重不下降；患者呼吸困难改善，表现为呼吸平稳，频率正常，皮肤颜色正常，动脉血气分析正常。

四、护理措施

（一）一般护理

1. 隔离与消毒 ①单室严格隔离，防止唾液污染，专人护理，安静卧床休息，防止一切声、光、风的刺激。②患者的分泌物、排泄物及其污染物，均须严格消毒。护理人员在进行有可能发生血液、体液飞溅的诊疗和护理操作中，需戴乳胶手套、护目镜、口罩，穿隔离衣。注射时严格无菌技术操作，使用一次性注射器和输液装置，用后置于容器中焚烧。③被患者血液、体液、排泄物污染的一切物品应随时严密消毒，可用煮沸或高压蒸汽消毒。不宜煮沸的物品可用2%戊二醛、75%酒精浸泡10 min后再洗净，或用5%的84消毒液撒在血液或体液上，10 min后再擦去。④出院后病房应用2%的84消毒液擦洗床、床头板、推床、墙面、门、把手、点滴架、椅子、地板。患者的尸体和病畜尸体应进行火化、焚烧处理。

2. 休息与活动 装好床栏，卧床休息；房间应安静、温暖，并悬挂深色窗帘避光；严格执行陪护制度，减少家属探视。

3. 饮食与营养 吞咽困难不能进食予以静脉补充营养足够的热量、蛋白质和维生素等。

（二）病情观察

观察动物咬伤皮肤的完整性；是否出现兴奋、狂躁、恐水，怕声、光、电，有无幻觉、精神异常等表现；有无吞咽困难、营养失调；监测有无呼吸频率、节律改变，呼吸困难及发绀等，一旦发现立即报告医生，积极配合处理。

（三）对症护理

躁动不安、抽搐频繁者使用镇静药物（如氯丙嗪、安定等），各项治疗及护理操作应简化，并集中使用镇静剂后进行，动作宜轻快；出现低效性呼吸，如呼吸频率节律改变、呼吸困难、发绀时及时吸痰和吸氧，备好急救药品及器械，必要时进行气管插管、气管切开，使用人工呼吸机等。

（四）用药护理

因狂犬病无特效抗病毒药物，多以对症支持治疗为主。注意观察药物的毒副作用，一经发现立即报告医生，配合处理。

（五）心理护理

狂犬病患者由于暂无特效的治疗方法、预后差、病死率极高，且多数患者在疾病期神志清醒，易产生绝望的心理，应关心体贴使其有安全感。针对家属焦虑、烦躁的心理进行有效的心理疏导。

（六）健康指导

1. 疾病相关知识指导 主要是对狂犬病患者家属的指导，向其讲解狂犬病感染过程、临床表现及目前缺乏有效的治疗手段、狂犬病患者隔离治疗要点及要求等。

2. 疾病预防知识指导 一般家庭最好不要养宠物，若养犬、猫等应严加管理，定期进行疫苗接种；对捕杀野犬、野猫应实行进出口动物检疫措施；病死动物应给予焚烧或深埋处理；若被犬、猫咬伤或抓伤，伤口应彻底清创，全程免疫。高危人群（如兽医、动物驯养员、动物管理员、林业从业人员等）也应注射狂犬病疫苗。

知识链接

急救措施

我国为狂犬病流行地区，凡被犬咬伤者（或被其他可疑动物咬伤、抓伤者）或医务人员的皮肤破损处被狂犬病患者唾液沾污时均需作暴露后预防接种。下面是以犬咬伤为例的急救措施。

1. 咬伤后立即清洗伤口 20%肥皂水或0.1%新洁尔灭彻底冲洗伤口至少30 min，深部伤口用注射器插入冲洗，冲洗后用70%的乙醇或2%碘酊擦伤口，伤口不宜缝合，也不宜包扎。

2. 疫苗接种 ①地鼠肾细胞组织培养灭活疫苗，反应轻微而免疫效果较好。剂量及用法：犬咬伤后分别在当日，第3、7、14和30天各肌内注射1次(2 mL/次)，严重咬伤者疫苗可加用全程10次（当日至第6天每日1次，然后于第10、14、30、90天各注射1次），2周保护性抗体阳转率100%。②人二倍体细胞疫苗：犬咬伤后当日，第3、7、14、28、90天各注射1 mL，若第5次后血清抗体已产生，可免去第6次。接种疫苗期间切忌饮用酒、浓茶等刺激性食物，不要进行剧烈劳动，以避免引起不良反应。

能力检测

1. 狂犬病的病死率是（　　）。

A. 20%　B. 50%　C. 60%　D. 90%　E. 100%

2. 狂犬病病毒入侵的是人体的（　　）。

A. 运动系统　B. 循环系统　C. 神经系统　D. 呼吸系统　E. 消化系统

3. 狂犬疫苗的注射方法是（　　）。

A. 上臂三角肌皮内注射　B. 上臂三角肌处皮下注射

C. 上臂三角肌肌内注射　D. 臀部肌内注射

E. 臀部肌皮下注射

4. 以下哪类人员不需要接种狂犬疫苗？（　　）

A. 狗咬伤1 h后　B. 猫咬伤0.5 h后

C. 狗咬伤后出现恐水症状　D. 狂犬病病毒研究人员

E. 动物管理人员

5. 下列关于被狗咬伤的伤口处理错误的是（　　）。

A. 20％肥皂水清洗　　B. 0.1％新洁尔反复冲洗　　C. 挤出污血

D. 20％酒精擦洗　　E. 伤口一般不包扎

6. 下列关于狂犬病的叙述正确的是（　　）。

A. 白细胞总数降低　　B. 无恐风、恐水　　C. 无需单间隔离

D. 伤口局部无需处理　　E. 恐水

7. 典型(躁狂型)狂犬病临床表现不包括（　　）。

A. 发热　　B. 恐惧不安　　C. 吐字清晰

D. 咽喉肌痉挛　　E. 肢体瘫痪

8. 犬咬后疫苗接种正确的时间不包括（　　）。

A. 第3天肌内注射1针　　B. 第7、15天各肌内注射1针

C. 第7、14天各肌内注射1针　　D. 第30天肌内注射1针

E. 当天肌内注射1针

9. 典型狂犬病兴奋期不包括（　　）。

A. 恐水　　B. 怕风　　C. 恐惧不安

D. 呼吸循环衰竭　　E. 咽喉肌痉挛

10. 狂犬病患者的护理过程中错误的是（　　）。

A. 单人房间隔离治疗　　B. 专人护理

C. 避免不必要的刺激　　D. 减少家属探视

E. 随时进行有创诊疗

参考答案：1. E　2. C　3. D　4. C　5. D　6. E　7. C　8. B　9. D　10. E

（孙美艳）

任务十　脊髓灰质炎患者的护理

学习目标

知识要求

1. 掌握脊髓灰质炎患者的护理措施。
2. 熟悉脊髓灰质炎的流行病学、临床表现、预防措施。
3. 了解脊髓灰质炎的病原学、发病机制、实验室检查、治疗要点。

能力要求

1. 能够对脊髓灰质炎患者采取正确的隔离措施。
2. 能够对脊髓灰质炎患者采取正确的护理诊断及护理措施。
3. 能够对易感人群进行脊髓灰质炎健康教育。

案例引导

患者，男，5岁，9月份出现发热、抽搐3天，加重伴意识障碍1天就诊。入院查体：T 39.5 ℃，P 126次/分，R 26次/分，BP 80/46 mmHg，急性病容，昏迷状态，无口唇发绀，颈抵抗阳性，病理征阳性。实验室检查：脑脊液压力增高，白细胞计数增加，血糖正常或偏高，蛋白质轻度增高，氯化物正常。血清脊髓灰质炎抗体IgM阳性。

初步诊断：脊髓灰质炎。

问题：

1. 该患者最可能由何种传播途径感染？
2. 如何指导该患者家属做好日常生活护理？
3. 在护理该患者过程中如何进行宣教？

【基础知识】

一、概述

脊髓灰质炎(poliomyelitis)俗称小儿麻痹症，是由脊髓灰质炎病毒引起的一种急性传染病。本病主要影响中枢神经系统，以脊髓前角运动神经元受损为主。临床表现主要有发热、咽痛和肢体疼痛，部分病例出现分布不规则的迟缓性瘫痪。

脊髓灰质炎病毒(polio virus)是属于小核糖核酸病毒科的肠道病毒，病毒呈球形，直径为20～30 nm，核衣壳为立体对称二十面体，有60个壳微粒，无包膜。根据抗原不同可分为Ⅰ、Ⅱ、Ⅲ型，Ⅰ型易引起瘫痪，各型间很少交叉免疫。

由于polio virus无囊膜，外衣不含类脂质，故可抵抗乙醚、乙醇和胆盐。在pH值为3.0～10.0病毒可保持稳定，对胃液、肠液具有抵抗力，利于病毒在肠道生长繁殖。病毒在人体外生活力很强，污水及粪便中可存活4～6个月，低温下可长期存活，－20 ℃～－70 ℃可存活数年，但对高温及干燥甚敏感，煮沸立即死亡，加温56 ℃半小时即被灭活，紫外线可在0.5～1 h内将其杀死。各种氧化剂(如漂白粉、过氧化氢、氯胺、过锰酸钾等)，2%碘酊、甲醛、升汞等都有消毒作用；在含有0.3～0.5 PPM游离氯的水中10 min即被灭活，1∶1000高锰酸钾及2%碘酊、3%～5%甲醛均可很快使该病毒灭活，丙酮、石炭酸的灭活作用较缓慢。

二、流行病学

(一) 传染源

人是脊髓灰质炎病毒唯一的自然宿主,隐性感染(占99%以上)和轻症瘫痪型患者是本病的主要传染源,瘫痪型患者因症状明显而在传播疾病方面意义不大。隐性感染常见,而明显发病者少见,即使在流行时,隐性感染与临床病例的比例仍然超过100∶1。

(二) 传播途径

本病以粪-口感染为主要传播方式,发病前3～5天至发病后1周患者鼻咽部分泌物及粪便内可排出病毒,少数病例粪便带毒时间可长达3～4个月;密切生活接触,如污染的手、玩具、生活用品、衣服等均可成为传播媒介。

(三) 易感人群

本病人群具有普遍易感性,感染后获持久免疫力并具有型特异性。小于4个月婴儿有来自母体的抗体,故很少发病,以后发病率逐渐增高,至5岁以后又降低。

(四) 流行特征

本病广泛分布于全世界,温带地区流行高峰在5—10月,热带地区终年可见。由于减毒活疫苗的应用,发病率已明显下降。瘫痪病例中,90%以上发生于5岁以前。相比之下,环境卫生和个人卫生好的经济发达国家,感染的年龄往往推迟,许多年长儿和青年人仍然是易感者,夏季流行在年长小儿中越来越多。

知识链接

自1988年世界卫生组织在全球启动消灭脊髓灰质炎行动以来,越来越多的国家和区域实现了阻断脊髓灰质炎野病毒传播,即"无脊灰状态"的目标。我国自1995年起即阻断了脊髓灰质炎野病毒的循环,2000年经世界卫生组织确认,包括我国在内的西太平洋地区实现了无脊髓灰质炎目标。但根据2008年统计的资料显示,在阿富汗、印度、尼日利亚和巴基斯坦四国仍有脊髓灰质炎流行。

三、发病机制与病理变化

(一) 发病机制

脊髓灰质炎病毒侵入人体后,到达局部淋巴组织,如扁桃体、咽壁淋巴组织等处增殖,在局部排出病毒,大多数人感染后,机体可产生相应的保护性抗体,病毒不进入血液,临床不出现症状或仅引起轻微不适,表现为隐性感染;若机体抵抗力较低,病毒经淋巴进入血循环,形成第一次病毒血症,病毒未侵犯神经系统,即为顿挫型;少部分患者因病毒量多、毒力强或血液中抗体不足,病毒经血流到达各组织,如呼吸道、肠道、皮肤黏膜、心、肾、肝、胰、肾上腺等处繁殖，在全身淋巴组织中尤多，再次大量进入血液循环（第二次病毒血症），如果此时血液循环中的特异抗体已足够将病毒中和，则疾病发展至此为止，形成顿挫型脊髓灰质炎，仅有上呼吸道及肠道症状，而不出现神经系统病变。极少部分患者可因病毒量多、毒力强或血液中的抗体不足以将其中和，病毒突破血-脑屏障侵犯中枢神经系统，在脊髓前角运动神经细胞中增殖，引起细胞坏死，若运动神经元受损严重，可发生瘫痪。偶尔病毒也可沿外周神经传播到中枢神经系统。

（二）病理变化

脊髓灰质炎最突出的病理变化在中枢神经系统，以脊髓损害为主，脑干次之，尤以运动神经细胞的病变最显著。

早期镜检可见神经细胞浆内染色体溶解，尼氏小体消失，出现嗜酸性包涵体，伴有周围组织充血、水肿和血管周围细胞浸润，初为中性粒细胞，后以单核细胞为主。严重者细胞核浓缩，细胞坏死，最后为吞噬细胞所清除。瘫痪主要由神经细胞不可逆性严重病变所致。除神经系统病变外，可见肠壁集合淋巴组织及其他淋巴结有退行性及增生性改变，偶见局灶性心肌炎、间质性肺炎，和肝、肾及其他脏器充血和混浊肿胀。

【能力训练】

一、护理评估

（一）健康史

评估发病季节是否在5—10月，是否该地区有脊髓灰质炎流行，患者是否接种过疫苗，是否与该病或有迟缓性瘫痪的患者有接触史，发病前是否有过度疲劳、剧烈运动、肌肉注射、扁桃体摘除术和遗传因素等。

（二）身体状况

本病潜伏期为5～14天，临床症状轻重不等，可表现为多种类型，其中隐性感染者无临床症状，但有病毒排除和产生特异性抗体，以轻型和顿挫型居多。有临床症状者，因神经系统损害部位、范围大小、受损程度不同，病程大致分为以下几期。

1. 前驱期 常有发热、头痛、咽痛、流涕及咳嗽等上呼吸道症状，或食欲减退、恶心、呕吐、腹泻等消化道症状，神经系统无异常表现。1～4天热退，症状消失（顿挫型）。

2. 瘫痪前期 前驱期热退需1～6天，体温再次上升（呈本病典型的双峰热型），或由前驱期直接进入本期。本期主要表现为发热及中枢神经系统症状，但尚未出现瘫痪，可有高热、头痛、全身肌肉疼、感觉过敏及脑膜刺激征阳性。因颈背肌强直，迫使患儿坐起时呈三脚架征（两臂后伸直以支撑身体），吻膝试验阳性（坐位时不能自如弯颈使下颌抵膝），伴面色潮红、多汗、大小便失禁等自主神经受累症状。若患者经3～5天恢复称为无瘫痪型。

3. 瘫痪期 多在起病后3～10天，体温开始下降时出现瘫痪，并逐渐加重，至体温正常后瘫痪停止进展，此期无感觉障碍，根据瘫痪表现可分为如下4型。

(1) 脊髓型：分布不规则、不对称迟缓性软瘫，腱反射消失，常见于四肢，尤以下肢为多,不伴感觉障碍。呼吸肌瘫痪出现气促、咳嗽无力、吸气时上腹内凹的反常现象。腹肌、肠肌瘫痪出现顽固性便秘,膀胱肌瘫痪出现尿潴留或尿失禁。

(2) 延髓型(脑干型):若为第 7、9、10、12 对颅神经受损,出现面瘫、吞咽困难、呛咳、咽部痰液积聚,易发生窒息;若为第 3、4、6 对颅神经受损出现眼球活动障碍、眼睑下垂等。呼吸中枢受损时出现呼吸不规则,呼吸暂停;血管运动中枢受损时可有血压和脉率的变化,两者均为致命性病变,可因呼吸衰竭和循环衰竭而死亡。

(3) 脑型:表现为高热、烦躁不安、惊厥或嗜睡昏迷,有上运动神经元痉挛性瘫痪表现。

4. 恢复期 瘫痪从肢体远端开始恢复,持续数周至数月,一般病例在 8 个月内可完全恢复,严重者需 6～18 个月或更长时间。

5. 后遗症期 瘫痪 1～2 年仍不能恢复为后遗症,若不积极治疗可使受累肌肉出现萎缩,神经功能不能恢复,造成受累肢体畸形。部分瘫痪型病例在感染后数十年,发生进行性神经肌肉软弱、疼痛,受累肢体瘫痪加重,称为脊髓灰质炎后肌肉萎缩综合征。

(三) 心理社会状况

患者因高热,全身不适,肢体瘫痪等担心预后差而感到紧张、烦躁、焦虑、惊恐不安,家属因对本病不了解,且起病急、进展快、临床症状明显、并发症多、担心预后而烦躁焦虑,医护人员应向患者及家属解释疾病相关症状的原因,尽量稳定其情绪,配合治疗。

(四) 辅助检查

1. 血常规 白细胞多正常,在早期及继发感染时可增高,以中性粒细胞为主。急性期血沉增快。

2. 脑脊液 大多于瘫痪前出现异常。外观微浊,压力稍增,细胞数稍增,早期以中性粒细胞为多,晚期以淋巴细胞为主,蛋白质可略增加。

3. 病毒分离或抗原检测 起病 1 周内,可从鼻咽部及粪便中分离出病毒,粪便可持续阳性 2～3 周。早期从血液或脑脊液中分离出病毒的意义更大。一般用组织培养分离方法。近年采用 PCR 法,检测肠道病毒 RNA,较组织培养快速且敏感。

4. 血清学检查 特异性免疫抗体效价在第一周末即可达高峰,尤以特异性 IgM 上升较 IgG 为快,可用中和试验、补体结合试验及酶标等方法进行检测特异抗体。近年来采用免疫荧光技术检测抗原及特异性 IgM 单克隆抗体酶标法检查,有助于早期诊断。

(五) 治疗要点

本病尚无特效抗病毒治疗,做好护理工作及病情监护很重要。瘫痪前期可用球蛋白和干扰素,症状严重者加用泼尼松或地塞米松;瘫痪期可用促神经、肌肉传导的药物,如地巴唑、加兰他敏、新斯的明,适当使用维生素 B_1、维生素 B_{12}、维生素 C 及能量合剂等促神经细胞代谢药物,积极对症治疗;恢复期及后遗症期采用针灸、按摩及理疗,必要时手术矫正畸形。

二、护理诊断及合作性问题

1. 体温过高 与病毒血症有关。

2. 疼痛 与病毒侵犯神经组织有关。

3. 躯体移动障碍 与脊髓受损有关。

4. 清理呼吸道无效 与咽部肌肉及呼吸肌瘫痪、呼吸中枢受损有关。

5. 焦虑 与担心疾病预后有关。

6. 营养失调 与高热摄入减少,低于机体需要量有关。

7. 潜在并发症 肺炎、肺不张、压疮及足下垂等。

三、护理目标

患者体温恢复正常,呼吸节律规整,频率正常,意识逐渐恢复正常,无抽搐或惊厥发生。纠正水、电解质紊乱,营养状况得以改善,无外伤、压疮及继发感染等。

四、护理措施

(一) 一般护理

1. 隔离与消毒 患者应自起病日起至少隔离 40 天,患者衣物、用具应煮沸或日光下曝晒 2 h 消毒。患儿的分泌物、排泄物用漂白粉消毒,用具及地面用次氯酸钠溶液消毒。密切接触者应连续观察 20 天,未服过疫苗者可注射丙种球蛋白 0.3～0.5 mL/kg,每月 1 次连用 2 个月,可防止发病或减轻症状。搞好环境卫生,培养卫生习惯十分重要。本病流行期间,儿童应少去人群众多场所,避免过分疲劳和受凉,推迟各种预防注射和不急需的手术等,以免促使顿挫型感染变成瘫痪型感染。

2. 休息与活动 患者瘫痪期可睡在硬板床上,瘫痪肢体应置于功能位置,以防止手、足下垂等畸形。顿挫型或轻型非瘫痪型脊髓灰质炎患者仅需卧床几日,用解热镇痛药对症处理。在瘫痪型脊髓灰质炎恢复期,理疗是最重要的治疗手段。

3. 饮食与营养 注意补充所需营养和水分,保证足够热量。大量饮水以防在泌尿道内形成磷酸钙结石。

(二) 病情观察

监测生命体征,观察有无皮肤过敏、肌肉强直、疼痛等瘫痪前期表现,观察患者神志、呼吸节律、吞咽功能及发音变化,发现异常及时通知医生。

(三) 对症护理

护理原则是减轻恐惧,减少骨骼畸形,预防及处理合并症,康复治疗;卧床休息患者卧床持续至热退 1 周,以后避免体力活动至少 2 周。卧床时使用踏脚板使脚和小腿有一正确角度,以利于功能恢复;可使用退热镇痛剂、镇静剂缓解全身肌肉痉挛不适和疼痛,也可给予局部温、湿、热敷减轻肌肉疼痛。热水浴亦有良效,特别对年幼儿童,与镇痛药合用有协同作用。

(四) 心理护理

多与患者家属解释脊髓灰质炎相关知识,告知病情程度,让其正确认识疾病;患儿长期卧床丧失活动能力和身体不适,容易出现焦虑、紧张、恐惧情绪,医护人员应以满腔的热情对待患儿,及时解除不适,尽量满足其日常生活需要。

（五）健康指导

1. 疾病相关知识指导

（1）向患儿及家属宣传本病的相关知识，包括病因、传染源、传播方式，临床表现及后期康复训练方法等。

（2）瘫痪肢体尚未完全恢复的患儿，应做好家庭护理指导，使家属有树立战胜疾病的信心；耐心指导家属协助患儿做瘫痪肢体的主动与被动运动训练，有条件者还可进行温水浴、蜡疗或针刺疗法；指导家属做好日常生活护理，注意安全，防跌伤；安排好患儿的文化知识学习，为将来就业做好准备，促使患儿心理健康发展。

2. 疾病预防知识指导

（1）大力开展脊髓灰质炎的卫生宣教，人类是本病的唯一宿主，在脊髓灰质炎流行季节尽量避免接触发热、腹泻及有神经系统症状的患者。

（2）在流行季节加强个人防护，改善卫生条件，把好病从口入关。

（3）流行区易感人群可接种疫苗，灭活疫苗（IPV）、减毒活疫苗（OPV）都具有很好的免疫活性，一般出生后第2、3、4个月时各口服1剂，4岁时再加强免疫一次。疫苗宜在冬、春季服用。口服疫苗后2 h内不能喝热开水或饮料，也不能喂奶，以免影响效果。

能力检测

1. 脊髓灰质炎的病因是（　　）。

A. 病毒感染　B. 支原体感染　C. 细菌感染
D. 衣原体感染　E. 原虫感染

2. 脊髓灰质炎好发年龄是（　　）。

A. 6个月以下　B. 5～9岁　C. 6个月～5岁
D. 1岁之内　E. 5岁以上

3. 脊髓灰质炎的病变部位主要在（　　）。

A. 心　B. 脾　C. 脊髓　D. 肺　E. 肾

4. 脊髓灰质炎的护理应注意（　　）。

A. 无需隔离　B. 急性期手术治疗　C. 无需卧床休息
D. 肌痛可给予局部温湿热敷　E. 急性期可行针灸、理疗

5. 脊髓灰质炎的主要传播途径为（　　）。

A. 血液制品　B. 密切接触　C. 粪-口途径　D. 蚊虫叮咬　E. 空气飞沫

6. 下列关于脊髓灰质炎的护理不正确的选项是（　　）。

A. 减少骨骼畸形　B. 预防并发症　C. 康复治疗
D. 减轻恐惧　E. 抗病毒治疗

7. 下列关于脊髓灰质炎瘫痪期的临床类型不正确的选项是（　　）。

A. 脊髓型　B. 延髓型　C. 脑型　D. 马尾型　E. 脑干型

8. 脊髓灰质炎患者护理应注意（　　）。

A. 急性期睡软床　B. 起病后隔离7天　C. 无需卧床休息
D. 起病后隔离40天　E. 低热量饮食

9. 脊髓灰质炎常发生在什么季节？(   )

A. 春夏　　C. 长夏　　D. 冬春　　B. 夏秋　　E. 秋冬

10. 下列关于脊髓灰质炎的护理目标错误的是(   )。

A. 发热减退　　B. 呼吸节律规整　　C. 继发感染

D. 无抽搐或惊厥　　E. 无外伤、压疮

参考答案：1. A　2. C　3. C　4. D　5. C　6. E　7. D　8. D　9. B　10. C

(孙美艳)

任务十一　肾综合征出血热患者的护理

学习目标

知识要求

1. 掌握肾综合征出血热患者的护理措施。
2. 熟悉肾综合征出血热的流行病学、临床表现、预防措施。
3. 了解肾综合征出血热的病原学、发病机制、实验室检查、治疗要点。

能力要求

1. 能够对肾综合征出血热患者采取正确的隔离措施。
2. 能够对肾综合征出血热患者采取正确的处理措施。
3. 能够对易感人群进行肾综合征出血热健康教育。

案例引导

患者，男，32 岁，4 月份于工地开工，工作 3 周后出现发热，食欲不振，颜面部浮肿 3 天，加重伴少尿 1 天就诊。该工地附近经常有老鼠出没。入院查体：T 39.5 ℃，P 126 次/分，R 26 次/分，急性病容，醉酒貌，球结膜充血水肿，双腋下可见淤点，双肺呼吸音粗，未闻及湿啰音。实验室检查：肌酐(Cr)542 μmol/L，尿素氮(BUN)23 mmol/L，血清肾综合征出血热抗体 IgM 阳性。

初步诊断：肾综合征出血热。

问题：

1. 该患者最可能由何种传播途径感染？
2. 该患者的护理措施和治疗？
3. 在护理该患者过程中如何进行宣教？

【基础知识】

一、概述

肾综合征出血热(hemorrhagic fever with renal syndrome，HFRS)又称流行性出血热，是一种自然疫源性疾病，由汉坦病毒属若干型病毒引起，起病急，并发症多，病死率高。鼠类为主要的传染源，临床上以发热、出血、肾损害为三大主要症状，典型病例表现为五期，即发热期、低血压休克期、少尿期、多尿期和恢复期。

肾综合征出血热的病原是布尼亚病毒科的汉坦病毒属病毒。肾综合征出血热病毒为单股负链 RNA 病毒，形态呈圆形或卵圆形，有双层包膜，外膜上有纤突。平均直径为 120 nm。汉坦病毒属至少可分为 16 个血清型，我国主要流行汉滩病毒 Hantaan virus(Ⅰ型)和汉城病毒 Seoul virus(Ⅱ型)。该病毒对乙醚、氯仿、丙酮等脂溶剂和去氧胆盐敏感，70%酒精、0.5%的碘酒等很容易杀灭病毒，紫外线(10～15 min)也可灭活。4～20 ℃温度下相对稳定，高于 37 ℃及 pH 5.0 以下易灭活。56 ℃ 30 min、60 ℃ 10 min 或 100 ℃ 1 min 可灭活。

二、流行病学

(一) 传染源

本病传染源主要是小型啮齿动物，动物可自然携带本病毒，除啮齿动物外，一些家畜也可携带该病毒，包括家猫、家兔、狗、猪等，证明其有多宿主性，这些动物多属偶然性携带，有少数几个鼠种从流行病学证明为本病的传染源，其中在我国黑线姬鼠为野鼠型出血热的主要宿主和传染源，褐家鼠为城市型(日本、朝鲜)和我国家鼠型出血热的主要传染源，大林姬鼠是我国林区出血热的主要传染源。

(二) 传播途径

本病为动物源性，病毒能通过宿主动物的血及唾液、尿、便排出，鼠向人的直接传播是人类感染的重要途径。目前认为，呼吸道、消化道及直接接触均可被传染。此外母婴垂直传播、虫媒传播国内外也有报道。

(三) 易感人群

一般认为本病人群普遍易感，隐性感染率较低；但家鼠型出血热疫区隐性感染率较高，青壮年发病率高，二次感染发病罕见。病后在发热期即可检出血清特异性抗体，1～2 周可达很高水平，抗体持续时间长，部分患者可持续终生。

(四) 流行特征

1. 地区分布 本病呈世界性流行，广泛流行于亚洲，其次为欧洲和非洲。我国疫情较重(野鼠型、家鼠型、实验动物型)，其次以日本、朝鲜、俄罗斯、韩国，我国除青海和新疆外，其余省、市、自治区均有病例报告。

2. 季节性 全年散发，野鼠型发病高峰多在秋末冬初，从 10 月到次年 1 月，以农区、野外、林区为主。家鼠型主要发生在春季和夏初，从 3 月到 6 月，以城镇、郊区、村庄为主。其季节性表现为与鼠类繁殖、活动及与人的活动接触有关。

三、发病机制与病理变化

(一) 发病机制

本病的发病机制至今仍未完全清楚,多数研究提示,汉坦病毒是本病发病的始动因子。一方面病毒感染能导致感染细胞功能和结构的损害,另一方面病毒感染诱发人体的免疫应答和各种细胞因子的释放,既能起到清除感染病毒、保护机体的作用,又能引起机体组织损伤,且近年的研究也认为免疫因素在本病的发病过程中起着重要的作用。

(二) 病理变化

本病的病理变化以小血管和肾脏病变最明显,其次为心、肺、肝、脑等脏器。HFRS 基本病变是小血管内皮细胞肿胀、变性和坏死。管壁呈不规则收缩和扩张,最后呈纤维素样坏死和崩解。管腔内可有微血栓形成,由于广泛性小血管病变和血浆外渗,使周围组织水肿和出血。肉眼可见肾脂肪囊水肿、出血,肾皮质缺血而苍白、肾髓质极度充血并有出血和水肿。镜检可见肾小球充血、基底膜增厚,肾近曲小管变性和肾小管受压而变窄或闭塞,肾间质有细胞浸润。心脏病变主要是右心房内膜下广泛出血,心肌纤维有不同程度的变性、坏死,部分可断裂。腺垂体显著充血、出血和凝固性坏死,神经垂体无明显变化。

【能力训练】

一、护理评估

(一) 健康史

评估病史时要注意患者职业是否为农民、工人或是否有野外作业史,是否为青壮年,居住环境周围是否有鼠类活动等,林区发病者询问其是否有被革螨、恙螨叮咬史,患者是否接种过肾综合征出血热疫苗。

(二) 身体状况

本病潜伏期为 5～46 天,一般为 1～2 周。本病典型表现有发热、出血和肾损害三大主征,以及发热期、低血压休克期,少尿期、多尿期与恢复期等五期临床过程。

1. 发热期 病程 1～4 天,起病急,突然畏寒发热,体温在 1～2 天内可达 39～40 ℃,热型以弛张热及稽留热为多,一般持续 3～7 天。本病可出现全身中毒症状,高度乏力,全身酸痛,头痛、剧烈腰痛、眼眶痛,称为三痛征。胃肠道症状也较为突出,常有食欲减退、恶心、呕吐、腹痛及腹泻等。重者可有嗜睡、烦躁及谵语等。但热度下降后全身中毒症状并未减轻或反而加重,是不同于其他热性病的临床特点。颜面、颈部及上胸部呈弥漫性潮红,称为三红征,颜面和眼睑浮肿,眼结膜充血,可有出血点或淤斑和球结膜水肿,似酒醉貌。在起病后 2～3 天软腭充血明显,有多数细小出血点。两腋下、上胸部、颈部、肩部等处皮肤有散在搔抓状、条索样的淤点或淤斑,重者淤点、淤斑可遍及全身，且可发生鼻衄、咯血或腔道出血，提示病情较重，多由弥散性血管内凝血(DIC)所致。

2. 低血压休克期 一般在发热第4～6天，体温开始下降时或退热后不久，患者出现低血压，重者发生休克。可合并DIC、心力衰竭、水电解质平衡失调，临床表现为心率加快、肢端发凉、尿量减少、烦躁不安、意识不清、口唇及四肢末端发绀、呼吸短促、出血加重。本期一般持续1～3天，重症可达6天以上，且常因心肾功能衰竭造成死亡，此期也可不明显而迅速进入少尿或多尿期。

3. 少尿期 本期多始于病程第5～8天，血压上升，尿量锐减，甚至发生尿闭。重者尿内出现膜状物或血尿，此期常有不同程度的尿毒症、酸中毒及电解质紊乱(高钾、低钠及低钙血症等)的表现。本期一般持续2～5天，重者无尿长逾1周。本期主要临床表现为氮质血症，水、电解质平衡紊乱，也可因蓄积于组织间隙的液体大量回入血液循环，以致发生高血容量综合征。

4. 多尿期 肾脏组织损害逐渐修复，但由于肾小管回吸收功能尚未完全恢复，以致尿量显著增多，24 h尿量达3000 mL为多尿，多尿可达4000～10000 mL以上。一般出现在病程第9～14天，本期易发生各种继发感染，大多持续1～2周，少数长达数月。多尿初期，氮质血症、高血压和高血容量仍可继续存在，甚至加重，至尿量大量增加后，症状逐渐消失，血压逐渐回降。若尿量多而未及时补充水和电解质，亦可发生电解平衡失调(低钾、低钠等)及第二次休克。

5. 恢复期 随着肾功能的逐渐恢复，尿量减至3000 mL以下时，即进入恢复期。尿液稀释与浓缩功能逐渐恢复，精神及食欲逐渐好转，体力逐渐恢复。一般需1～3个月恢复正常。

(三) 心理社会状况

患者因高热，全身不适，尤其是三痛征、休克、少尿等，而感到紧张、焦虑、惊恐不安，家属因本病起病急，进展快，临床症状明显，并发症多，担心预后而焦虑不安，医护人员应向患者及家属解释发热、疼痛、充血、出血、少尿等疾病相关症状的原因，尽量稳定其情绪，使其积极配合治疗。

(四) 辅助检查

1. 尿常规 出现蛋白尿，且逐渐增多，有红细胞、管型或膜状物。

2. 血常规 早期白细胞总数正常或偏低，随病程进展白细胞总数和中性粒细胞增高，重者可出现类白血病反应，并可出现异形淋巴细胞。血小板计数下降，红细胞及血红蛋白在发热后期和低血压期因血液浓缩而升高。

3. 生化学检测 BUN或Cr值逐渐增高，升高程度和速度与病情成正比，发热期、低血压休克期为低血钾、少尿期高血钾、多尿期恢复正常，血钠和血氯在整个病程中均低于正常，肝功能可轻度受损表现为丙氨酸氨基转移酶(ALT)、天门冬氨酸氨基转移酶(AST)增高。

4. 免疫学检查 细胞免疫方面外周血淋巴细胞亚群检测可见$CD4^+/CD8^+$比值下降或倒置，体液免疫方面血清IgM、IgG、IgA、IgE增高，总补体和补体C3、C4下降，可测得特异性循环免疫复合物。

5. 特异性血清学诊断 用间接免疫荧光法，以 HFRSV 抗原片，早期 IgM 抗体发病 3～5 天即为阳性，可作为早期诊断的依据，有条件者可用酶联免疫吸附试验，免疫酶染色法、反向被动血凝法进行特异性诊断。双份血清间隔 1 周血清 IgG 荧光抗体效价增高 4 倍以上者可确诊。

6. 病毒核酸检测 采用逆转录酶链反应技术（RT-PCR）从早期外周血中检测出汉坦病毒 RNA，操作过程复杂，发病 10 天后阳性率下降，目前国内尚未广泛应用于临床。

（五）治疗要点

“三早一就”仍为本病的治疗原则，即早发现、早休息、早治疗及就近治疗。目前治疗本病以综合性治疗为主，早期抗病毒，中晚期对症治疗，注意预防及积极治疗休克、出血和肾功能衰竭。

1. 病原治疗 抗病毒治疗，应尽早使用，利巴韦林静脉滴注 5～7 天。

2. 综合治疗

(1) 一般治疗：头痛、腰痛剧烈者可选用镇痛剂，烦躁不安者可服用镇静剂，呕吐者可服用胃复安，其具有中枢镇吐作用；抗渗出和预防 DIC 可用大剂量维生素 C、肾上腺糖皮质激素，静脉给予低分子右旋糖酐等，发生 DIC 可酌情使用肝素（一般用量 0.5～1 mL/kg，隔 6～12 h 缓慢静脉注射），适当补充血容量，预防休克。

(2) 低血压休克期治疗：积极补充血容量，早期、快速、适量，注意晶胶结合，以平衡盐为主。纠正酸中毒，并选用多巴胺、间羟胺等血管活性药物，如血容量补足心率仍快，出现心功能不全表现者，可给予强心剂。

(3) 少尿期治疗：严格控制液体入量，以高糖为主，补充热量，减少蛋白分解，促进利尿，用导泻及放血疗法，如上述治疗无效，可行透析治疗。

知识链接

透析指征

(1) 少尿超过 4 天或尿闭 24 h 以上。

(2) 经利尿无效尿毒症表现明显。

(3) BUN＞28.56 mmol/L。

(4) 重症高血钾（＞6.0 mmol/L）或 BUN 上升过快（每天＞7.14 mmol/L）。

透析方法分为血液透析、腹膜透析两种。

(4) 多尿期的治疗　随着尿量的增多，适当补充水、电解质，保持内环境平衡，防止继发感染。

(5) 恢复期的治疗　适当增加活动量，加强营养，逐渐恢复正常的工作和生活，定期复查肾功能，血常规、血压等。

二、护理诊断及合作性问题

1. 体温过高 与病毒感染有关。

2. 皮肤黏膜充血和出血 与病毒直接作用及免疫异常有关。

3. 三痛征 与脑血管扩张充血、眼周围组织及肾脏充血和水肿有关。

4. 组织灌注无效 与全身广泛小血管损害、血浆外渗及DIC时合并内脏出血有关。

5. 营养失调 与呕吐、进食差造成营养不良,发热导致机体消耗增多有关,供热低于机体需要量。

6. 潜在并发症 病毒感染与机体免疫力低下继发细菌感染有关;重要脏器出血及心脏、神经系统并发症与病毒感染直接损害血管受损害有关。

三、护理目标

患者发热减退,体温下降,毒血症状减轻;皮肤黏膜完整,疼痛症状缓解,安全度过充血、出血及肾损害阶段;纠正水、电解质紊乱,营养状况得以改善,降低或无并发症发生,无继发感染,降低病死率,提高治愈率。

四、护理措施

(一)一般护理

1. 隔离与消毒 对患者进行隔离治疗,创造舒适、安静的环境,减少对患者的刺激。严格卧床休息,室内防鼠,对患者血液、体液、排泄物、污染的用具进行消毒处理,防止污染环境,灭螨防螨:要保持屋内清洁、通风、干燥,用湿式清扫,必要时用过氧乙酸或甲醛等消毒灭螨。

2. 休息与活动 恢复期前绝对卧床休息,注意口腔及皮肤护理,协助患者定期翻身,适当拍背,严禁搬动,病程各期适当选择并严格记录入水量,以防诱发肺水肿、心力衰竭。

3. 饮食与营养 给予高热量、高维生素、易消化的流质饮食,少食多餐,保证营养供给,保证足够热量,待肾功恢复逐渐过渡到正常普通饮食。

(二)病情观察

监测生命体征,密切观察发热程度及高热并发抽搐、惊厥;注意观察患者充血、出血范围及形态;有无恶心、烦躁不安、体温下降、脉搏细速等低血压休克表现;有无少尿、无尿,肌酐、尿素氮异常增高等严重肾损害表现;有无其他大出血、急性心力衰竭、肺水肿、感染等并发症发生,一旦发现,立即报告医师,积极配合处理。

(三)对症护理

患者出现发热时给予物理降温,可冷敷或温水擦浴,防止惊厥,忌用酒精擦浴,避免加重毛细血管损伤,加重出血。对高热者可静脉滴注肾上腺皮质激素,忌用各种发汗解热药物;发现出血现象应及时告知医生治疗原发病,同时输血小板或全血、血浆等；发现患者血压进行性下降时，注意吸氧、保暖，避免搬动，迅速建立静脉通道，遵医嘱扩容给予低分子右旋糖酐、血浆、白蛋白等，如血容量已补足血压仍低者，可考虑选用血管活性药物（多巴胺、去甲肾上腺素）；在抢救低血压休克应时刻注意静脉滴注速度、监测生命体征、尿量等，避免引起肺水肿、心力衰竭、高血压等。

（四）用药护理

早期抗病毒治疗利巴韦林用药过程中可能出现溶血，注意复查血常规、尿常规；针对重症给予糖皮质激素治疗时注意其高血糖、应激性溃疡、高血压、低血钾及继发感染等副作用；甘露醇可能加重肾损害；输液量及输液速度应根据体温、血压、尿量、血液浓缩（血红细胞、血红蛋白）情况调整；血管活性药物应用过程中注意药物浓度及滴速，特别是多巴胺；纠正酸中毒，碳酸氢钠可根据动脉血气分析结果确定，一般 24 h 不超过 600 mL，强心药物西地兰或地高辛等严密监测血药浓度，避免洋地黄制剂中毒。

（五）心理护理

给患者及家属解释发热、充血、出血、少尿、多尿等肾综合征出血热临床表现相关知识，告知其病情程度，让患者正确认识疾病，多与患者沟通，给予关爱和支持，减轻患者心理压力，树立其战胜疾病的信心。

（六）健康指导

1. 疾病相关知识指导 介绍本病的相关知识，如病因、传染源、传播方式及早期有何临床表现、发病后应及时就诊等；指导患者出院后仍需要继续休息，生活规律，逐渐恢复体力后适当轻体力活动，定期复查肾功能、尿常规及测血压，若发现异常应及时就诊。

2. 疾病预防知识指导 ①大力开展流行性出血热的卫生宣教，因鼠类是本病主要的传染源，防鼠、灭鼠是预防本病的关键。②在鼠类活动区域野外生活或作业时加强个人防护，改善卫生条件，防止鼠类分泌物、排泄物污染食物和水源。流行区易感人群可接种疫苗。③流行季节避免坐卧草地，不在草地上晒衣服；劳动时防止皮肤破损，破损后应及时消毒并包扎伤口；在野外工作时，要穿鞋袜。

能力检测

1. 肾综合征出血热的病原体是（　　）。

A. 细菌　B. 立克次体　C. 病毒　D. 螺旋体　E. 支原体

2. 肾综合征出血热的基本病理改变是（　　）。

A. 全身毛细血管中毒性损害

B. 血管和淋巴管内皮细胞损害及急性出血

C. 微血管的内皮细胞损伤

D. 小血管周围炎性细胞浸润

E. 全身性小血管（小动脉小静脉和毛细血管）内皮细胞肿胀变性和坏死

3. 关于肾综合征出血热临床五期临床经过哪项是正确的？(　　)

A. 发热期→低血压期→多尿期→少尿期→恢复期

B. 发热期多尿期→低血压期→少尿期→恢复期

C. 发热期→低血压期→少尿期→多尿期→恢复期

D. 发热期→中毒期→低血压期→少尿期→恢复期

E. 发热期→出疹期→少尿期→多尿期→恢复期

4. 关于肾综合征出血热发热期的治疗方法，哪一项是错误的？(　　)

A. 冷敷　　B. 解热镇痛剂　　C. 温水擦浴

D. 酒精擦浴　　E. 激素治疗

5. 下列哪项不是肾综合征血热的临床表现？(　　)

A. 多尿　　B. 少尿　　C. 低血压

D. 球结膜充血　　E. 眼眶痛

6. 肾综合征出血热患者出现休克临床表现错误的是(　　)。

A. 体温下降　　B. 脉搏细速　　C. 烦躁不安

D. 多尿　　E. 少尿或无尿

7. 肾综合征出血早期出血的主要原因为(　　)。

A. 尿毒症致凝血功能异常　　B. 类肝素物质增多

C. 血管壁脆性增加及血小板减少　　D. 血管因子消耗缺乏

E. 播散性血管内凝血

8. 肾综合征出血热饮食错误的是(　　)。

A. 高热量　　B. 高维生素　　C. 流质饮食

D. 少食多餐　　E. 高纤维素

9. 关于肾综合征出血热低血压期血常规的检查结果，下列哪项错误？(　　)

A. 白细胞总数增高　　B. 血小板减少

C. 血红蛋白下降　　D. 中性粒细胞增多

E. 出现异型淋巴细胞

10. 对肾综合征出血热的确诊依据是(　　)。

A. 临床上表现为三痛征和三红征

B. 血常规中出现异型淋巴细胞和血小板减少

C. 尿中可见膜状物

D. 临床上有三大主征：发热，出血、充血，肾损害

E. 特异性 IgM 抗体

参考答案：1. C　2. E　3. A　4. D　5. D　6. C　7. A　8. E　9. E　10. E

（孙美艳）

任务十二　登革热患者的护理

学习目标

知识要求

1. 掌握登革热患者的护理措施。
2. 熟悉登革热的传染源、传播途径、易感人群、临床表现、预防措施。
3. 了解登革热的病原学、流行特征、发病机制、实验室检查、治疗要点。

能力要求

1. 能够对登革热患者采取正确的隔离措施。
2. 能够对登革热患者采取正确的治疗护理措施。
3. 能够对社区人群进行登革热健康教育。

案例引导

患者，男，22 岁，因突然发热伴头痛及全身肌肉、关节疼痛 3 天入院。入院时查体：T 39.5 ℃，P 106 次/分，R 23 次/分，BP 150/100 mmHg，患者皮肤有散在皮疹及皮下出血点，以躯干、四肢为甚，有痒感，腹股沟浅表淋巴结肿大如黄豆大小。实验室检查白细胞 2.9×10^9/L，血小板 4.1×10^9/L。

初步诊断：登革热。

问题：

1. 该患者最可能由何种传播途径感染？
2. 该患者存在哪些护理问题？
3. 如何对该患者做健康指导？

【基础知识】

一、概述

登革热(dengue fever，DF)是由登革病毒(dengue virus)引起，经伊蚊传播的急性传染病。临床特征为急性起病，以发热，皮疹，全身肌肉、骨关节疼痛，极度疲乏无力，淋巴结肿大，白细胞减少等为主要表现。

登革热于 1779 年在埃及开罗、印度尼西亚雅加达及美国费城发现，并根据症状命名为关节热和骨折热。1869 年由英国伦敦皇家内科学会命名为登革热，主要在热带和亚热带地区流行，20 世纪曾在世界各地发生过多次大流行，在东南亚一直呈地方性流行。中国多在广东、广西、海南、台湾等地区流行，2009 年 9 月在中国浙江省义乌市义亭镇出现过登革热，有 4 个村 200 多例疾病发生。1952 年登革病毒首次被分离出来，目前已分离出所有四型登革病毒。

登革病毒对寒冷的抵抗力强，在人血清中储存于普通冰箱可保持传染性数周，−70 ℃可存活 8 年之久；但不耐热，50 ℃ 30 min 或 100 ℃ 2 min 均能使其灭活；不耐酸，用乙醚、紫外线或 0.65%甲醛溶液可以使其灭活。

二、流行病学

（一）传染源

患者和隐性感染者为本病主要传染源，未发现有健康病毒携带者。患者在发病前 1 天至病程第 6 天，具有明显的病毒血症，可使叮咬伊蚊受感染，此时传染性最强。在流行期间，轻型患者和隐性感染者占大多数，是重要传染源。

（二）传播途径

登革热主要经传播媒介途径传播，伊蚊是本病的主要传播媒介，目前已知 12 种伊蚊可传播本病，最主要的是埃及伊蚊和白纹伊蚊。伊蚊只要与有传染性的液体接触一次，即可感染。当伊蚊叮咬患者或隐性感染者后，病毒进入蚊体内，在蚊的唾液腺及神经细胞中大量复制，复制 8～14 天后即具有传染性，传染期长者可达 174 天。具有传染性的伊蚊叮咬人体时，即将病毒传播给人，造成感染。伊蚊可终生携带和传播病毒，并可经卵将病毒传递给后代。

（三）易感人群

在新流行区，人群普遍易感本病，但发病主要以成人为主。本病 1980 年在广东流行时，患者最小年龄为 3 个月，最大为 86 岁，但以青壮年发病率最高。在地方性流行区，20 岁以上的居民，在血清中几乎都能检出抗登革病毒的中和抗体，故发病者以儿童为主。本病感染后对同型病毒有稳定的免疫力，并可维持多年，对异型病毒也有 1 年以上免疫力。各血清型之间及与其他黄病毒属的病毒之间有不同程度的交叉免疫力。

（四）流行特征

本病广泛流行于热带和亚热带，尤其是东南亚、西太平洋及中南美洲，在我国主要发生于海南、台湾、广东和广西。登革热流行与伊蚊滋生有关，主要发生于夏、秋的雨季。登革病毒通常先流行于市镇，后向农村蔓延。

三、发病机制及病理变化

（一）发病机制

登革病毒通过伊蚊叮咬进入人体，在毛细血管内皮细胞和单核-吞噬细胞系统增殖至一定数量后进入血液循环，形成第一次病毒血症。然后再定位于单核-吞噬细胞系统和淋巴组织中复制，再次释入血流形成第二次病毒血症，引起临床症状。体液中的抗登革病毒抗体，可促进病毒在上述细胞内复制，与登革病毒形成免疫复合物，激活补体系统，导致血管通透性增加。体内各类 T 细胞激活并释放细胞因子 IL-2、IFN-r、组胺、过敏素 C3a、过敏素 C5a 等，产生一系列免疫反应。同时抑制骨髓中白细胞和血小板系统，导致白细胞、血小板减少和出血倾向。

（二）病理变化

本病可引起肝、肾、心和脑的退行性变，心内膜、心包、胸膜、腹膜、胃肠黏膜、肌肉、皮肤及中枢神经系统可有不同程度的出血，皮疹活检见小血管内皮细胞肿胀、血管周围水肿及单核细胞浸润，淤斑中有广泛血管外溢血。脑型患者可见蛛网膜下隙和脑实质灶性出血、脑水肿及脑软化。重症患者可有肝小叶中央灶性坏死及淤胆、小叶性肺炎、肺小脓肿形成等。

【能力训练】

一、护理评估

（一）健康史

详细询问患者的既往史、个人健康状况、生活习惯，重点了解患者工作生活环境的蚊虫密度，流行季节当地有无疫情报告，有无蚊虫叮咬史，有无既往登革热病史。

（二）身体状况

本病潜伏期为 3～15 天，通常为 5～8 天。世界卫生组织将登革热分为登革热、登革出血热、登革休克综合征。我国所见的登革热，临床上可分为典型、轻型与重型登革热。

1. 典型登革热

(1) 发热：起病急骤，恶寒、高热，24 h 内体温可达 40 ℃，一般持续 5～7 天后骤退至正常，热型多不规则。部分病例于第 3～5 天体温降至正常，1 天后再度升高，称为双峰热或马鞍热。儿童病例起病较缓、热度也较低。

(2) 全身毒血症状：全身症状有头痛，眼球后痛，骨、肌肉及关节痛，极度乏力。剧烈头痛可能存在脑水肿、脑出血或脑炎。眼眶痛及眼球后痛尤以转动眼球时为甚。骨、肌肉、关节疼痛极剧烈，似骨折样或碎骨样，因此本病曾有“断骨热”之称。严重者疲乏无力可呈衰竭状态。消化道症状可有恶心、呕吐、腹痛、腹泻或便秘等。早期体征有颜面潮红，结膜充血，浅表淋巴结肿大，脉搏加速，后期可有相对缓脉。儿童病例毒血症较轻，恢复较快。

(3) 皮疹：于病程第 3～6 天出现，多为斑丘疹或麻疹样皮疹，也有猩红热样疹、红斑疹及出血点等，可同时有两种以上皮疹。皮疹分布于全身、四肢或头面部，持续 3～4 天消退，多有痒感，疹退后无脱屑及色素沉着。

(4) 出血：25%～50%病例有不同程度、不同部位的出血，如牙龈出血、鼻出血、皮下出血、消化道出血、血尿、腹腔或胸腔出血等，出血多发生在病程的第 5～8 天。

(5) 其他：多有浅表淋巴结肿大，约 1/4 病例有轻度肝肿大，个别病例有黄疸，脾肿大少见。

2. 轻型登革热 临床表现类似流行性感冒，发热较低，全身疼痛较轻，皮疹稀少或不出疹，无出血倾向，常有浅表淋巴结肿大，病程为1～4天。因症状不典型，容易误诊或漏诊。

3. 重型登革热 早期似典型登革热表现，病程第3～5天病情突然加重，表现为剧烈头痛、呕吐、谵妄、狂躁、昏迷、抽搐、大量出汗、血压骤降、颈项强直和瞳孔缩小等脑膜炎的表现。少数病例出现消化道大出血或出血性休克，进展迅速，多在24 h内因中枢性呼吸衰竭或出血性休克而死亡。本型较少见，但病死率很高。

（三）心理社会状况

了解患者及家属对登革热知识的知晓程度；观察患者的心理状态，有无焦虑、恐惧等情绪；了解亲友对患者的态度，提供的社会支持程度等。

（四）辅助检查

1. 血、尿常规 血常规检查白细胞计数于发病第2天开始下降，第4～5天降至最低点（可达2×10^9/L），退热后1周恢复正常，可有血小板减少。尿常规检查可见少量蛋白、红细胞、白细胞，有时可见到管型。

2. 生化检查 约半数病例ALT轻度升高，部分患者AST有轻度到中度升高。脑型病例脑脊液压力增高，白细胞和蛋白质正常或稍增加，糖和氯化物含量正常。

3. 血清学检查 单份血清补体结合试验效价达到1∶32以上，红细胞凝集抑制试验效价达到1∶1280以上有诊断意义。双份血清恢复期抗体效价比急性期高4倍以上者可以确诊。近年来有用ELISA法检测IgM抗体作为早期诊断。

4. 分子生物学诊断方法 逆转录聚合酶链反应（RT-PCR）、原位杂交技术具有高度敏感性和特异性，可用于早期快速诊断及血清型鉴别。

5. 病毒分离 取急性期患者血液，接种于白纹伊蚊细胞株，分离病毒后经特异性中和试验或红细胞凝集抑制试验加以鉴定。

（五）治疗要点

本病目前无特效疗法，主要采取综合治疗。

1. 一般治疗 急性期应卧床休息，给予流质或半流质饮食。在有防蚊设备的病室中隔离到完全退热为止，恢复期不宜过早下床活动，防止病情加重。重型病例应加强护理，保持皮肤和口腔清洁。

2. 对症治疗

(1) 高热应以物理降温为主。对出血症状明显的患者，应避免酒精擦浴。解热镇痛药对本病退热不理想，可诱发G-6PD缺乏的患者发生溶血，应谨慎使用。对中毒症状严重的患者，可短期使用小剂量肾上腺皮质激素。

(2) 维持水、电解质平衡。对于大汗或腹泻者应鼓励患者口服补液，对频繁呕吐、不能进食或有脱水、血容量不足的患者，应及时静脉补液，但应高度警惕输液反应致使病情加重，及导致脑膜脑炎型病例发生。

(3) 止血。有出血倾向者可应用止血药物，如安络血、维生素K等。大出血患者，应输注新鲜全血或血小板，应用大剂量维生素K，口服云南白药等，严重上消化道出血者可口服甲氰咪胍。

(4) 抗休克。休克病例应快速输液以扩充血容量，并加用血浆或代血浆，合并

DIC 的患者,不宜输全血,避免血液浓缩。

(5) 预防脑疝。脑型患者应及时应用 20%甘露醇 250～500 mL,快速静脉滴注,同时静脉滴注地塞米松,以降低颅内压,防止脑疝发生。

二、护理诊断及合作性问题

1. 体温过高 与登革病毒感染有关。

2. 组织完整性受损 与登革病毒感染导致皮肤黏膜损伤有关。

3. 疼痛 全身骨骼、肌肉和关节痛,与病毒血症有关。

4. 有出血的危险 与登革病毒感染导致出血倾向有关。

5. 有继发感染的危险 与机体抵抗力低下、营养失调等因素有关。

三、护理目标

采取有效措施,使患者发热减退,体温降低;皮肤黏膜完整,无破损;疼痛减轻,无出血;无感染发生。

四、护理措施

(一) 一般护理

1. 隔离与消毒 住院患者按虫媒病毒感染患者隔离。新发疫点的患者住院隔离期限从发病日起不少于 6 天。对疫点、疫区内不明原因发热患者做好病家访视,接触者要进行 15 天医学观察。隔离室应有防蚊设施,如纱窗、纱门、蚊帐等,没有防蚊设施者应在病室周围 100 m 范围内定期杀灭成蚊。病室周围环境应保持清洁,无积水,定期喷洒蚊虫药。

2. 休息与活动 急性期患者应卧床休息,恢复期患者仍应避免体力劳动,继续休息 1～2 周,以利身体康复。

3. 饮食与营养 给予高热量、高维生素、营养丰富、易消化的流质或半流质饮食,注意液体的补充,保持每日尿量在 1000 mL 以上。出现胃肠道大出血时应禁食。

(二) 病情观察

严密观察患者病情变化,尤其是密切观察其神志、体温、呼吸以及脉搏的变化,若出现头痛、呕吐、意识障碍、抽搐、大量出汗、血压骤降和颈项强直等重症登革热的表现时,立即报告医师并及时处理。

(三) 对症护理

1. 发热的护理 鼓励患者多饮水,高热时给予物理降温,可用温水擦浴,不宜全身使用冰袋,以防受凉,也不宜用酒精擦浴,以免皮肤血管扩张加重出血。降温速度不宜过快,一般体温降至 38 ℃时不再采取降温措施,以防虚脱。做好口腔护理、保持皮肤清洁,防止继发感染。

2. 出血的护理 密切观察患者有无出血倾向。出血患者应保持安静,避免情绪激动。指导患者使用软毛牙刷进行口腔清洁,防止牙龈出血。不用力擤鼻及挖鼻孔,防止鼻出血。口唇干燥或鼻腔干燥时,可用棉签蘸少许液体石蜡或用抗生素软膏轻轻涂擦，防止局部黏膜干裂出血。护理及治疗过程中动作要轻柔，拔针后穿刺部位延长加压时间，并观察有无渗血情况。

3. 皮疹的护理 保持皮肤的清洁、干燥，避免搔抓，禁用肥皂、热水烫洗。衣裤应清洁、宽松、柔软、透气性良好。

4. 疼痛的护理 尽可能地满足患者对舒适的需要，如帮助其变化体位，减少压迫。保持病室安静，减少不良刺激。向患者说明产生疼痛的原因并倾听患者对疼痛的陈述。对疼痛部位的表面皮肤给予知觉刺激，例如，适当抚摸与揉捏及穴位按摩以分散注意力。

（四）用药护理

遵医嘱用药，向患者解释所用药物的作用及注意事项，加强药物不良反应的观察。

（五）心理护理

护士应主动关心患者，建立良好的护患关系。耐心倾听患者意见，做好疾病相关知识的讲解，给予心理疏导，有助于减轻患者的负性情绪。提供安静舒适的住院环境，减少不良刺激。做好家属的工作，争取家属的支持和配合。

（六）健康指导

1. 疾病相关知识指导 向患者及家属讲解登革热疾病传播过程、致病原因、临床表现和防治方法等知识，指导患者及时就医。

2. 疾病预防知识指导

(1) 控制传染源：在地方性流行区或可能流行地区要做好登革热疫情监测预报工作，早发现、早诊断、及时隔离与治疗患者。同时，对可疑病例应尽快进行特异性实验室检查，识别轻型患者。加强国境卫生检疫，做好疫点的处理。

知识链接

登革热疫点处理

无论城市或乡村，凡已证实登革热发生或流行时，划定以患者家为中心，半径为50 m周围的居民区作为疫点。急性患者是主要传染源，要求做到早诊断、早报告、早隔离、早就地治疗。新发疫点的患者住院隔离期从发病之日起不少于6天。隔离室应有防蚊设施，如纱窗、纱门、蚊帐，没有防蚊设施者应在病室周围100 m范围内定期杀灭成蚊。对疫点、疫区内不明原因发热患者做好家庭访视，接触者进行15天医学观察。

(2) 切断传播途径：防蚊、灭蚊是预防本病的根本措施。改善卫生环境，消灭伊蚊滋生地，清理积水。喷洒杀蚊剂消灭成蚊。室内成蚊可用敌敌畏喷洒消灭，室外成蚊可用50%马拉硫磷、杀螟松等制成超低容量喷雾，或在重点区域进行广泛的药物喷洒。

(3) 提高人群免疫力：登革热疫苗仍处于研制、试验阶段，已研制出登革病毒Ⅰ型和Ⅱ型的蛋白和DNA基因疫苗，正在进行动物试验，但尚未能在人群中推广应用。

3. 出院指导 注意饮食均衡营养，劳逸结合，适当锻炼，增强体质。

能力检测

1. 登革热并发急性血管内溶血，常常发生在(　　)。

A. G-6PD 缺乏　　B. 使用解热镇痛药　　C. 使用抗生素

D. 使用肾上腺皮质激素　　E. 使用低分子右旋糖酐

2. 登革热发病的主要流行地区是(　　)。

A. 热带地区　　B. 寒带地区　　C. 亚热带地区

D. 温带地区　　E. 不分地区性

3. 登革热的主要传播媒介是(　　)。

A. 库蚊　　B. 伊蚊　　C. 按蚊　　D. 恙螨　　E. 革螨

4. 登革热的潜伏期通常为(　　)。

A. 1～2 天　　B. 2～3 天　　C. 3～5 天　　D. 5～8 天　　E. 8～10 天

5. 登革热患者发热的处理，最好选用(　　)。

A. 自然降温　　B. 酒精擦浴　　C. 全身使用冰袋

D. 药物降温　　E. 温水擦浴

参考答案：1. A　2. A　3. B　4. D　5. E

(杨晓云)

任务十三　登革出血热患者的护理

学习目标

知识要求

1. 掌握登革出血热患者的护理措施。
2. 熟悉登革出血热的传染源、传播途径、易感人群、临床表现、预防措施。
3. 了解登革出血热的流行特征、病理变化、实验室检查、治疗要点。

能力要求

1. 能够对登革出血热患者采取正确的隔离措施。
2. 能够对登革出血热感染患者采取正确的治疗护理措施。
3. 能够对社区人群进行登革出血热健康教育。

案例引导

患者，男，28岁，因发热伴头痛，食欲不振、全身倦怠及肌肉酸痛、关节疼痛2天入院。入院时查体：T 39.8 ℃，P 116次/分，R 24次/分，BP 140/90 mmHg，患者全身皮肤有明显皮疹及皮下出血点，肋膜积水。实验室检查，白细胞 2.1×10^9/L，血小板 3.8×10^9/L，束臂试验阳性。

初步诊断：登革出血热。

问题：

1. 该患者主要传染源和传播途径是什么？
2. 该患者存在的主要护理诊断有哪些？
3. 如何对该患者进行健康指导？

【基础知识】

一、概述

登革出血热(dengue hemorrhagic fever，DHF)是登革热的一种严重类型，由登革病毒引起，经蚊传播的急性传染病，临床特征有典型登革热症状、明显出血倾向、血液浓缩、血小板计数减少，严重者会出现循环衰竭，即登革休克综合征(dengue shock syndrome，DSS)。DHF的发病率比登革热低，多见于儿童，病死率高。

1950年在泰国首先发现登革出血热，以后在东南亚、太平洋岛屿及加勒比海地区相继发生本病流行。

二、流行病学

(一) 传染源

患者和隐性感染者为主要传染源。从发病前1天至发病后5天内传染性最强，东南亚森林中的猴感染后多不发病，但可成为传染源。

(二) 传播途径

登革出血热主要经蚊虫传播媒介途径传播，埃及伊蚊是本病的主要传播媒介，其次是白纹伊蚊。前者主要分布在我国南方沿海(如海南岛等)地区，喜栖室内。后者在我国分布较广，尤以长江以南为普遍，常在室外活动。蚊吸血受染后，经8～12天才有传染性，再次叮咬人可传染本病。伊蚊受染后终生有传染性。病毒在白纹伊蚊的唾液腺及神经细胞中可大量复制。

(三) 易感性

人群普遍易感，在原无本病的区域内一旦发生流行，疫情可于短时间内迅速蔓延，并使大部分居民受染。在热带地区多呈地方性流行，一次得病后对同一亚型的免疫力可持续1～4年，但仍可感染另一亚型。感染两种亚型后可获持久的免疫力。在东南亚,本病好发于1～4岁儿童,在我国海南省则以15～30岁占多数。

(四) 流行特征

本病流行于热带和亚热带,特别是东南亚地区,其次是北非、非洲赤道地区、南非北部、澳大利亚、地中海地区、太平洋岛屿、加勒比海岛屿等地。我国主要发生于海南、台湾、广州等地。本病的流行有一定的季节性,一般在每年的5—11月,高峰在7—9月。

三、发病机制及病理变化

(一) 发病机制

本病的发病机制尚未完全明确。Halstead等认为机体感染登革病毒后可产生特异性抗体,再次感染异型登革病毒时,病毒在血液中与原有的抗体结合,形成免疫复合物,激活补体,引起组织免疫病理性损伤,临床上呈现出血和休克。血清学研究证实,登革病毒表面存在不同的抗原决定簇,即群特异性决定簇和型特异性决定簇,群特异性决定簇产生的抗体对登革病毒感染有较强的增强作用,称为增强性抗体,型特异性决定簇产生的抗体具有较强的为中和作用,称为中和抗体,能中和同一型登革病毒的再感染,对异型病毒也有一定中和能力。二次感染时,若血清中增强性抗体活性弱,而中和抗体活性强,足以中和入侵病毒,则病毒血症迅速被消除,患者可不发病,反之,体内增强性抗体活性强,后者与病毒结合为免疫复合物,通过单核细胞或巨噬细胞膜上的Fc受体,促进病毒在这些细胞中复制,也就是抗体信赖性感染增强现象,导致登革出血热发生。增强性抗体可促进登革病毒与单核细胞或吞噬细胞表面的Fc受体结合,使这些细胞释放活性因子,导致血管通透性增加,血浆蛋白从微血管中渗出,引起血液浓缩和休克。凝血系统被激活则引起DIC,加重休克,并与血小板减少一起导致各系统的出血。

(二) 病理变化

本病的病理变化主要是全身毛细血管内皮损伤,导致出血和血浆蛋白渗出。微血管周围出血、水肿及淋巴细胞浸润,单核-吞噬细胞系统增生。

【能力训练】

一、护理评估

(一) 健康史

详细询问患者的既往史、个人健康状况、生活习惯,重点了解患者工作生活环境的蚊虫密度,流行季节当地有无疫情报告,有无蚊虫叮咬史,既往有无登革热史。

(二) 身体状况

世界卫生组织将登革出血热分为无休克的登革出血热及登革休克综合征。

1.登革出血热

(1) 开始表现为典型登革热。发热、肌痛、腰痛,但骨、关节痛不显著,而出血倾向严重，如鼻出血、呕血、咯血、尿血、便血等。常有两个以上器官大量出血，出血量大于100 mL。

(2) 血液浓缩，红细胞压积增加20%以上，血小板计数低于100×10^9/L。有的病例出血量虽小，但出血部位位于脑、心脏、肾上腺等重要脏器而危及生命。

(3) 在登革出血热病例中，胸腔积液是最常见的血浆渗透的表现，其次是胆囊壁增厚及腹腔积液。血浆渗透在血小板明显减少及肝功能明显异常的登革出血热患者中多见。

2. 登革休克综合征 登革休克综合征具有典型登革热的表现。在病程中或退热后，病情突然加重，有明显出血倾向伴周围循环衰竭。表现为皮肤湿冷，脉快而弱，脉压差进行性缩小，血压下降甚至测不到，烦躁、昏睡、昏迷等。病情凶险，如不及时抢救，可于4～6 h内死亡。

（三）心理社会状况

了解患者及家属对登革热知识的了解程度；观察患者的心理状态，有无焦虑、恐惧等情绪；了解亲友对患者的态度，提供的社会支持程度等。

（四）辅助检查

白细胞计数和中性粒细胞均增加，血小板减少，可低至10×10^9/L以下。束臂试验阳性。血液浓缩，血细胞比容增加。凝血因子减少，补体水平下降，纤维蛋白降解物升高。血浆蛋白降低，血清转氨酶升高，凝血酶原时间延长，纤维蛋白原下降。血清学检查和病毒分离同登革热。

（五）治疗要点

以支持和对症疗法为主，注意水、电解质平衡，纠正酸中毒。休克患者应尽快输液以扩充血容量，加用血浆或血浆代用品，但不宜输全血，以免加重血液浓缩。严重出血者，可输新鲜全血或血小板。中毒症状严重及休克者，可用肾上腺皮质激素静脉滴注。有DIC证据者按DIC治疗。

二、护理诊断及合作性问题

1. 体温过高 与登革病毒感染有关。

2. 有出血的危险 与登革病毒感染导致出血倾向有关。

三、护理目标

采取有效措施，使患者发热减退，体温降低，无出血。

四、护理措施

（一）一般护理

1. 隔离与消毒 住院患者按虫媒病毒感染患者隔离。疫点、疫区的消毒同登革热处理。

2. 休息与活动 急性期患者应卧床休息，恢复期患者仍应避免体力劳动。

（二）病情观察

严密监测患者生命体征，是否有烦躁不安、面色苍白、血压下降、脉搏增快等休克现象，做好抢救准备。

（三）对症护理

1. 发热的护理 降温以物理降温为主。

2. 出血的护理 出血的预防和护理严密观察患者是否有鼻出血、咯血、呕血、便血等，做好输血准备，并根据出血部位不同做相应处理，具体方法见登革热护理。

（四）用药护理

按医嘱给予止血药，向患者解释所用药物的作用及注意事项，加强药物不良反应的观察。

（五）心理护理

护士应主动和患者交谈，鼓励其说出自己的想法和感受，减轻患者的不良情绪，对患者提出的疑问应耐心解释。

（六）健康指导

1. 疾病相关知识指导 向患者及家属讲解登革出血热疾病传播过程、致病原因、临床表现和防治方法等知识，指导患者及时就医。

2. 疾病预防知识指导 同登革热预防知识指导。

能力检测

1. 登革出血热发病的主要流行地区是（　　）。

A. 热带、亚热带地区　B. 寒带地区　C. 非洲赤道地区

D. 温带地区　E. 不分地区性

2. 登革出血热的流行有一定季节性，流行高峰是（　　）。

A. 3—4 月　B. 4—6 月　C. 7—9 月

D. 9—10 月　E. 11 月—次年 2 月

3. 登革出血热患者的病理变化主要是（　　）。

A. 炎性细胞浸润　B. 神经细胞变性坏死

C. 全身毛细血管内皮损伤　D. 急性弥漫性脑脊髓膜炎

E. 机体对病毒的特异性免疫反应

4. 下列有关登革出血热患者的叙述错误的是（　　）。

A. 登革出血热是登革热的一种严重类型

B. 世界卫生组织将登革出血热分为无休克的登革出血热及登革休克综合征

C. 有的登革出血热患者出血量虽小，但出血部位位于脑、心脏、肾上腺等重要脏器而危及生命

D. 病毒分离、登革病毒特异性抗体及分子生物学诊断方法等有助于确诊登革出血热

E. 登革出血热患者除发热外，主要表现有全身中毒症状、毛细血管损伤和肾损害

5. 登革出血热患者传染性最强的时期是（　　）。

A. 发病前1天至病程第2天内　　B. 发病前1天至病程第3天内

C. 发病前1天至病程第4天内　　D. 发病前1天至病程第5天内

E. 发病前1天至病程第6天内

参考答案：1. A　2. C　3. C　4. E　5. D

（杨晓云）

任务十四　水痘患者的护理

学习目标

知识要求

1. 掌握水痘患者的护理措施。
2. 熟悉水痘的传染源、传播途径、易感人群、临床表现、预防措施。
3. 了解水痘的病原学、流行特征、发病机制、实验室检查、治疗要点。

能力要求

1. 能够对水痘患者采取正确的隔离措施。
2. 能够对水痘患者进行健康指导。
3. 能够指导水痘患者做好家庭护理。

案例引导

患儿，男，5岁，某幼儿园学生，因持续发热2天伴皮疹1天入院。入院查体：T 38.5 ℃，P 110次/分，R 42次/分，患儿烦躁、哭闹，全身皮肤散在红色斑疹，可见黄豆大小疱疹，内有透明疹液。实验室检查，白细胞 8.9×10^9/L，中性粒细胞80%。

初步诊断：水痘。

问题：

1. 该患儿最可能由何种传播途径感染？
2. 如何对该患儿做健康指导？
3. 在护理该患儿过程中如何做好家庭护理？

【基础知识】

一、概述

水痘(chicken Pox)是由水痘-带状疱疹病毒(varicella-zoster virus,VZV)引起的常见急性传染病。水痘多见于儿童,临床上以全身皮肤黏膜相继出现并同时存在斑疹、丘疹、疱疹及结痂为特点,全身症状轻微,不留瘢痕,为自限性疾病,一般10天左右自愈,预后良好。

水痘-带状疱疹病毒属疱疹病毒科,呈球形。本病毒只有一个血清型,人是唯一的宿主,皮肤是病毒的主要靶器官。病毒借飞沫经呼吸道或接触感染进入机体,经2次病毒血症,病毒大量复制,扩散至全身,特别是皮肤、黏膜组织。经2～3周潜伏期后全身皮肤广泛出现丘疹、水疱疹和脓疱疹,皮疹分布呈向心性,以躯干较多,可发展为疱疹。该病毒体外抵抗力弱,不耐酸、不耐热,不能在痂皮中存活,对乙醚敏感。

知识链接

水痘-带状疱疹病毒(VZV)

因儿童初次感染引起水痘,恢复后病毒潜伏在体内,少数患者在成人后病毒再发而引起带状疱疹,故被称为水痘-带状疱疹病毒。

二、流行病学

(一) 传染源

本病传染源主要是患者,患者急性期水痘内容物及呼吸道分泌物内均含有病毒,可由鼻、咽分泌物排出体外,出诊前1～2天至疱疹完全结痂这一时期均具有传染性,且传染性很强,易感儿童接触后90%发病。易感儿童接触带状疱疹患者,也可发生水痘,但少见。

(二) 传播途径

本病主要经空气飞沫和直接接触疱液传播,也可通过接触污染的用具感染,潜伏期的供血者可通过供血传播,孕妇分娩前患水痘,可感染胎儿,婴儿出生后10天左右发病。

(三) 易感人群

本病人群普遍易感,好发于1～6岁学龄前儿童,6个月以内的婴儿由于有母体抗体的保护,很少发病。病后可获持久免疫力。

(四) 流行特征

本病一年四季均可发病,冬、春季高发。接触被水痘病毒污染的食具、玩具、被褥、毛巾等容易感染,所以水痘常在托儿所、幼儿园等儿童集体中流行。

三、发病机制及病理变化

（一）发病机制

水痘-带状疱疹病毒经直接接触或经上呼吸道侵入人体后，首先在呼吸道黏膜内增殖，然后进入血流，产生病毒血症，在单核-吞噬细胞系统内再次增殖后入血，形成第二次病毒血症，病毒散布全身各组织器官，引起病变，主要损害皮肤，较少累及内脏。皮疹分批出现与间歇性病毒播散有关。在皮疹出现1～4天后，特异性抗体产生，病毒血症消失，症状随之缓解。

（二）病理变化

水痘的皮肤病变主要在表皮棘细胞层，细胞水肿变性，组织液渗入形成水痘疱疹，内含大量病毒。水疱液开始透明，继之上皮细胞脱落及炎性细胞浸润，疱内液体减少变混浊。如有继发感染，可变为脓疱。最后上皮细胞再生，结痂后脱落，一般不留瘢痕。

【能力训练】

一、护理评估

（一）健康史

详细询问患者发病时间及临床表现，有无水痘患者接触史，是否进行过水痘病毒减毒活疫苗接种，患病季节，出疹时间、顺序、部位、形态，持续时间，进展情况等，有无伴随症状及并发症的发生以及发病后的诊疗护理过程。

（二）身体状况

1. 潜伏期 水痘的潜伏期为7～21天，平均为14天。

2. 前驱期 婴幼儿常无前驱症状或症状轻微，年长儿童及成人有发热、头痛、乏力、咽痛、食欲减退、咳嗽等表现，持续1～2天。

3. 出疹期 起病后数小时或1～2天出现皮疹。

(1) 出诊顺序：皮疹首先见于躯干和头部，后蔓延至全身。皮疹发展迅速，初为红斑疹，数小时后变为丘疹，再发展为疱疹，以斑疹、丘疹、疱疹、脓疱、结痂的顺序演变，分批出现，同一部位可同时存在，俗称四世同堂，这是水痘皮疹的重要特征。

(2) 皮疹分布：皮疹呈向心性分布，头部、躯干部密集，四肢较少，手掌和足底更少。皮疹越多，全身症状越重。

(3) 皮疹性质：皮疹常呈椭圆形，直径为3～5 mm，周围有红晕，疱疹壁薄易破，疱液开始透明，数小时后变混浊，疱疹处常伴有瘙痒，约经1周后开始结痂，痂皮完全脱落需要2～3周的时间，一般不留瘢痕。若继发感染，疱液可呈脓性，结痂时间延长可留有瘢痕。

(4) 黏膜皮疹：口腔、外阴、眼结合膜等黏膜处可发生浅表疱疹，易破溃形成浅表性溃疡，伴有疼痛。

4. 并发症

（1）水痘肺炎：多见于成人及免疫力低下者。多发生于出疹后1～6天，轻者无临床表现，重者有高热、咳嗽、咯血、气促、胸痛、呼吸困难、发绀等，严重者可于24～48 h因急性呼吸衰竭而死亡。

（2）水痘脑炎：一般极少发生，儿童多于成人。发生率小于1%，多发生于出疹后1周左右。患者可出现惊厥、躁动、昏迷，有脑膜刺激征及颅内压升高，严重者可因呼吸衰竭而死亡。少数患者可留有偏瘫、精神异常等后遗症。

（三）心理社会状况

因水痘多见于儿童，隔离期间，患儿明显感到孤独，烦躁，情绪低落，依赖性增强。家长因不了解病情常常感到恐慌。水痘康复后，病毒仍然潜伏在体内，成年后在免疫力低下时便发生带状疱疹（俗称缠腰龙）是"一毒致两病"最典型的特征。所以部分患者会出现担心焦虑，也有部分患者因全身症状较重可导致情绪低落或担心结痂后遗留瘢痕。

（四）辅助检查

1. 血常规 白细胞计数正常或稍高，淋巴细胞相对增多。

2. 疱疹刮片或组织活检 刮取新鲜疱疹基底组织涂片，用瑞士染色可发现多核巨细胞，用苏木素-伊红染色可见细胞核内包涵体。

3. 病毒分离 仅用于非典型病例，在起病3天内取疱疹液做细胞培养，其病毒分离阳性率高。

4. 血清抗体检测 血清抗体滴度升高4倍以上有诊断价值。

（五）治疗要点

1. 抗病毒治疗 一般水痘患者不需抗病毒治疗。对免疫缺陷及免疫抑制的患者，应尽早使用抗病毒药物治疗，一般在皮疹出现后24 h内用药，能控制皮疹发展，促进病情恢复。阿昔洛韦为首选药物，也可用阿糖腺苷、无环鸟苷、泛昔洛韦及干扰素。

2. 对症治疗 发热期注意水分和营养的补充。维生素B_{12} 500 μg～1000 μg肌内注射，每天1次，连用3天可促进皮疹干燥结痂。皮肤瘙痒者可用0.25%冰片的炉甘石洗剂或5%碳酸氢钠溶液局部涂搽。疱疹破裂者可涂抗生素软膏预防继发感染。高热患者可用物理降温或适量使用退热剂，忌用阿司匹林，以免增加Reye综合征的危险。出疹期间不宜用皮质激素及免疫抑制剂，以防病毒扩散。

二、护理诊断及合作性问题

1. 体温过高 与水痘病毒感染或皮肤继发感染有关。

2. 皮肤完整性受损 与水痘病毒对皮肤的损害有关。

3. 有感染的危险 与皮肤损害继发感染有关。

4. 潜在并发症 肺炎、脑炎。

三、护理目标

关心患者，采取有效的治疗与护理措施使患者体温正常，皮疹消退，皮肤完好，无继发感染,无并发症发生。

四、护理措施

(一) 一般护理

1. 隔离与消毒 对水痘患者采取呼吸道隔离、接触隔离,一般隔离至疱疹全部结痂,或出疹后7天。水痘症状虽较轻,但传染性很强,且目前水痘还未普及自动免疫,因此一旦确诊水痘,立即隔离,直至患儿没有传染力后,才可以去幼儿园、学校或其他公共场所。病室定时开窗通风,保持空气流通。病室紫外线空气消毒每天2次,地面用含氯消毒液擦洗每天2次。

2. 休息与活动 发热时嘱患者卧床休息,勤晒被褥,着清洁宽大衣服。水痘患者一般不外出,外出须戴口罩。

3. 饮食与营养 给予清淡易消化、富含维生素的饮食,补充足够水分。可进食牛奶、粥类、豆浆、果汁,若口腔疱疹溃疡影响进食,应予补液。

(二) 病情观察

密切观察患者发热程度,皮疹发展情况,有无继发感染,有无并发症的发生。密切观察患者有无咳嗽、咯血、呼吸困难等肺炎的表现,注意观察患者意识,有无惊厥、头痛、颅内压增高等脑炎的表现。

(三) 对症护理

高热时密切监测患者体温变化,采取物理降温或药物降温。有皮疹的患者禁用酒精擦浴,以免对皮肤产生刺激。使用药物降温时要防止大量出汗引起虚脱。皮肤瘙痒者应避免搔抓,防止抓伤皮肤引起感染。

(四) 用药护理

遵医嘱用药。避免使用肾上腺皮质激素类药物(如激素类软膏),以防病毒在体内增殖和扩散,使病情恶化。免疫力低下、正在使用免疫抑制剂者、孕妇一旦接触水痘患者,应立即肌注大剂量丙种球蛋白0.4～0.6 mL/kg或带状疱疹免疫球蛋白0.1 mL/kg,以减轻病情。

(五) 心理护理

护理人员应利用专业知识对患者家属及患者进行解释、安慰,减轻患者的精神压力,消除恐慌,鼓励家长抽出时间多陪患儿,与患儿交流,病情允许可看书、听音乐,减轻患儿孤独感。

(六) 健康指导

1. 疾病相关知识指导 讲解水痘的病因、临床表现等相关知识,鼓励患者积极配合治疗。讲解水痘患儿家庭护理的要点,指导家长做好皮肤护理,促使患儿早日康复。水痘病后有持久免疫力,大多终身免疫。但也应加强营养及体育锻炼,以防带状疱疹的发生。

知识链接

水痘患儿的家庭护理

患了水痘的患儿一经确诊，应立即在家隔离直至全部皮损干燥结痂。尽可能避免健康儿童与患水痘的患儿接触。发热时要让患儿休息，吃富有营养易消化的饮食，要多喝开水和果汁水。嘱咐和管理患儿勤洗手，修剪指甲，不要用手抓破疱疹，特别是注意不要抓破面部的疱疹，以免引起感染。室内保持空气流通，但应避免直接吹冷风。患儿的被褥要勤晒，衣服要清洁宽大，防止因穿过紧的衣服和盖过厚的被子，而造成过热引起疹子发痒。疱疹结痂时不要过早用手将痂皮抠掉，应让其自然脱落，防止留下瘢痕。若发现患儿高热不退、咳嗽、呕吐、头痛、烦躁不安或嗜睡，应及时到医院诊治。

2. 疾病预防知识指导 水痘患者隔离至疱疹全部结痂或出疹后7天，患者呼吸道分泌物、污染物应消毒。水痘流行期间尽量不带儿童去公共场所，避免与水痘患儿接触。预防性注射水痘减毒活疫苗，对自然感染的预防效果可达68%～100%，并可持续10年以上。

能力检测

1. 水痘的隔离期为(　　)。

A. 疱疹消退后1周　　B. 发热消退后1周

C. 疱疹与结痂同时出现时　　D. 疱疹出齐后

E. 疱疹全部结痂后

2. 水痘的病原体是(　　)。

A. 病毒　　B. 细菌　　C. 螺旋体　　D. 支原体　　E. 寄生虫

3. 下列哪项不是水痘的传播途径？(　　)

A. 直接接触水痘疱疹液传播　　B. 空气飞沫和接触传播

C. 通过污染的用具传播　　D. 孕妇分娩前患水痘可感染胎儿

E. 蚊虫叮咬传播

4. 水痘皮疹的演变是(　　)。

A. 斑疹—丘疹—疱疹—脓疱—结痂　　B. 斑疹—疱疹—脓疱—结痂

C. 疱疹—脓疱—结痂　　D. 斑丘疹—疱疹—结痂

E. 丘疹—疱疹—结痂

5. 水痘皮疹呈向心性分布以(　　)。

A. 躯干最多　　B. 面部最多　　C. 上肢最多

D. 颈部最多　　E. 下肢最多

6. 对水痘易感儿童接触者应医学观察(　　)。

A. 7天　　B. 5天　　C. 15天　　D. 21天　　E. 30天

7. 水痘的病理改变主要受限于(　　)。

A. 真皮层　　B. 表皮棘细胞　　C. 肌层

D. 黏膜　　E. 浆膜

8. 水痘患者高热时不适用的降温方法是(　　)。

A. 冰袋　　B. 小剂量退热药　　C. 酒精擦浴

D. 温水擦浴　　E. 小剂量激素

9. 水痘患者不能使用(　　)。

A. 糖皮质激素　　B. 青霉素　　C. 20%甘露醇

D. 干扰素　　E. 利巴韦林

10. 以下关于水痘患者的处理不正确的是(　　)。

A. 进食高热量、高维生素易消化饮食

B. 高热时多饮水,可给物理或药物降温

C. 疱疹处可涂甲紫

D. 剪短指甲避免抓破疱疹引起感染

E. 进食鱼虾等发物促使发疹

参考答案:1. E　2. A　3. B　4. A　5. A　6. D　7. B　8. E　9. A　10. E

(杨晓云)

任务十五　手足口病患者的护理

学习目标

知识要求

1. 掌握手足口病患者的护理措施。
2. 熟悉手足口病的传染源、传播途径、易感人群、临床表现、预防措施。
3. 了解手足口病的病原学、流行特征、发病机制、实验室检查、治疗要点。

能力要求

1. 能够对手足口病患者采取正确的隔离措施。
2. 能够对托幼机构及小学等集体单位采取正确的预防控制措施。
3. 能够对社区人群进行手足口病健康教育。

案例引导

患儿，女，3岁，因持续发热1天入院。入院时查体：T 38.6 ℃，P 132次/分，R 38次/分，双手掌、脚底、咽后壁疱疹，精神差，伴呕吐，X线检查双肺纹理增粗。实验室检查，白细胞 4.7×10^{9}/L，中性粒细胞79%，病原学检测，肠道病毒EV71呈阳性。

初步诊断：手足口病。

问题：

1. 如何指导该患儿家长做好个人预防？

2. 在护理该患者过程中如何加强病情观察？

【基础知识】

一、概述

手足口病（Hand-foot-mouth disease，HFMD）是由多种肠道病毒引起的常见传染病，以婴幼儿发病为主。大多数患者症状轻微，以发热和手、足、口腔等部位的皮疹或疱疹为主要特征。少数患者可并发无菌性脑膜炎、脑炎、急性迟缓性麻痹、呼吸道感染和心肌炎等，个别重症患儿病情进展快，易发生死亡。少年儿童和成人感染后多不发病，但能够传播病毒。引起手足口病的肠道病毒包括肠道病毒71型（EV71）和A组柯萨奇病毒（CoxA）、埃可病毒（Echo）的某些血清型。EV71感染引起重症病例的比例较大。肠道病毒传染性强，易引起暴发或流行。

知识链接

肠道病毒71型

肠道病毒71型是最晚发现的新型肠道病毒，是一种耐热、耐酸的小RNA病毒，能引起乳鼠病变。该病毒首先于1969年自美国加利福尼亚的1名脑膜炎患儿的脑脊液中分离出来，1992年确定其血清型。此后在纽约、墨尔本同时发现类似病例，并呈聚集性出现，迄今已分离出数株不同型的毒株，交叉中和试验证实其有一定相同抗原性。

肠道病毒适合在湿、热的环境下生存与传播，对乙醚、去氯胆酸盐等不敏感，75%酒精和5%来苏尔亦不能将其灭活，但对紫外线及干燥敏感。各种氧化剂（如高锰酸钾、漂白粉等）、甲醛、碘酒都能灭活病毒。病毒在50 ℃可被迅速灭活，但1 mol浓度二价阳离子环境可提高病毒对热灭活的抵抗力，病毒在4 ℃可存活1年，在−20 ℃可长期保存，在外环境中病毒可长期存活。

二、流行病学

(一)传染源

人是肠道病毒唯一宿主，患者和隐性感染者均为本病的传染源。

(二)传播途径

肠道病毒主要经粪-口和(或)呼吸道飞沫传播，亦可经接触患者皮肤、黏膜疱疹液而感染。是否可经水或食物传播尚不明确。发病前数天，感染者咽部与粪便就可检出病毒，通常以发病后一周内传染性最强。患者粪便、疱疹液和呼吸道分泌物及其污染的手、毛巾、手绢、牙杯、玩具、食具、奶具、床上用品、内衣及医疗器具等均可造成本病传播。

(三)易感人群

人对肠道病毒普遍易感，显性感染和隐性感染后均可获得特异性免疫力，持续时间尚不明确。病毒的各型间无交叉免疫。各年龄组均可感染发病，但以≤3岁年龄组发病率最高。

(四)流行特征

手足口病是全球性传染病，世界上大部分地区均有此病流行的报道。1957年新西兰首次报道该病。1958年分离出柯萨奇病毒，1959年相关专家提出手足口病命名。早期发现的手足口病的病原体主要为Cox A16型，1969年EV71在美国被首次确认。此后EV71感染与Cox A16感染交替出现，成为手足口病的主要病原体。

英国1963年以来的流行病学数据显示，手足口病流行的间隔期为2～3年。20世纪70年代中期，保加利亚、匈牙利相继暴发以中枢神经系统为主要临床特征的EV71流行。20世纪90年代后期，EV71开始在东亚地区流行。

我国于1981年上海首次报道本病，此后，北京、河北、天津、福建、吉林、山东、湖北、青海和广东等10余个省份均有本病报道。1995年武汉病毒研究所从手足口患者中分离出EV71，1998年深圳市卫生防疫站也从手足口病患者标本中分离出EV71。1998年，我国台湾地区发生EV71感染引起的手足口病和疱疹性咽峡炎流行，大多为5岁以下的幼儿。重症病例的并发症包括脑炎、无菌性脑膜炎、肺水肿或肺出血、急性软瘫和心肌炎。

手足口病流行无明显的地区性。一年四季均可发病，以夏、秋季多见，冬季的发病较为少见。该病流行期间，可发生幼儿园和托儿所集体感染和家庭聚集发病现象。肠道病毒传染性强、隐性感染比例大、传播途径复杂、传播速度快，在短时间内可造成较大范围的流行，疫情控制难度大。

知识链接

手足口病疫情报告

自2008年5月2日起，手足口病纳入丙类传染病管理。发现手足口病患者时，要在《中华人民共和国法定传染病报告卡》中“其他法定管理及重点监测传染病”一栏中填报该病。实行网络直报的医疗机构应于24 h内进行网络直报。未实行网络直报的医疗机构应于24 h之内寄送出传染病报告卡。报告病例分为“临床诊断病例”和“实验室诊断病例”两类。若为实验室诊断病例，则应在报告卡片“备注”栏内注明肠道病毒的具体型别，若为重症病例亦应在“备注”中注明“重症”。

三、发病机制及病理变化

（一）发病机制

目前还没有完全明确手足口病的发病机制。一种学说认为，病毒从咽部或肠道侵入，在局部黏膜或淋巴组织中繁殖，并由局部排出，此时可引起局部症状。继而病毒又侵入局部淋巴结，并由此进入血液循环导致第一次病毒血症。病毒经血液循环侵入网状内皮组织、深层淋巴结、肝、脾、骨髓等处大量繁殖并由此进入血液循环，引起第二次病毒血症。病毒可随血液循环进入全身各器官，如中枢神经系统、皮肤黏膜、心脏等处，进一步繁殖并引起病变。

（二）病理变化

易感者感染EV71后，出现血管变态反应和组织炎症病变。当病毒累及中枢神经系统时，组织炎症较神经毒性作用更加强烈，中枢神经系统小血管内皮最易受到损害。细胞融合、血管炎性变、血栓形成可导致缺血和梗死。在脊髓索、脑干、间脑、大脑和小脑的局部组织中，除嗜神经性作用外，还存在广泛的血管周围和实质细胞炎症。

【能力训练】

一、护理评估

（一）健康史

详细询问患者发病的时间及临床表现，有无与手足口病患者接触史。

（二）身体状况

本病潜伏期为2～10天，平均3～5天，病程一般为7～10天。

1. 一般表现　感染初期患者表现为低热、流涕、食欲下降、口痛、呕吐、腹泻等。口腔黏膜出现小疱疹，常分布于舌、颊黏膜、硬腭，也可以出现在扁桃体、牙龈及咽部等，疱疹破溃后形成溃疡。在口腔病变的同时皮肤可以出现斑丘疹，手、足和臀部出现斑丘疹、疱疹，斑丘疹很快转为小疱疹，疱疹周围有炎性红晕，疱内液体较少，呈离心性分布，直径为3～7 mm，质地稍硬，自几个至数十个不等，2～3天自行吸收，不留痂。大多数为良性过程，多自愈，但可复发，有时伴发无菌性脑膜炎、心肌炎等。部分病例仅表现为皮疹或疱疹性咽峡炎，多无后遗症。

2. 重症患者表现　少数患者，尤其是3岁以内患者可出现脑膜炎、脑脊髓膜炎、脑炎、肺水肿、循环衰竭等。

(1) 神经系统症状:变化多样,轻重不一,常表现为阵挛、呕吐、共济失调、意向性震颤、眼球震颤及感情淡漠等;危重病例可表现为频繁抽搐、昏迷、脑水肿、脑疝。

(2) 呼吸系统症状:呼吸浅促而困难、呼吸节律改变,口唇发绀,口吐白色、粉红色或血性泡沫痰,肺部可闻及痰鸣音或湿啰音。

(3) 循环系统症状:面色苍白,心率增快或缓慢,脉搏浅促、减弱甚至消失,四肢发凉,指(趾)甲发绀,血压升高或下降。

(三) 心理社会状况

患者由于年龄小,患病后无法清楚的表达疾病的表现与原因,或被隔离在生疏的环境中,易产生紧张、恐惧、烦躁或哭闹不安等。

(四) 辅助检查

1. 血常规检查 血常规显示淋巴细胞和单核细胞增多,白细胞正常或有所增高,重症病例白细胞计数可明显升高或下降。

2. 血清抗体检查 患者血清中特异性 IgM 抗体阳性,或急性期与恢复期血清 IgG 抗体有 4 倍以上的升高,具有诊断意义。

3. 血生化检查 部分病例可有轻度 ALT、AST、CK-MB 升高,重症病例血糖可升高。

4. 病原学检查 自咽拭子或咽喉洗液、粪便或肛拭子、脑脊液或疱疹液,以及脑、肺、脾、淋巴结等组织标本中分离到 EV71 病毒或特异性 EV71 核酸阳性。

5. 胸片检查 主要表现为双肺纹理增多,网络状、点片状、大片状阴影,部分病例以单侧为著,快速进展者表现为双侧大片阴影。

6. 心电图检查 无特异性改变,可见窦性心动过速或过缓、ST—T 改变。

7. 脑电图 部分病例可表现为弥漫性慢波,少数可出现棘(尖)慢波。

知识链接

手足口病确诊依据

在临床诊断基础上,EV71 核酸检测阳性,分离出 EV71 病毒或 EV71IgM 抗体检测阳性,EV71IgG 抗体 4 倍以上增高或由阴性转为阳性,可确诊为手足口病。

(五) 治疗要点

本病如无并发症,预后一般良好,多在 1 周内痊愈。轻症者可给予抗病毒、抗感染、全身支持治疗;重症患者还应密切监测病情变化,尤其是脑、肺、心等重要脏器功能;危重患者应特别注意监测血压、血气分析及胸片。

1. 抗病毒治疗 常用的有阿昔洛韦、泛昔洛韦、中药等,它们作为高效广谱的抗病毒药物,具有明显缩短发热及皮损愈合时间,减轻口腔疱疹疼痛作用。

2. 免疫调节药物治疗 提高机体的免疫力,可以抵抗病毒感染和防止病毒性疾病的复发。常用的药物有转移因子、胸腺肽等药物。

3. 支持治疗 加强营养、补液。

4. 对症治疗 出现发热、呕吐、腹泻等症状时给予相应处理。

5. 抗感染治疗 局部可用漱口药物含漱、涂抹。

二、护理诊断及合作性问题

1. 腹泻 与人肠道病毒属作用于肠道有关。

2. 体液不足 与频繁的吐泻导致大量水分丢失有关。

三、护理目标

患者精神状态好，无脱水表现（如皮肤弹性好），尿量正常，血压恢复。

四、护理措施

（一）一般护理

1. 隔离与消毒 做好消化道隔离及呼吸道隔离，严防交叉感染。在病房有人的情况下可采取通风换气法加强空气消毒，每天通风换气至少1～2次，时间不少于每次30 min。循环风紫外线空气消毒机及静电吸附式空气消毒机也适用于有人情况下的消毒。病房无人情况下的空气消毒可选用紫外线照射或过氧乙酸喷雾消毒。地面、墙壁及一般物体表面可选用0.2%～0.5%过氧乙酸溶液或500～1000 mg/L有效氯含氯消毒剂溶液喷雾消毒。患者使用后的衣服、被褥等物品用500 mg/L含氯消毒剂浸泡30 min或用干净的双层布袋封扎，送消毒房消毒后再送洗衣房清洗消毒。患者的排泄物、分泌物、呕吐物用1000～2000 mg/L有效氯含氯消毒剂按1∶1比例混合，作用30 min后倒入厕所或按医疗废物处理。

2. 休息与活动 严格卧床休息，协助生活护理，减少患者体力消耗。做好皮肤护理，加强臀部皮肤管理。保持病室安静、舒适、空气清新。

3. 饮食与营养 严重吐泻时应暂停进食。当临床症状逐渐好转，可给予少量多次饮水，逐步过渡到高热量、低脂、流质饮食，如果汁、米汤、淡盐水等，尽量避免饮用牛奶、豆浆等不易消化又能加重肠胀气的食物。做好口腔护理，经常用漱口水或温生理盐水漱口，以保持口腔清洁湿润。

（二）病情观察

密切观察生命体征和神志的变化，观察呕吐物及排泄物的颜色、性质、量、次数，严格记录24 h出入量，观察皮肤黏膜弹性、尿量等的变化。

（三）对症护理

呕吐时头偏向一侧，防止误入气管引起窒息或吸入性肺炎。呕吐后协助患者用温水漱口。床边放置便器，便于患者拿取及对排泄物进行处理。帮助患者及时清除排泄物，及时更换污染的床单，提供清洁舒适的环境。

（四）用药护理

提高用药的依从性，注意观察药物的疗效和不良反应。病情较重者遵医嘱进行补液治疗，加强输液效果及并发症的观察。

（五）心理护理

在治疗及护理的过程中，医护人员应用同情、体贴、和蔼的态度，以鼓励、赞赏的方法关爱患者，消除患者紧张、恐惧心理，达到稳定其情绪，使其配合各种治疗，争取疾病早日康复的目的。

（六）健康指导

1. 疾病相关知识指导　患者应及时就医，并遵医嘱采取居家或住院方式进行治疗。家属或监护人应在社区（村）医生的指导下，密切关注患儿的病情变化，如发现神经系统、呼吸系统、循环系统等相关症状时，应立即送医院就诊，同时，要尽量避免与其他儿童接触。住院患儿应在指定区域内接受治疗，防止与其他患儿发生交叉感染。管理时限为自患儿被发现起至症状消失后1周。

2. 疾病预防知识指导

(1) 个人预防知识指导：①饭前便后、外出后要用肥皂或洗手液等给儿童洗手，不要让儿童喝生水、吃生冷食物，避免接触患病儿童。②看护人接触儿童前、替幼童更换尿布前、处理粪便后均要洗手，并妥善处理污物。③婴幼儿使用的奶瓶、奶嘴使用前后应充分清洗。④本病流行期间不宜带儿童到人群聚集、空气流通差的公共场所，注意保持家庭环境卫生，居室要经常通风，勤晒衣被。

(2) 托幼机构及小学等集体单位的预防知识指导：①本病流行季节，教室和宿舍等场所要保持良好通风。②每日对玩具、个人卫生用具、餐具等物品进行清洗消毒。③进行清扫或消毒工作（尤其清扫厕所）时，工作人员应戴手套。清洗工作结束后应立即洗手。④每日对门把手、楼梯扶手、桌面等物体表面进行擦拭消毒。⑤教育指导儿童养成正确洗手的习惯。⑥每日进行晨检，发现可疑患儿时，要对患儿采取及时送诊、居家休息的措施；对患儿所用的物品要立即进行消毒处理。⑦患儿增多时，要及时向卫生和教育部门报告。根据疫情控制需要对教育和卫生部门可决定采取托幼机构或小学放假措施。

知识链接

医疗机构对手足口病的预防控制措施

(1) 疾病流行期间，医院应实行预检分诊，并专设诊室（台）接诊疑似手足口病患儿，引导发热出疹患儿到专科诊室（台）就诊，候诊及就诊等区域应增加清洁消毒频次，室内清扫时应采用湿式清洁方式。

(2) 医务人员在诊疗、护理每一位患儿后，均应认真洗手或对双手消毒。

(3) 诊疗、护理患儿过程中所使用的非一次性的仪器、物品等要擦拭消毒。

(4) 同一间病房内不应收治其他非肠道病毒感染的患儿，重症患儿应单独隔离治疗。

(5) 对住院患儿使用过的病床及桌椅等设施和物品必须消毒后才能继续使用。

(6) 患儿的呼吸道分泌物和粪便及其污染的物品要进行消毒处理。

(7) 医疗机构发现手足口患者增多或肠道病毒感染相关死亡病例时，要立即向当地卫生行政部门和疾控机构报告。

能力检测

1. 手足口病好发于哪些人群？(　　)

A. 5岁以下儿童　　B. 成人　　C. 老人

D. 学龄儿童　　E. 人群普遍易感

2. 我国于何时将手足口病列入法定传染病(　　)。

A. 2008年5月1日　　B. 2008年5月2日

C. 2008年5月3日　　D. 2009年5月1日

E. 2009年5月2日

3. 关于手足口病的描述，下列哪项是错误的？(　　)

A. 病原体分布广泛，但生存能力弱

B. 病毒型别多，没有疫苗和特效药物

C. 隐性感染多，轻症病例多

D. 传播途径多元，患者传染期长

E. 手足口病皮疹一般不结痂，不留瘢痕

4. 我国将手足口病纳入法定传染病，并要求医疗机构在发现手足口病病例时，按照《中华人民共和国传染病防治法》的要求，在多长时间内进行网络直报？(　　)

A. 乙类，6 h　　B. 乙类，12 h　　C. 乙类，24 h

D. 丙类，12 h　　E. 丙类，24 h

5. 在预防手足口病院内感染方面，下列哪项是最重要的？(　　)

A. 医务人员在诊疗、护理每一位患者后，均应认真洗手

B. 病室应开窗通风

C. 加强防蝇、灭蝇和其他虫媒消杀工作

D. 保持诊室、病区的地面整洁与干净

E. 重症患儿住单间

参考答案：1. A　2. B　3. A　4. E　5. A

(杨晓云)

任务十六　人轮状病毒感染患者的护理

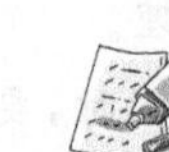

学习目标

知识要求

1. 掌握人轮状病毒感染患者的护理措施。

2. 熟悉人轮状病毒感染的传染源、传播途径、易感人群、临床表现、预防措施。

3. 了解人轮状病毒感染的病原学、流行特征、发病机制、实验室检查、治疗要点。

能力要求

1. 能够对人轮状病毒感染患者采取正确的隔离措施。
2. 能够对人轮状病毒感染患者采取正确的治疗护理措施。
3. 能够对社区人群进行人轮状病毒感染健康教育。

案例引导

患儿，男，10个月，初秋发病，因发热、呕吐、腹泻1天入院。入院时查体：T 38.5 ℃，P 132次/分，R 40次/分，频繁呕吐，吐出胃内容物和奶汁。腹泻数次，大便稀薄，呈蛋花样，无腥臭味。实验室检查：红细胞5.2×10^9/L，白细胞10.1×10^9/L，中性粒细胞66%，淋巴细胞34%。粪便常规检查：外观为黄色水样便，镜检无异常。

初步诊断：轮状病毒感染。

问题：

1. 该患儿最可能由何种传播途径感染？
2. 如何对患儿家长进行健康指导？

【基础知识】

一、概述

轮状病毒(rotavirus，RV)是非细菌性腹泻的主要病原体之一，是急性胃肠炎的重要病原，引起人类感染的RV称为HRV，HRV主要分为A组和B组，A组HRV主要引起婴幼儿腹泻；B组HRV也称成人腹泻轮状病毒(adult diarrhea rotavirus，ADRV)，主要引起成人急性腹泻。严重腹泻时可伴不同程度的失水，个别A组HRV

感染能引起肠道外其他系统表现。由于轮状病毒性肠炎主要发生在婴幼儿，常由 A 组轮状病毒引起，发病高峰在秋季，故名“婴儿秋季腹泻”。

A 组 HRV 的理化性质相当稳定，耐酸、碱和乙醚。加热至 37 ℃ 1 h 或 25 ℃ 24 h病毒均不失其感染性。加热至 56 ℃ 1 h 才能灭活病毒。在相对湿度 50%、温度 20 ℃时，病毒在空气中能存活 40 h 以上；ADRV 在外界环境中很不稳定，极易降解。

知识链接

轮状病毒

轮状病毒属呼肠病毒科，病毒颗粒呈球形，直径为 60～80 nm，核心为双股 RNA，由 11 个节段组成，外有双层衣壳，内层壳粒呈放射状排列，与薄而光滑的外层衣壳形成轮状，故名为轮状病毒。

二、流行病学

（一）传染源

患者和隐性感染者是本病的主要传染源。慢性 RV 性肠炎，A 组人感染发病第 1 天粪便中即可发现病毒，第 3～4 天粪便排病毒达到高峰，大多数在病后 1 周停止排毒，少数可排毒 2 周，偶有 18～42 天仍排病毒者。

（二）传播途径

本病主要通过粪-口传播方式感染。水源污染可造成 ADRV 感染的爆发流行。由于 A 组 HRV 在空气中存活时间长，感染者呼吸道分泌物可测到特异性抗体，提示 A 组 HRV 有通过呼吸道传播的可能性。其他传播途径，如接触传播和动物在 ADRV 感染传播中的作用有待进一步研究。

（三）易感人群

95%左右的 A 组 HRV 感染见于 5 岁以下的儿童。年龄越小隐性感染越多，由于出生 6 个月以内有母亲遗传抗体的保护而较少发病，4～36 个月为显性感染的高发期。感染后可获得较稳固的免疫力。成年人也可感染发病，尤其是护理 A 组 HRV 感染患儿的成年人，老年人和免疫功能低下者容易感染。人群对 ADRV 普遍易感，但显性感染多见于 21～40 岁的成年人。

（四）流行特征

A 组 HRV 感染见于世界各地。温带地区以秋、冬季多见，在热带地区，A 组 HRV 感染无明显季节性。ADRV 感染，显性感染仅见于中国大陆，发病无明显季节性，但流行和暴发多发生于 4—7 月。

三、发病机制及病理变化

轮状病毒感染后主要侵犯空肠的微绒毛上皮细胞，使其凋亡。病变细胞脱落，微

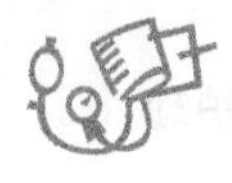

绒毛变短、变钝。取而代之的是原位于隐窝底部的具有分泌功能的细胞。由于上述病变导致小肠部分功能丧失，水、电解质分泌增加，吸收减少，引起腹泻。另外小肠微绒毛上皮细胞功能障碍时，双糖酶分泌减少，乳糖不能被消化吸收，在肠腔内聚积引起渗透性腹泻。

【能力训练】

一、护理评估

(一) 健康史

详细询问患者饮食和生活卫生习惯，居住环境，水源卫生状况，有无与类似患者密切接触史。询问既往的健康状况及有无类似疾患，个人的健康状况、生活习惯等。评估了解当地轮状病毒感染流行情况。

(二) 身体状况

A 组人轮状病毒感染的潜伏期为 24～72 h，大多数在 48 h 内，成人腹泻轮状病毒感染的潜伏期为 38～66 h，平均为 52 h。

1. A 组 HRV 感染

(1) 婴幼儿急性胃肠炎：急起发病，80％患儿先呕吐，随即出现频繁的腹泻，多为黄色水样便，无黏液和脓血。大便每天 10～20 次，腹泻严重时伴明显的失水。约 1/3 患儿伴有 39 ℃左右的发热。病程较短，一般 2～6 天。

(2) 慢性轮状病毒感染性肠炎：见于免疫功能低下的婴幼儿和成人。腹泻症状可持续长达数月。

(3) 婴幼儿轮状病毒感染的其他表现：A 组 HRV 感染可引起新生儿坏死性小肠炎、婴儿肠套叠、婴儿肺炎、脑炎、脑膜炎。此外，婴幼儿 HRV 感染还可伴有突发性婴儿死亡综合征(Sudden infant death Syndrome)、瑞氏综合征、溶血性尿毒综合征、川崎病和克罗恩病等。

2. 成人腹泻轮状病毒感染(ADRV 感染) 起病急，主要症状有腹泻，黄色水样便，无黏液和脓血。大便一般每天 5～9 次或 10 余次不等，重者每天超过 20 次。严重腹泻者有不同程度的失水，可伴有腹胀、腹痛、恶心、呕吐和乏力等症状。病程一般为 3～5 天，呈自限性，个别患者病程可达 2 周。

(三) 心理社会状况

评估患者及其家属对轮状病毒感染的认识程度，了解患者生病后的反应，家人的态度，评估患者及家属对治疗的要求及态度。对年龄较小的儿童，尤其要注意其家长的心理，多有焦虑、抑郁、烦躁等心理反应。

(四) 辅助检查

1. 常规检查 血白细胞计数多数正常，少数可稍增多，分类中可有淋巴细胞数增加。粪便常规检查，外观为黄色水样便，镜检多无异常，个别婴幼儿 HRV 感染者的粪便镜检中可见少量白细胞和红细胞。

2. 病原学检查

(1) 查粪便中病毒颗粒:取粪便浸出液通过免疫电镜观察病毒颗粒。HRV 感染者粪便中排病毒量较多,阳性率高。电镜下见到特殊的车轮状病毒颗粒可确诊,但不能区别 A 组 HRV 和 ADRV。

(2) 查粪便中病毒抗原:应用特异性的单克隆抗体检测相应的病毒抗原。由于 A 组 HRV 和 ADRV 的抗原无交叉反应,检测粪便中病毒抗原能区别不同的 RV 感染。

(3) 查病毒核酸:可应用特异性核酸探针杂交或逆转录多聚酶链反应(RT-PCR)检测粪便中病毒核酸。

3. 血清抗体的检查 可用免疫学方法(如 ELISA 法),检测血清中特异性 IgG 和 IgA 抗体。以 IgA 抗体的诊断价值较大,当疾病初期和恢复期双份血清的抗体滴度有 4 倍以上增高时有诊断意义。

(五) 治疗要点

治疗以对症及支持疗法为主。轻度失水给予口服补液,推荐使用世界卫生组织制定的口服补液盐(ORS)。中、重度失水伴电解质紊乱者应静脉补液。近年来采用 RV 抗体治疗 A 组 HRV 感染,对伴有免疫缺陷的患者有一定的疗效,能减轻症状,缩短病程。但对无免疫缺陷的患者无效。

二、护理诊断及合作性问题

1. 腹泻 与人轮状病毒作用于肠道有关。

2. 体液不足 与频繁的吐泻导致大量水分丢失有关。

三、护理目标

关心患者,采取有效的治疗及护理措施,患者腹泻和呕吐症状减轻,无失水及电解质紊乱。关心患儿家属,患儿家属对轮状病毒感染的相关知识有所了解,能正确认识疾病。

四、护理措施

(一) 一般护理

1. 隔离与消毒 消化道隔离。患者的生活用具应专用,用后要消毒。呕吐物、排泄物等应随时消毒,然后弃去。接触患者或污染物品后及护理下一个患者前要严格洗手和消毒双手。

2. 休息与活动 严格卧床休息,协助床边排便,减少患者往返如厕的体力消耗。

3. 饮食与营养 严重吐泻时应暂时禁食。当临床症状逐渐好转时,可给予少量多次饮水。病情控制后逐步过渡到温热、低脂、流质饮食,如果汁、米汤、淡盐水等,尽量避免饮用牛奶、豆浆等不易消化而又能加重肠胀气的食物。

(二) 病情观察

密切观察患者神志、精神状态、面容、四肢温度、脉搏等变化,注意有无脱水现象及脱水是否改善或加重。观察及记录呕吐物及排泄物的颜色、性质、量、次数,严格记录

24 h 出入量。

（三）对症护理

呕吐时头偏向一侧，防止呕吐物造成窒息或发生吸入性肺炎，呕吐后协助患者温水漱口。腹泻时要及时对排泄物进行处理，加强患者臀部皮肤护理，及时更换污染的床单，保持床单位清洁舒适。如发现患者出现面色苍白、四肢湿冷、血压下降、脉细速、尿少和烦躁等休克征象，告知医师配合抢救护理。

（四）用药护理

遵医嘱用药。轻度失水给予口服补液，需严格按照世界卫生组织推荐的比例配置。中、重度失水伴电解质紊乱静脉补液时要控制输液速度，防止输液过快而引起急性肺水肿，有条件者可用输液泵泵入。

（五）心理护理

护理人员运用专业知识正确实施各项护理工作，积极安慰并指导患者及家属正确面对疾病，有利于缓解患者及家属的焦虑情绪。耐心地对患者及家属介绍轮状病毒感染治疗及预防的相关知识，减轻患者及家属的不良心理反应，争取他们的积极配合，促进疾病的恢复。

（六）健康指导

1. 疾病知识指导 向患者讲解轮状病毒感染的知识及预后，宣传积极治疗的必要性。

2. 生活指导 向患者家长讲解家庭护理的重要性，讲解注重家庭饮食卫生的必要性。

知识链接

轮状病毒患儿的家庭护理

出现轻度脱水的患儿需补液，自制补液时一定要按照世界卫生组织推荐的比例制作，每一立升水中含葡萄糖 20 g、氯化钠 3.5 g、碳酸氢钠 2.5 g、氯化钾 1.5 g。如果糖过多，腹泻可能加重；盐太多，对小孩有害。给患儿喂口服补液盐水应该耐心，少量多次地喂，每 2～3 min 喂一次，每次喂 10～20 mL，这样积少成多，4～6 h 即能纠正脱水。

能力检测

1. 轮状病毒的特点是（　　）。

A. 属于小 RNA 病毒科
B. 核酸类型为单股正链 RNA
C. 具有双层衣壳
D. 除引起腹泻外还可引起呼吸道感染
E. 有 100 余种血清型

2. 轮状病毒的命名是因其（　　）。

A. 负染后在电镜下可见病毒外形呈车轮状
B. 具有双层衣壳,无包膜
C. 是首先发现该病毒者的人名
D. 反复周期性引起婴幼儿急性胃肠炎
E. 病毒体呈现扁平形
3. 轮状病毒的致泻机制是( )。
A. 小肠黏膜细胞 cAmp 水平升高,导致体液平衡紊乱
B. 小肠黏膜细胞 cAmp 水平升高,导致小肠细胞分泌过度
C. 病毒直接损伤小肠黏膜细胞,绒毛脱落,腺窝细胞增生,分泌增多
D. 病毒作用于肠壁神经系统,使肠功能紊乱
E. 以上都不是
4. 关于轮状病毒的描述,下列选项错误的是( )。
A. 属于呼肠病毒科　　B. 可分为 A—G7 个组
C. 为双链 DNA 病毒　　D. 病毒呈球形
E. 引起人类致病的主要为 A 组和 B 组
5. 从 A 组人轮状病毒感染患者的粪便中分离出病毒的最佳时间是( )。
A. 发病 1～2 天　　B. 发病 3～4 天　　C. 发病 5～6 天
D. 发病 7～8 天　　E. 发病 10～14 天

参考答案:1. C　2. A　3. C　4. C　5. B

（杨晓云）

任务十七　艾滋病患者的护理

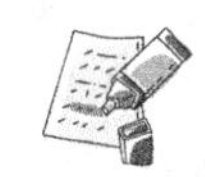

学习目标

知识要求

1. 掌握艾滋病患者的护理措施。
2. 熟悉艾滋病的传染源、传播途径、易感人群、临床表现、预防措施。
3. 了解艾滋病的病原学、流行特征、发病机制、实验室检查、治疗要点。

能力要求

1. 能够对艾滋病患者采取正确的隔离措施。
2. 能够对艾滋病职业暴露采取正确的处理措施。
3. 能够对社区人群进行艾滋病健康教育。

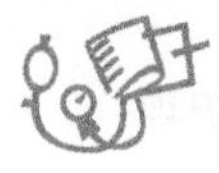

案例引导

患者，女，30岁，农民，因持续发热、咳嗽、气喘、乏力、食欲减退、消瘦1月余入院。入院时查体：T 38.9 ℃，P 126次/分，R 42次/分，BP 110/80 mmHg，多处浅表淋巴结肿大，双肺呼吸音粗，双肺可闻及湿啰音，口唇、指甲苍白，口腔黏膜布满白色膜状物。曾多次进行不规范卖血。实验室检查，红细胞 2.2×10^9/L，白细胞 9.1×10^9/L，中性粒细胞85%，淋巴细胞12%，Hb75 g/L，血清HIV抗体阳性。

初步诊断：艾滋病。

问题：

1. 该患者最可能由何种传播途径感染？
2. 如何指导该患者日常生活？
3. 在护理该患者过程中如何避免医务人员不被感染？

【基础知识】

一、概述

艾滋病又称获得性免疫缺陷综合征（acquired immune deficiency syndrome，AIDS），是由人类免疫缺陷病毒（human immunodeficiency virus，HIV）引起的慢性致命性传染病。本病传染源为艾滋病患者及无症状的艾滋病毒感染者，主要经性接触、血液及母婴传播。HIV侵入人体后，有选择性地侵犯和破坏 $CD4^+$ T淋巴细胞，使 $CD4^+$ T淋巴细胞数量减少，引起机体细胞免疫功能严重缺陷。临床上有明显的后天获得性免疫缺陷的表现，以发生各种机会性感染和恶性肿瘤为特征。本病传播迅速，潜伏期长，发病缓慢，病死率极高。

HIV属于反转录病毒科慢病毒亚科，为单链RNA病毒。病毒呈圆形或椭圆形，直径为100～120 nm，有核心和包膜两层结构，包膜在病毒的最外层，表面有锯齿状突起，核心呈圆柱状，由RNA反转录酶、DNA多聚酶和结构蛋白等组成。根据HIV基因的差异，目前将HIV分为两型，即HIV-1型和HIV-2型，HIV-1型有13个亚型，HIV-2型至少有7个亚型，全球流行的主要毒株是HIV-1型，其传染性及致病性较HIV-2型强。及时发现并鉴定HIV各种亚型，对于追踪流行趋势，及时做出诊断，研制新药及疫苗具有重要意义。HIV侵入人体可刺激产生抗体，但中和抗体少，作用非常弱，因此血清中可同时存在抗体和病毒，仍有传染性。

离体后的HIV抵抗力很弱，对酸、热和常用消毒剂敏感，56 ℃ 30 min能灭活。在75%酒精、0.2%次氯酸钠、0.1%漂白粉溶液中可使其灭活，但对紫外线和 γ 射线不敏感。

知识链接

世界艾滋病日

自从1981年美国研究人员发现世界首例艾滋病病例后，艾滋病在全球范围内迅速蔓延。为提高人们对艾滋病的认识，联合国世界卫生组织于1988年2月13日将每年的12月1日定为世界艾滋病日，号召世界各国和国际组织在这一天举办相关活动，宣传和普及预防艾滋病的知识。世界艾滋病日的标志是红绸带。

二、流行病学

（一）传染源

艾滋病患者及无症状HIV携带者为本病的传染源，后者尤为重要。血清病毒阳性而HIV抗体阴性的窗口期感染者也是重要的传染源，无症状而血清HIV抗体阳性的感染者具有传染病学意义。

（二）传播途径

艾滋病的主要传播途径是性接触、血液传播及母婴传播。

1. 性接触传播　性接触是艾滋病传播的主要方式。同性恋、异性恋均可传播，但男同性恋传染的危险性较大。HIV主要存在于血液、精液和阴道分泌物中，唾液、眼泪和乳汁等体液中也含HIV。

2. 血液传播　血液(包括血制品)输入被HIV污染的血液及血液制品或药瘾者共用针头等均可被感染。

3. 母婴传播　被HIV感染的孕妇可经胎盘传给胎儿，通过分娩过程及产后血性分泌物和哺乳传给婴儿。

4. 其他　接受HIV感染者的器官移植或人工授精，接触被HIV污染的器械，医务人员被HIV污染的针头刺伤或经破损皮肤侵入也可造成感染。但HIV只能在血液、体液和活的细胞中生存，不能在空气、水和食物中存活。日常生活中如握手、接吻、接听电话、共同进餐、生活在同一房间等行为都不会感染艾滋病。

（三）易感人群

人群普遍易感，青壮年多见，妇女和儿童感染率逐年上升。高危人群包括男性同性恋、静脉药瘾者、多次接受输血或血制品者、性生活混乱者、血友病、配偶一方是HIV感染者、父母感染HIV的儿童。

（四）流行特征

根据联合国艾滋病规划署和世界卫生组织2009年11月24日联合发布的2009年全球艾滋病流行趋势报告显示，目前全球有大约3340万艾滋病感染者，其中2008年新增感染者270万人，200万人死亡与艾滋病相关。由于抗逆转录病毒疗法的推广及全球在艾滋病预防方面的努力，艾滋病感染者的存活期越来越长，因此全球艾滋病感染者的总人数仍在增加。但可喜的是，经过不懈地努力，全球新增艾滋病感染者的数量和死于艾滋病人口的数量在下降。不过，全球67%的艾滋病患者集中在非洲撒哈拉以南地区，艾滋病仍然是非洲人的最大死亡原因。另外，非洲艾滋病病毒感染者中60%是女性，年轻的艾滋病病毒感染者中75%是女性，比例都高于50%的全球平均水平。中国、印度尼西亚、肯尼亚、莫桑比克、巴布亚新几内亚、俄罗斯、乌克兰、越南、德国、英国、澳大利亚等许多国家的新增艾滋病病毒感染者的数量也都出现了上升的势头。概括地讲，当前艾滋病的疫情呈现出传播速度快，波及范围广，局部地区疫情严重，感染从高危人群向一般人群传播等特点。

三、发病机制及病理变化

(一) 发病机制

HIV直接或间接地损伤和破坏$CD4^+$T淋巴细胞，单核-巨噬细胞、小神经胶质细胞、骨髓干细胞等多种免疫细胞，使细胞免疫及体液免疫均受到不同程度的损害而导致免疫功能严重缺陷，引起各种顽固的机会性感染和肿瘤。

1. $CD4^+$T淋巴细胞数量及功能异常 HIV侵入人体后，先通过其表面gP120与$CD4^+$T淋巴细胞上的特异受体CD4分子结合，然后在gP41的协助下侵入$CD4^+$T淋巴细胞，经过大量复制引起细胞溶解或破裂，导致细胞免疫缺陷，致使$CD4^+$T淋巴细胞数量不断减少，$CD4^+$T淋巴细胞功能下降，最终促使并发各种严重的机会性感染和肿瘤的发生。HIV也可通过感染骨髓干细胞，使$CD4^+$T淋巴细胞产生量减少。

2. 单核-巨噬细胞功能异常 由于单核-巨噬细胞表面存在CD4分子，也可被HIV感染。感染HIV的单核-巨噬细胞会成为HIV病毒的储存场所，并携带病毒通过血-脑屏障，引起中枢神经系统感染。

3. B淋巴细胞功能异常 B淋巴细胞表面有低水平CD4分子表达，也可被HIV感染，主要表现为多克隆过度活化，患者有IgG及IgA增高，循环免疫复合物存在和周围血B淋巴细胞数量增多，对新抗原刺激反应降低。

4. 自然杀伤细胞(NK细胞)功能异常 HIV直接抑制NK细胞的监视功能，虽然艾滋病患者NK细胞数目未减少，但功能有缺陷，容易出现肿瘤细胞。

(二) 病理变化

艾滋病的病理变化表现为多样性、非特异性，可有机会性感染引起的病变、淋巴结病变、中枢神经系统病变和肿瘤性病变。由于存在严重免疫损伤，主要表现为多种机会性病原体反复重叠感染，组织中病原体繁殖多，炎症反应少。其主要病理变化在淋巴结和胸腺等免疫组织。淋巴结病变有反应性病变和肿瘤性病变，前者包括滤泡增殖性淋巴结肿；后者可有淋巴瘤，卡波济肉瘤(KS)和其他恶性肿瘤的发生。中枢神经系统病变包括神经胶质细胞的灶性坏死、血管周围炎性浸润和脱髓鞘改变等。

【能力训练】

一、护理评估

(一) 健康史

详细询问患者发病的时间及临床表现,有无艾滋病患者性接触史,有无同性恋或性乱交史,是否有输血或血制品史,有无器官移植或人工授精史,有无静脉药瘾史等。若为婴儿,其母亲有无感染 HIV。

(二) 身体状况

本病潜伏期较长,一般认为 2～10 年可以发展为艾滋病。根据艾滋病临床表现分为急性感染期、无症状感染期、持续性全身淋巴结肿大期和艾滋病期。

1. 急性感染期(Ⅰ期) 初次感染 HIV 2～4 周后,50%～75%患者出现发热、咽痛、头痛、恶心、呕吐、厌食、腹泻、全身不适、肌痛、关节痛、淋巴结肿大等症状,持续3～14 天后自然消失。血清中可检出 HIV 及 P24 抗原。$CD4^+$ T 淋巴细胞一过性减少,$CD4^+/CD8^+$ 比例倒置。

2. 无症状感染期(Ⅱ期) 本期又称潜伏期,可持续 2～10 年或更长。临床上无症状和体征,可以正常生活、工作、学习。血清中可检出 HIV 及 HIV 抗体,具有传染性。由于无症状感染者体内 HIV 在不断复制,$CD4^+$ T 淋巴细胞逐渐减少,是 HIV 传播的重要传染源。

3. 持续性全身淋巴结肿大期(Ⅲ期) 除腹股沟淋巴结以外,全身其他部位两处或两处以上淋巴结肿大,直径 1 cm 以上,质地柔韧,无压痛,无粘连,能活动,活检多为反应性增生。淋巴结一般持续肿大 3 个月以上,无自觉症状。

4. 艾滋病期(Ⅳ期) 此期临床表现复杂,因免疫功能严重缺陷,表现为 HIV 相关症状,各种机会性感染及肿瘤。

(1) HIV 相关症状:发热、乏力、全身不适、盗汗、厌食、体重下降(>10%)、慢性腹泻、全身淋巴结肿大和肝脾大等。

(2) 各种机会性感染:

①肺部以肺孢子虫肺炎最为常见,且是本病因机会性感染而死亡的主要原因,主要表现为慢性咳嗽、短期发热。念珠菌、疱疹病毒、巨细胞病毒、结核菌、卡氏肉瘤均可侵犯肺部。

②消化系统以念珠菌、疱疹和巨细胞病毒引起口腔和食管炎症及溃疡最为常见,表现为吞咽困难和胸骨后烧灼感。胃肠黏膜常受到疱疹病毒、隐孢子虫、鸟分枝杆菌和卡氏肉瘤的侵犯,引起腹泻和体重减轻。肝脏被鸟分枝杆菌、隐孢子虫、巨细胞病毒感染,可出现肝大及肝功能异常。

③中枢神经系统:HIV 直接感染中枢神经系统可引起艾滋病痴呆综合征、无菌性脑炎,临床可表现为头晕、头痛、癫痫、进行性痴呆和脑神经炎等,还可以引起机会性感染和机会性肿瘤,前者如脑弓形虫病、隐球菌脑膜炎和巨细胞病毒脑炎等,后者如原发性脑淋巴瘤和转移性淋巴瘤。

④皮肤黏膜：卡氏肉瘤常侵犯下肢皮肤和口腔黏膜，表现为紫红色或深蓝色浸润斑或结节，机会性感染可由白色念珠菌或疱疹病毒导致口腔感染、外阴疱疹病毒感染、尖锐湿疣等。

⑤眼部：巨细胞病毒、弓形虫引起视网膜炎和眼部卡氏肉瘤等。

(3) 继发肿瘤：因免疫缺陷而继发肿瘤，最常见为卡氏肉瘤、非霍奇金淋巴瘤、宫颈癌等。

(三) 心理社会状况

艾滋病患者由于暂无特殊有效的治疗方法及预后不良，特殊的流行病学特征易遭人歧视而产生焦虑、恐惧、绝望、悲观等心理反应。如果社会歧视、抛弃他们，部分患者会自暴自弃，甚至有自杀、报复等极端行为，因此，为有效防止艾滋病传播、扩散，全社会都要理解、尊重艾滋病患者。

(四) 辅助检查

1. 血、尿常规检查 红细胞、白细胞、血小板、血红蛋白均有不同程度的减少。尿蛋白常呈阳性。

2. 免疫学检查 T 淋巴细胞绝对值下降，$CD4^+$ T 淋巴细胞计数下降，$CD4^+/CD8^+<1.0$。

3. 血清学检查 HIV 抗体检测是目前确定有无 HIV 感染最简单有效的方法。采用 ELISA 法检测患者血清、尿液、唾液或脑脊液 HIV 抗体，可获得阳性结果。但在窗口期虽有 HIV 的感染，HIV 抗体可为阴性。采用流式细胞技术检测血或体液中 HIV 特异性抗原，可协助诊断。

知识链接

艾滋病的窗口期

人体感染 HIV 后，一般需要 2～12 周，45 天左右血液中才可检测到 HIV 抗体。因为从感染 HIV 到机体产生抗体的这一段时间检测不到 HIV 抗体，故称为窗口期。在窗口期虽测不到 HIV 抗体，但体内已有 HIV，因此窗口期同样具有传染性。

(五) 治疗要点

艾滋病至今尚无特效治疗方法。目前多采取抗病毒、免疫、支持和对症治疗，同时积极抗肿瘤，控制机会性感染和预防性治疗等综合治疗。其中早期抗病毒是治疗的关键。

1. 抗病毒治疗 仅用一种抗病毒药物治疗易诱发 HIV 变异，产生耐药性，目前主张联合用药，也称鸡尾酒疗法。包括两种核苷类似物反转录酶抑制剂和一种非核苷类似物反转录酶抑制剂，或一种蛋白酶抑制剂。核苷类似物反转录酶抑制剂，如去羟肌苷、齐多夫定、拉米夫定、司坦夫定等。非核苷类似物反转录酶抑制剂如奈韦拉平、依非韦伦等。蛋白酶抑制剂，如沙奎那韦、英地那韦、奈非那韦等。

2. 免疫治疗 基因重组 IL-2 与抗病毒药物同时应用有利改善机体的免疫功能。

3. 支持治疗 对悲观或绝望者进行心理治疗，同时加强营养，补充维生素及叶酸。

4. 对症治疗 出现肺孢子虫肺炎，可口服磺胺甲噁唑，或静脉滴注喷他脒。出现卡氏肉瘤，可选用齐多夫定与干扰素联合治疗。

5. 中医治疗 人参、黄芪、当归、阿胶、菟丝子、麦冬等有升高 T 淋巴细胞数量、提高免疫球蛋白的作用。

二、护理诊断及合作性问题

1. 社交孤立 与对患者实行强制性管理及易被社会歧视有关。

2. 腹泻 与免疫力低下引起胃肠道机会性感染有关。

3. 体温过高 与 HIV 感染或机会性感染有关。

4. 皮肤完整性受损 与病毒、真菌感染及卡氏肉瘤有关。

5. 活动无耐力 与营养不良、长期发热、腹泻等导致机体消耗增多有关。

6. 潜在并发症 各种机会性感染。

三、护理目标

社会对艾滋病患者提供心理救助，患者焦虑和孤独感减轻；排便次数减少，无水、电解质紊乱发生；采取有效措施，使患者发热减退，体温下降；皮肤黏膜完整，无破损；疲乏感减轻或消失，活动耐力逐步提高；实行保护性隔离，减少感染的发生。

四、护理措施

（一）一般护理

1. 隔离与消毒 艾滋病期患者应在执行血液、体液隔离的基础上实施保护性隔离，同时加强口腔及皮肤护理，防止继发感染。对新发现患者及 HIV 感染者应依法报告疫情。护理人员在进行有可能发生血液、体液飞溅的诊疗和护理操作中，需戴手套、护目镜、口罩，穿隔离衣。注射时严格无菌技术操作，使用一次性注射器和输液装置，用后置于容器中焚烧。被患者血液、体液、排泄物污染的一切物品应随时严密消毒，可用煮沸或高压蒸汽消毒。不宜煮沸的物品，可用 2%戊二醛、75%酒精浸泡 10 min 后再洗净，或用 5% 84 消毒液撒在血液或体液上，10 min 后再擦去。出院后病房应用 2% 84 消毒液擦洗床、床头板、推床、墙面、门、把手、点滴架、椅子、地板。对艾滋病病毒职业暴露的医务人员应作积极处理。

知识链接

艾滋病病毒职业暴露

艾滋病病毒职业暴露是指医务人员从事诊疗、护理等工作过程中意外被艾滋病病毒感染者或者艾滋病患者的血液、体液污染皮肤或黏膜，或者被含有艾滋病病毒的血液、体液污染了的针头及其他锐器刺破皮肤，有可能被艾

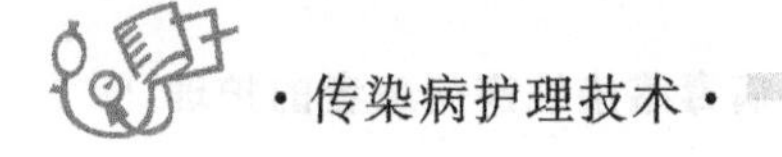

滋病病毒感染的情况。

医务人员发生艾滋病病毒职业暴露后，应当立即实施以下局部处理措施：①用肥皂液和流动水清洗污染的皮肤，用生理盐水冲洗黏膜。②若有伤口，应当在伤口旁轻轻挤压，尽可能挤出损伤处的血液，再用肥皂液和流动水进行冲洗；禁止进行伤口的局部挤压。③受伤部位的伤口冲洗后，应当用消毒液，如75%乙醇或者0.5%碘伏进行消毒，并包扎伤口；被暴露的黏膜应当反复用生理盐水冲洗干净。

预防性用药应当在发生艾滋病病毒职业暴露后尽早开始，最好在4 h内实施，最迟不得超过24 h；即使超过24 h，也应当实施预防性用药。首选的药物组合是齐多夫定和拉米夫定，疗程为连续服用28天。

医务人员发生艾滋病病毒职业暴露后，医疗卫生机构应当对暴露情况进行登记，给予随访和咨询。在暴露后的第4周、第8周、第12周及第6个月时对艾滋病病毒抗体进行检测，对服用药物的毒性进行监控和处理，观察和记录艾滋病病毒感染的早期症状等。

2. 休息与活动 急性感染期和艾滋病期应绝对卧床休息，无症状感染期可以正常工作和学习。病室宜安静、舒适、空气清新。

3. 饮食与营养 给予高热量、高蛋白、高维生素、易消化的饮食，少量多餐，保证营养供给，增强机体抗病能力，必要时遵医嘱静脉补充所需营养和水分。艾滋病患者应遵循“多样、少量、均衡”的饮食原则。适当多补充糖类、肥肉和荤油，多吃新鲜蔬菜和水果，注意补充维生素和矿物质，特别是富含胡萝卜素、维生素C、维生素E及富含锌、硒的食物。

（二）病情观察

密切观察发热程度，注意监测患者的体重，评估患者的营养状况，观察有无机会性感染和恶性肿瘤等并发症的发生，一旦发现，立即报告医师，积极配合处理。

（三）对症护理

针对患者出现的发热、头痛、胸痛、咳嗽、咳痰、呼吸困难等进行对症护理。若有恶心、呕吐者，指导患者放松，及时清除呕吐物，做好口腔护理。呕吐频繁者，遵医嘱餐前30 min给予止吐药。长期腹泻者，做好肛周皮肤护理，必要时遵医嘱给予止泻药。长期卧床者，做好皮肤护理，防止皮肤破损和继发感染。有神经-精神症状者，专人看护，预防跌倒。

（四）用药护理

提高用药的依从性，注意观察药物的疗效和不良反应。刚开始服药的患者，按时、足量服药是非常重要的，若服药的依从性低于95%，不但会降低疗效，还会产生耐药性。服用去羟肌苷和司坦夫定的患者常会出现外周神经症状。齐多夫定等药物可抑制骨髓造血功能，用药期间应定期检查血常规。服用非核苷类似物反转录酶抑制剂后伴有皮疹和瘙痒，但大多数有自限性。当患者出现药物不良反应时要及时报告医生，做相应处理。

(五)心理护理

良好的护患关系是信任的基础,护士应以人道主义精神关心帮助艾滋病患者及感染者,为他们提供心理救助及情感支持。针对患者不同的心理问题进行心理疏导,满足其合理需求。鼓励和帮助患者正视现实,建立自尊和自信,积极与外界沟通、交流,争取家属和亲友的关怀。

(六)健康指导

1. 疾病相关知识指导

(1) 对艾滋病患者及家属的指导:①讲解艾滋病的治疗方法、药物的作用、用法、不良反应及长期治疗的重要性,鼓励患者积极配合治疗。②讲解家庭隔离的要点,患者日常生活用品消毒的方法。③指导饮食调理,讲解营养对疾病和康复的影响。

(2) 无症状艾滋病感染者的指导:①避免不安全性行为,正确使用质量可靠的安全套。②避免与他人共用注射器,剃须刀、指甲刀、牙刷、手帕等。③育龄妇女避免妊娠,已受孕者终止妊娠。④定期或不定期随访及医学观察。

2. 疾病预防知识指导

①宣传艾滋病是完全可以预防的疾病,阐述加强自我防护措施的重要性。②普及健康性知识,教育群众洁身自好,采取安全性行为,避免婚外性行为和多性伴侣等高危行为。③禁止吸毒,吸毒者戒断毒品。④保证用血安全,打击贩血卖血,加强血液检测。⑤加强医疗器械的消毒处理,注射、手术、拔牙等严格无菌操作,实行“一人一针一管”,患者使用过的医疗器械做到“一人一用一消毒”。输血和使用血液制品前应严格检查 HIV 抗体,防止医源性感染。⑥加强公共生活用品消毒,理发店、美容院、酒店、宾馆等特殊场所应做好用具的消毒工作。⑦指导如何与艾滋病患者进行正常的接触和社交活动。⑧医务人员应当遵照标准预防原则,对所有患者的血液、体液,及被血液、体液污染的物品均视为具有传染性的病源物质,医务人员接触这些物质时,必须采取防护措施。

能力检测

1. 艾滋病属于(　　)。

A. 先天性免疫缺陷病　　B. 获得性免疫缺陷病

C. 呼吸道传播的疾病　　D. 自身免疫病

E. 恶性肿瘤

2. 艾滋病病毒侵入人体,主要侵犯(　　)。

A. T 淋巴细胞　　B. 嗜中性粒细胞　　C. B 淋巴细胞

D. 单核细胞　　E. 巨噬细胞

3. 人类免疫缺陷病毒(HlV)存在于艾滋病患者和病毒携带者的(　　)。

A. 血液和精液　　B. 肝脏　　C. 皮肤

D. 肾脏　　E. 口腔

4. 艾滋病的确诊方法是(　　)。

A. 周围血淋巴细胞减少　　B. 血清抗 HIV 阳性

C. 血培养阳性　　D. X 线胸片发现肺孢子虫肺炎

E. 病理活检证实为卡氏肉瘤

5. 艾滋病除了通过性传播外,还会通过(　　)。

A. 水源传播　　B. 握手传播　　C. 输血传播

D. 空气传播　　E. 蚊虫叮咬传播

6. 对艾滋病患者及艾滋病毒携带者应采取的隔离措施是(　　)。

A. 肠道隔离　　B. 呼吸道隔离　　C. 血液-体液隔离

D. 接触隔离　　E. 虫媒隔离

7. 下列关于艾滋病的叙述中,正确的是(　　)。

A. 艾滋病是获得性免疫缺陷综合征的简称,艾滋病的病原体是一类病毒

B. 艾滋病主要通过性滥交、毒品注射、输血等途径感染

C. 艾滋病的治疗在目前有突破性进展

D. 艾滋病传传播途径分属于体液传染病

E. 艾滋病可通过握手传染

8. 艾滋病患者肺部感染最多见的病原体是(　　)。

A. 卡氏肺孢子虫　　B. 巨细胞病毒　　C. 结核菌

D. 白色念珠菌　　E. 新型隐球菌

9. 关于艾滋病的健康教育不包括(　　)。

A. 保证用血安全,打击贩血卖血,加强血液检测

B. 可直接接触患者的体液

C. 远离毒品

D. 女性患者避免妊娠

E. 注射、拔牙等操作实行"一人一针一管"

10. 对抗 HIV 阳性的患者采取护理措施中,下列哪项不正确?(　　)

A. 立即采取血液-体液隔离措施

B. 马上告诉同病房所有住院患者,预防交叉感染的发生

C. 作好患者的心理护理

D. 为患者提供良好的营养,增强抵抗力

E. 对患者一般性感染予以积极治疗,以免产生严重并发症

参考答案:1. B　2. A　3. A　4. B　5. C　6. C　7. B　8. A　9. B　10. B

(杨晓云)

项目三　细菌感染性疾病患者的护理

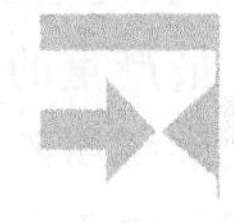

任务一　细菌性痢疾患者的护理

学习目标

知识要求

1. 掌握细菌性痢疾患者的护理诊断及合作性问题、护理措施、预防。
2. 熟悉细菌性痢疾的传染源、传播途径、临床表现及治疗要点。
3. 了解细菌性痢疾的人群易感性、流行特征、发病机制、病理改变及辅助检查方法。

能力要求

1. 能够对细菌性痢疾患者作出正确的护理评估与护理诊断。
2. 能够对细菌性痢疾患者采取正确的隔离措施及护理措施。
3. 能够开展有关细菌性痢疾的健康教育。

案例引导

患者，男性，36岁。2009年7月22日以发热、腹泻入院。患者3天前出差，在外进餐，1天后开始发热、腹泻。每日腹泻8余次，开始为稀便，后为黏液脓血便，伴痉挛性腹痛，里急后重。入院时T 39 ℃，P 102次/分，R 23次/分，BP 120/80 mmHg。下腹部压痛，肠鸣音亢进。实验室检查：白细胞15×10^9/L，中性粒细胞86%。大便常规示每高倍视野内可见散在的红细胞，白细胞20个。

初步诊断：急性细菌性痢疾。

问题：

1. 该患者最有可能由何种途径传播感染？
2. 该患者护理措施是什么？
3. 如何指导患者进行隔离？

【基础知识】

一、概述

细菌性痢疾(bacillary dysentery)简称菌痢，是志贺菌属(痢疾杆菌)引起的肠道

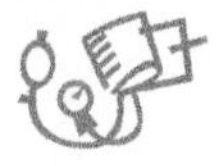
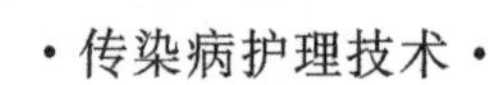

传染病，临床表现主要有腹痛、腹泻、里急后重、排黏液脓血样大便，可伴有发热及全身毒血症状。最严重的表现是中毒型细菌性痢疾，死亡率极高，必须积极抢救。

细菌性痢疾属乙类传染病，是须严格管理的传染病，要求发现后 24 h 内上报。

痢疾杆菌属于肠杆菌科志贺菌属，革兰氏染色阴性，无动力，在普通培养基上生长良好。痢疾杆菌对外界环境的抵抗力较强，最适生长温度为 37 ℃，对理化因素敏感，日光照射 30 min、加热 60 ℃ 15 min 或煮沸 2 min 即被杀灭，常用的各种消毒剂也能迅速将其杀灭。

二、流行病学

（一）传染源

本病的传染源包括患者和带菌者，其中轻型患者、慢性患者及无症状带菌者是最重要的传染源。

（二）传播途径

本病多通过粪-口传播，痢疾杆菌随患者或带菌者的粪便排出，通过污染的手、食品、水源或生活接触，或苍蝇、蟑螂等间接方式传播，最终均经口进入消化道使易感者感染。

（三）人群易感性

人群对痢疾杆菌普遍易感，学龄前儿童患病较多，与不良卫生习惯有关，成人患者与机体抵抗力降低、接触感染机会多有关，加之患同型菌痢后无巩固免疫力，不同菌群间以及不同血清型痢疾杆菌之间无交叉免疫，故易造成重复感染或再感染而反复多次发病。

（四）流行特征

1. 季节分布 菌痢在我国全年均可发病，但有明显的季节高峰，以夏、秋季最为常见。一般5月份开始上升，8—9 月份达高峰，10 月逐渐下降。流行季节高峰与苍蝇密度高，温湿度适合痢疾杆菌生存繁殖，食用不洁冷食、凉饮、瓜果以及胃肠功能失调等因素有关。

2. 地区分布 本病集中在温带或亚热带。与生活条件和卫生设施水平以及文化卫生知识程度等有关。

3. 年龄分布 本病在年龄分布上有两个高峰。一个为学龄前儿童，由于卫生习惯差，发病较多；另一个为 20～50 岁的青壮年，与活动量大、感染机会多有关。

三、发病机制及病理变化

（一）发病机制

痢疾杆菌进入人体后是否会发病，取决于细菌数量、致病力以及人体的抵抗力。进入消化道的痢疾杆菌中只有对肠壁上皮细胞具有侵袭力的菌株才能引起病变。胃酸对进入消化道的痢疾杆菌有杀灭作用；肠道菌群产生的短链脂肪酸、过氧化氢以及细菌毒素等有杀灭或拮抗作用；肠黏膜表面有抗肠道致病菌的特异抗体，对痢疾杆菌有排斥作用。所以当机体全身及局部防御功能下降时，痢疾杆菌才能在肠腔内繁殖，侵入肠黏膜上皮，引起局部组织炎症反应，并使小血管循环发生障碍。机体感染病原菌后，经过数小时至7天的潜伏期才出现症状，由于患者的年龄及机体状况、感染菌群不同，临床表现也不同。其病变部位主要在乙状结肠及直肠。病变局部的肠黏膜上皮细胞由于缺血、缺氧而变性坏死，形成浅表溃疡，因此有腹痛、腹泻、脓血便症状。直肠受炎症反应刺激，致使患者表现有里急后重感（下坠感）。重者肠黏膜大片剥落，形成广泛坏死性假膜，患者严重腹泻，导致失水、电解质紊乱、酸中毒等严重症状。

（二）病理变化

菌痢的肠道病变主要累及结肠，以乙状结肠和直肠最为显著。急性期的肠黏膜基本病理变化是弥漫性纤维蛋白渗出性炎症，并有多数不规则浅表性溃疡。慢性期可有肠黏膜水肿和肠壁增厚，肠黏膜溃疡不断地形成与修复，导致瘢痕与息肉形成，少数病例可引起肠腔狭窄。中毒性菌痢肠道病变轻微，突出的病理改变为大脑及脑干水肿、神经细胞变性。部分病例肾上腺皮质萎缩。

【能力训练】

一、护理评估

（一）健康史

评估患者有无不洁食物的摄入史或与细菌性痢疾患者的接触史等，询问患者继往有无细菌性痢疾病史。

（二）身体评估

本病潜伏期为1～3天（数小时至7天），按病程长短和临床表现分为急性和慢性两型。急性细菌性痢疾的自然病程为1～2周。

1. 急性菌痢

(1) 急性典型型（普通型）：起病急，畏寒、发热，多为38～39 ℃或以上，伴头昏、头痛、恶心等全身中毒症状及腹痛、腹泻，粪便开始呈稀泥糊状或稀水样，可迅速转变为黏液脓血便，量不多，每日排便十次至数十次不等，伴里急后重。患者左下腹压痛明显，可触及痉挛的肠索，病程约1周。少数患者可因呕吐严重或补液不及时引起脱水、酸中毒、电解质紊乱，发生继发性休克。

(2) 急性非典型型（轻型）：一般不发热或有低热，腹痛轻，腹泻次数少，每日3～5次，黏液多，一般无肉眼脓血便，无里急后重。病程一般为4～5日。

(3) 急性中毒型：此型多见于2～7岁健壮儿童，主要表现为毒血症。此型起病急骤，伴畏寒、高热，体温可达40 ℃以上，全身毒血症状严重，患者精神萎靡、反复惊厥，甚至昏迷，可迅速发生循环和呼吸衰竭，而消化道症状多较轻，可无腹泻和脓血便。按其临床表现可分为以下三种类型。①休克型（周围循环衰竭型）：较为常见，以感染性休克为主要表现。患者可出现面色苍白、四肢湿冷、脉搏细速、血压逐渐下降，甚至测不出，皮肤有花斑、发绀，并可出现心、肾功能不全和意识障碍等症状。②脑型（呼吸衰竭型）：以脑缺氧、脑水肿、颅内高压、脑疝为主。患者往往无肠道症状而突然起病，早

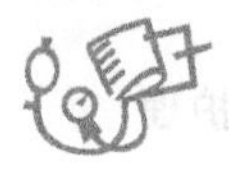

期即出现嗜睡、面色苍白、反复惊厥、血压正常或偏高，迅速进入昏迷状态，继之呼吸节律不齐，瞳孔大小不等，对光反射迟钝或消失，常因呼吸骤停而死亡。此型病情严重，病死率高。③混合型：具有以上两型的表现，常先出现高热、惊厥，如未能及时抢救，则迅速发展为呼吸和循环衰竭，此型病情最为凶险，病死率最高。

2. 慢性菌痢 病情迁延不愈超过2个月者称为慢性菌痢，多与急性期治疗不及时或不彻底、细菌耐药或机体抵抗力下降有关，也常因饮食不当、受凉、过劳或精神因素等诱发。根据临床表现可分为以下三型。

(1) 慢性迁延型：此型最多见，表现为急性菌痢迁延不愈，有轻重不等的痢疾症状。大便较稀、不成形，带黏液，偶有脓血便或便秘与腹泻交替出现。左下腹有压痛，可扪及乙状结肠增粗。因长期腹泻可致营养不良、贫血、乏力。

(2) 急性发作型：有慢性菌痢病史，常因进食生冷食物或劳累等因素诱发，又出现急性菌痢的表现，但发热等全身毒血症症状不明显。

(3) 慢性隐匿型：此型最少见，1年内有急性菌痢病史，无明显腹痛、腹泻等临床症状，但乙状结肠镜检查有肠黏膜炎症甚至溃疡等病变，大便培养阳性。

（三）心理社会状况

由于本病临床表现起病急、病程进展快、病情凶险，特别是中毒型菌痢，如不及时抢救，可在短期内危及生命，故患者及其家属常感到担忧、焦虑及恐惧。

（四）辅助检查

1. 血常规检查 急性菌痢白细胞总数和中性粒细胞均增高。慢性患者红细胞数及血红蛋白偏低。

2. 粪便常规检查 患者呈黏液脓血便。镜检有大量脓细胞、红细胞与巨噬细胞。

3. 病原学检查

(1) 粪便细菌培养：培养出的痢疾杆菌是确诊细菌性痢疾最可靠、最直接的证据。

(2) 特异性核酸检查：采用核酸杂交或聚合酶链反应（PCR）可直接检查粪便中的痢疾杆菌核酸。该检查灵敏度高、特异性强、快速简便、对标本要求低。

4. 乙状结肠镜或纤维结肠镜检查 急性菌痢一般不用该检查，仅适用于慢性菌痢患者。慢性菌痢可见结肠黏膜轻度充血水肿、呈颗粒状，有溃疡、息肉与增生性改变。刮取黏液脓性分泌物培养可提高阳性率。

5. X线检查 慢性菌痢钡剂灌肠，可见肠道痉挛、袋形消失、肠壁增厚、黏膜纹理紊乱、肠腔狭窄等改变。

（五）治疗要点

1. 病原治疗 急性细菌性痢疾病原治疗为首要措施，应根据当地流行菌株及药物敏感试验选用抗菌药物，剂量要足，疗程不宜短于7天，以减少患者恢复期带菌。首选喹诺酮类，但此类药物对儿童骨骼发育有影响，故孕妇、哺乳期妇女和儿童不宜使用。其次还可选用氨基糖苷类和氨苄西林、复方新诺明、第三代头孢菌素。中毒型细菌性痢疾常采取静脉使用抗生素。

2. 中毒性菌痢的治疗

(1) 肾上腺皮质激素：具有抗炎、抗休克、抗感染和减轻脑水肿的作用，常选用地塞米松短疗程、大剂量静脉滴注。

(2) 防治脑水肿及呼吸衰竭:综合使用降温措施;静脉推注20%甘露醇脱水治疗;反复惊厥者可用地西泮、水合氯醛止惊或亚冬眠疗法,使用呼吸兴奋剂或辅以机械通气等。

(3) 防治循环衰竭:迅速扩充有效血容量,维持水、电解质平衡,可用右旋糖酐扩充血容量和疏通微循环,用5%碳酸氢钠溶液纠正酸中毒,用山莨菪碱类药物或多巴胺解除微循环痉挛,根据心功能情况使用毛花苷丙。

3. 慢性菌痢的治疗 以病原治疗为主,最好根据大便培养药物敏感试验选用抗生素,联合用药或交叉用药,并宜多疗程应用,同时对菌群失调、肠道功能紊乱、肠道寄生虫病等采取微生态制剂纠正及驱虫等综合治疗措施,不断增强机体抵抗力。

二、护理诊断及合作性问题

1. 排便异常 腹泻与痢疾杆菌引起肠道病有关。

2. 体温过高 与痢疾杆菌感染有关。

3. 腹痛 与痢疾杆菌引起肠黏膜坏死、溃疡有关。

4. 有体液不足的危险 与高热、腹泻、摄入液体量不足有关。

5. 有传播病菌的可能 与患者排出痢疾杆菌、其他人不注意饮食卫生有关。

三、护理目标

腹泻停止、腹痛缓解、体温恢复正常。及时发现休克、颅内高压等征象,及时配合抢救。

四、护理措施

(一) 一般护理

1. 隔离 消化道隔离,隔离至临床症状消失后1周或3次大便培养阴性为止。

2. 休息 急性期应卧床休息,对频繁腹泻伴发热、虚弱无力者协助其床边排便以减少体力消耗。中毒性菌痢患者绝对卧床休息,由专人监护,安置平卧位或休克位,注意保暖。

3. 饮食 严重腹泻、呕吐时暂禁食,可静脉补充所需营养,等病情缓解给予高蛋白、高维生素易消化流质或半流质饮食,少食多餐,忌生冷、多渣、油腻或刺激性食物,逐渐过渡到正常饮食。

(二) 对症护理

1. 腹泻护理 观察记录大便次数、性状及量;供给易消化的流质饮食,多饮水,不能进食者静脉补充营养;婴儿勤换尿布,便后及时清洗,并用凡士林或鱼肝油膏涂擦肛门周围,以防红臀或肛周炎发生;及时采集大便标本送检,必要时用取便器、肛门拭子或冷盐水灌肠采取大便标本。

2. 腹痛护理 腹部置热水袋热敷,解除痉挛,分散患者的注意力。必要时遵医嘱使用阿托品、颠茄合剂或适量镇静剂止痛。

3. 高热护理　高热患者除采取常规物理降温外，可用4%生理盐水低压灌肠，以达到降温和清除肠内积物的目的。

4. 休克护理　休克患者遵医嘱采取补充血容量、纠正酸中毒等措施，注意保暖，给予吸氧治疗；对惊厥患者应注意安全，防止跌伤或舌咬伤，并保持病室安静，避免声光刺激。

（三）病情观察

1. 观察生命体征、神志、瞳孔　监测体温，注意呼吸频率、节律和深度的变化，血压和脉压的变化，脉搏和心率的变化。

2. 观察临床表现　注意腹痛、腹泻、黏液脓血便和里急后重程度，是否伴有发热及全身毒血症状。

3. 准确记录出入量　注意有无脱水和电解质紊乱情况。

（四）用药护理

按医嘱使用有效抗菌药物，使用喹诺酮药物时要注意给药剂量、用法、间隔时间及观察不良反应，环丙沙星可引起头痛、腹痛、呕吐、皮疹等，休克患者早期如注射山莨菪碱时，观察患者是否出现口干、视力模糊等不良反应，如用多巴胺静脉滴速时，注意防止剂量过大或滴速过快而出现呼吸困难、心律失常及肾功能减退等副作用。

（五）心理护理

良好的护患关系是信任的基础，护士应为他们提供心理救助及情感支持。针对患者不同的心理问题进行心理疏导，满足其合理需求。

（六）健康指导

1. 日常生活指导　向患者进行菌痢相关知识宣教，避免劳累、受凉、暴饮暴食，尽量选择易消化、富营养、少刺激性、不油腻的食物。加强体育锻炼，生活规律，注意饮食卫生，防止再次感染菌痢。

2. 消化道隔离　进行消化道隔离，等患者临床症状消失，大便培养连续3次阴性后，方可解除隔离。注意消毒食具、便具、卧具、日常用品、双手以及排泄物、呕吐物等。

能力检测

1. 确诊细菌性痢疾的依据是（　　）。

A. 周围白细胞增加　　B. 大便培养阳性　　C. 血培养阳性
D. 血沉加快　　E. 骨髓培养阳性

2. 细菌性痢疾传播媒介多为（　　）。

A. 蚊子　B. 苍蝇　C. 蟑螂　D. 跳蚤　E. 老鼠

3. 细菌性痢疾接触者应观察（　　）天。

A. 4　B. 5　C. 6　D. 7　E. 8

4. 菌痢在非流行期间，重要的传染源是（　　）。

A. 轻症患者　　B. 普通型患者　　C. 重症患者

D. 慢性期患者及带菌者　E. 以上都不是

5. 中毒性菌痢最多见于(　　)。

A. 老年人　B. 有慢性病者　C. 青壮年

D. 2～7 岁健壮儿童　E. 2～7 岁体弱儿童

6. 细菌性痢疾主要传播途径和多发季节是(　　)。

A. 粪-口传播,冬、春季　B. 粪-口传播,夏、秋季

C. 接触传播,冬、春季　D. 接触传播,夏、秋季

E. 土壤传播,夏、秋季

7. 不符合中毒性菌痢的临床特点是(　　)。

A. 起病急　B. 腹痛、腹泻、里急后重

C. 呼吸衰竭　D. 高热、惊厥

E. 周围循环衰竭

8. 典型急性菌痢患儿的粪便呈(　　)。

A. 米泔水样便　B. 柏油样黑便　C. 少量黏液脓血便

D. 果酱样腥臭便　E. 灰陶土样便

9. 关于小儿中毒性细菌性痢疾叙述错误的是(　　)。

A. 患儿和带菌者为传染源　B. 主要经粪-口传播

C. 人群普遍易感　D. 发病以冬、春季节多见

E. 护理过程中要密切观察患儿的生命体征

10. 患者高热、腹泻,诊断为细菌性痢疾,应对其实施(　　)。

A. 严密隔离　B. 消化道隔离　C. 接触隔离

D. 昆虫隔离　E. 保护性隔离

参考答案:1. B　2. B　3. B　4. D　5. D　6. B　7. B　8. C　9. D　10. B

(周纯涛)

任务二　流行性脑脊髓膜炎患者的护理

学习目标

知识要求

1. 掌握流行性脑脊髓膜炎患者的护理诊断及合作性问题、护理措施、预防。
2. 熟悉流行性脑脊髓膜炎的传染源、传播途径、临床表现及治疗要点。
3. 了解流行性脑脊髓膜炎的人群易感性、流行特征、发病机制及辅助检查。

能力要求

1. 能够对流行性脑脊髓膜炎患者作出正确的护理评估、护理诊断。
2. 能够对流行性脑脊髓膜炎患者采取正确的隔离措施和护理措施。
3. 能够开展有关流行性脑脊髓膜炎的健康教育。

案例引导

患儿,女,5岁,因发热、头痛3天,伴频繁呕吐1天入院。入院时检查:T 39.5 ℃,P 118次/分,R 30次/分,BP 96/60 mmHg,神志恍惚,烦躁。双瞳孔等大等圆(直径3.5 cm),光反应灵敏。左下肢及背部皮肤可见散在淤点、淤斑。心肺听诊阴性,腹部无明显阳性体征。颈项强直,克氏征阳性。实验室检查:白细胞 12×10^9/L,中性粒细胞82%。淤斑处涂片、染色、镜检革兰氏染色阴性,双球菌阳性。

初步诊断:流行性脑脊髓膜炎。

问题:

1. 该患者最可能由何种传播途径感染?
2. 如何指导该患者日常生活?
3. 该病的护理重点是什么?

【基础知识】

一、概述

流行性脑脊髓膜炎(epidemic cerebrospinal meningitis)简称流脑,是由脑膜炎奈瑟菌(脑膜炎双球菌)引起的一种经呼吸道传播的急性化脓性脑膜炎。突发高热、剧烈头痛、频繁呕吐、皮肤黏膜淤点或淤斑及脑膜刺激征为其主要临床表现,严重者可出现败血症、休克和脑实质性损害,危及生命。本病呈全球分布,散发或流行,在小儿化脓性脑膜炎的发病率中居于首位。

流行性脑脊髓膜炎属乙类传染病,是须严格管理的传染病,要求发现后24 h内上报。

流脑病原体为脑膜炎双球菌,为革兰氏染色阴性菌,可于带菌者鼻咽部及患者血液、皮肤淤点及脑脊液中发现。人是本菌的唯一天然宿主,本菌在体外生活力及抵抗力很弱,不耐热,在体外高于56 ℃、低于30 ℃或干燥的环境中极易死亡。对常用消毒剂敏感,遇漂白粉、乳酸等1 min即死亡,紫外线照射15 min即死亡。

二、流行病学

(一)传染源

带菌者和流脑患者是本病的传染源。本病隐性感染率高,感染后细菌寄生于正常人鼻咽部,不引起症状,故不易被发现,而患者经治疗后细菌会很快消失,相比之下带菌者作为传染源的意义更重要。

（二）传播途径

本病经呼吸道传播，病原菌主要经咳嗽、打喷嚏借飞沫传播。在空气流通不良处2 m以内的接触者均有被感染的危险。因本病在外界生活力极弱，故间接传播的机会较少，但密切接触如同睡、拥抱、接吻、喂奶等，对2岁以下婴幼儿的发病有重要意义。

（三）人群易感性

人群普遍易感，与其免疫水平密切相关，但感染后仅1%出现典型临床表现。6个月以内的婴儿因自母体获得免疫而很少发病，成人则在多次流行过程中经隐性感染而获得免疫，故5岁以下尤其是6个月至2岁婴幼儿发病率较高。人感染后可获得对本群病原菌的持久免疫力。各群之间有交叉免疫，但不持久。

（四）流行特征

本病呈全球分布，散发或流行。我国先后多次发生A群菌大流行，但近几年B群菌和C群菌流行有增多的趋势。全年均可发病，多见于冬、春季，3、4月份为高峰。

三、发病机制及病理变化

（一）发病机制

脑膜炎双球菌在机体免疫力低下的情况下从鼻咽部进入血液循环，形成短暂菌血症，表现为皮肤黏膜散在出血点。少数患者发展为败血症，病原菌可通过血脑屏障侵犯脑脊髓膜，导致化脓性脑脊髓膜炎。败血症期间，细菌侵袭皮肤血管内皮细胞，迅速繁殖并释放内毒素，作用于小血管和毛细血管，引起局部出血、坏死、细胞浸润及栓塞，临床可见皮肤黏膜淤点、淤斑，重者出现休克。内毒素引起脑血管痉挛、缺氧、酸中毒，血管通透性增加，血浆渗出而形成脑水肿、颅内压增高，引起惊厥、昏迷等症状，严重者可发生脑疝，出现瞳孔改变及呼吸衰竭。

（二）病理变化

败血症期主要病变是血管内皮损害，血管壁炎症、坏死和血栓形成，血管周围出血。皮肤黏膜局灶性出血，肺、心、胃肠道及肾上腺皮质亦可有广泛出血，也常见心肌炎和肺水肿。脑膜炎期主要病变部位在软脑膜和蛛网膜，表现为血管充血、出血、炎症和水肿，引起颅内高压。大量纤维蛋白、中性粒细胞及血浆外渗，导致脑脊液混浊。颅底部由于化脓性炎症的直接侵袭和炎症后粘连，可引起视神经、外展神经、动眼神经或听神经等脑神经损害，并出现相应症状。暴发型脑膜炎病变主要在脑实质，引起脑组织充血、出血、水肿及坏死，颅内压显著升高，严重者发生脑疝，少数患者由于脑室孔阻塞造成脑脊液循环障碍，可引起脑积水。

【能力训练】

一、护理评估

（一）健康史

注意询问发病季节，发病年龄，居住地有无流脑流行，有无与流脑患者接触史，发病前有无感冒症状，有无突然发热、头痛及呕吐，皮肤黏膜有无淤点、淤斑。

（二）身体状况

本病潜伏期一般为2～3天，最短1天，最长7天，按病情可分为以下各型。

1. 普通型 此型最常见，占全部病例的90%以上。

(1) 前驱期(上呼吸道感染期)：有低热、咽痛、咳嗽等上呼吸道感染症状，持续1～2天。多数患者发病急、进展快，此期常被忽视。

(2) 败血症期：起病急、高热寒战，体温高达39～40 ℃，伴毒血症状，如头痛、全身不适及精神萎靡等。70%～90%的患者四肢、软腭、眼结膜、臀部出现皮肤黏膜淤点或淤斑，开始为红色，逐渐变为紫红色，严重者淤斑面积迅速扩大，中央呈紫黑色坏死或水疱，持续1～2天后进入脑膜炎期。

(3) 脑膜炎期：除高热及败血症症状外，主要是中枢神经系统症状，如剧烈头痛、烦躁不安等。可出现颈项强直，克氏征、布氏征阳性等脑膜刺激征，婴儿前囟隆起。重者有谵妄、神志障碍及抽搐。一般持续2～5天，患者进入恢复期。

(4) 恢复期：体温逐渐降至正常，皮肤淤点、淤斑消失，症状逐渐好转，神经系统检查正常，患者在1～3周内痊愈。10%～40%的患者病后2天左右口唇周围可出现单纯疱疹。

2. 暴发型 此型多见于儿童，起病急骤，病情凶险，如不及时治疗24 h内可危及生命，病死率高，根据临床表现可分为三型。

(1) 休克型：起病急，高热，严重者体温不升，伴全身严重中毒症状，如头痛、呕吐、精神萎靡、烦躁不安，甚至昏迷；全身皮肤可见广泛淤点、淤斑，淤斑迅速融合成片且伴中央坏死；循环衰竭表现为面色苍白、口唇发绀、四肢湿冷、皮肤温度低、脉搏细速、血压下降、尿量减少，常伴有呼吸急促，易发展为弥散性血管内凝血(DIC)；脑脊液检查多无明显异常。

(2) 脑膜脑炎型：主要表现为脑膜及脑实质损害。患者除高热、淤斑外，还可有剧烈头痛、频繁呕吐、意识障碍等颅内压增高表现，脑膜刺激征阳性，锥体束征阳性，严重者可发展为脑疝。

(3) 混合型：兼有上述两型的临床表现，病情凶险，治疗困难，病死率极高，是本病最严重的类型。

3. 轻型 此型多见于流行性脑膜炎流行后期。病情轻微，主要表现为低热、轻微头痛及咽痛、少数淤点和轻微脑膜刺激征等症状。脑脊液无明显变化，咽拭子培养可有脑膜炎双球菌生长。

4. 慢性型 此型较少见，多见于成年人。病程可迁延数周甚至数月。表现为间歇性发热，反复出现皮肤淤点或皮疹、关节痛，少数患者可发生脑膜炎或心内膜炎，导致病情恶化，血培养可为阳性，本型易漏诊或误诊。

（三）心理社会状况

流脑发病急，病情严重，尤其是暴发型流脑病情凶险、死亡率高，患者及家属均可产生不同程度的紧张及恐惧心理。

（四）辅助检查

1. 血常规检查 白细胞总数明显增高，一般在20×10^9/L左右，中性粒细胞也明显升高，在80%以上，并发DIC者血小板减少。

2. 脑脊液检查 脑脊液检查是确诊本病的重要方法。早期或败血症休克型患者仅有压力增高，外观正常。典型的脑膜炎期，可见脑脊液压力增高，外观混浊，白细胞数明显升高，在1000×10^6/L以上，以中性粒细胞升高为主，蛋白质含量增高，糖及氯化物明显减低。病程开始1～2天或休克型流脑患者脑脊液检查多无明显改变。

3. 细菌学检查

(1) 涂片：此法简便易行，在皮肤淤点(斑)处刺破皮肤，挤出少许组织液涂片染色。阳性率高达80%，脑脊液离心沉淀后阳性率为60%～70%，是早期诊断的重要方法。

(2) 细菌培养：在使用抗生素前取血液或脑脊液以及淤点(斑)组织液进行细菌培养，但阳性率较低，若为阳性，则必须进行菌株分型和药敏试验。

4. 血清免疫学检查 该检查多应用于已使用抗生素而细菌学检查阴性者。常用对流免疫电泳法、乳胶凝集试验、反向间接血凝试验、酶联免疫吸附测定法(ELISA法)等进行脑膜炎双球菌抗原检测。

(五) 治疗要点

1. 普通型治疗 一旦发现患者就地隔离治疗，应以30 min内给予足量细菌敏感并能通过血脑屏障的抗菌药物。

(1) 青霉素：对脑膜炎双球菌是一种高度敏感的杀菌药物。虽然青霉素不易透过血脑屏障，但加大剂量也能在脑脊液中达到有效浓度，治疗效果显著，尤其是对败血症患者疗效更佳。成人剂量800万U，每8 h 1次；儿童20万～40万U/kg，分3次静脉滴注；疗程5～7天。

(2) 头孢菌素：第三代头孢菌素对脑膜炎球菌活性强，易透过血脑屏障，且毒性低；头孢噻肟，成人2 g，儿童50 mg/kg，每6 h静脉滴注1次；头孢曲松，成人2 g，儿童50～100 mg/kg，每12 h静脉滴注1次；疗程7天。

(3) 氯霉素：易透过血脑屏障，但需警惕对骨髓造血功能的抑制作用，故仅用于不能使用青霉素或病原体不明患者，儿童不主张应用。成人剂量2～3 g，儿童50 mg/kg，分次静脉滴注；症状好转后改为肌内注射或口服，疗程5～7天。

(4) 磺胺药：磺胺药如磺胺嘧啶或复方磺胺甲恶唑，由于耐药菌株增加，现已少用或不用。

(5) 对症治疗：高热时进行物理或药物降温，颅内压升高者可用甘露醇静脉滴注。

2. 休克型治疗

(1) 迅速扩充血容量，纠正酸中毒：选择粗大静脉血管，快速静脉滴注溶液，补充血容量。尽早应用有效抗菌药物，大剂量使用青霉素，剂量为每天20万～40万U/kg，亦可应用氯霉素，但不宜应用磺胺药。

(2) 应用血管活性药：山莨菪碱(654—2)每次0.3～0.5 mg/kg，每10～15 min静脉注射1次，见四肢温暖、面色转红、血压上升后减少剂量。

(3) 抗DIC治疗：如皮肤淤点、淤斑不断增加，且融合成片，并有血小板明显减少者，应及早应用肝素治疗，高凝状态纠正后，应输入新鲜血液、血浆及维生素K，以补充被消耗的凝血因子。

(4) 保护重要脏器功能：注意心、脑、肾、肝和肺功能，毒血症严重时，短期应用肾上腺皮质激素。

3. 脑膜脑炎型治疗

(1) 尽早使用有效抗菌药物：大剂量使用青霉素，剂量为每天20万～40万U/kg，亦可应用氯霉素，但不宜应用磺胺药。

(2) 减轻脑水肿，防止脑疝：颅内高压时对成人应立即快速静脉滴注20%甘露醇250 mL，20～30 min滴注完毕。肾上腺皮质激素有减轻脑水肿、降低颅内压的作用，常用地塞米松，成人每天10～20 mg，儿童0.2～0.5 mg/kg，分1～2次静脉滴注。

(3) 防治呼吸衰竭：在应用脱水剂治疗水肿的同时，予以吸痰保持呼吸道通畅，同时吸氧，必要时应用呼吸兴奋剂。如呼吸衰竭症状仍不见好转或加重，应尽早气管插管，使用呼吸机治疗。

4. 混合型的治疗　此型患者既要积极抗休克治疗，又要兼顾脑水肿的治疗，应根据具体病情对症治疗。

二、护理诊断及合作性问题

1. 体温过高　与脑膜炎球菌感染有关。

2. 有组织灌注不足的危险　与脑膜炎球菌毒素引起微循环障碍有关。

3. 潜在并发症　休克、脑水肿、脑疝、呼吸衰竭。

4. 皮肤完整受损　与皮疹及皮肤血管受损有关。

5. 营养失调　与呕吐、昏迷有关。

6. 疼痛　与脑膜炎、颅内高压有关。

三、护理目标

体温恢复正常，皮肤黏膜完整，及时发现休克、颅内高压等情况，迅速配合抢救暴发型流脑。

四、护理措施

(一) 一般护理

1. 隔离　呼吸道隔离，隔离至症状消失后3天，一般不少于病后7天。

2. 环境与休息　病室应保持空气流通、舒适、安静，减少不必要的人员探视。发现休克症状者立即将患者置于平卧位或抗休克位并采取保暖措施，但注意防止烫伤。

3. 饮食　给予患者高热量、高蛋白、高维生素、易消化的流质或半流质饮食。鼓励患者少量、多次饮水，保证入量2000～3000 mL/天，频繁呕吐不能进食及意识障碍者应按医嘱静脉输液，维持水、电解质平衡。

(二) 对症护理

1. 发热　体温过高者给予额部冷敷，或遵医嘱给予解热镇痛药。高热引起反复惊厥者，遵医嘱给予亚冬眠疗法。

2. 头痛　头痛轻者无需处理，较重者可按医嘱给予止痛药或进行脱水治疗，并向患者说明头痛原因。

3. 呕吐 呕吐时患者应取侧卧位；呕吐后及时清洁口腔，并更换脏污的衣服、被褥，创造清洁环境；呕吐频繁者可给予镇静剂或脱水剂，并观察有无水、电解质紊乱现象。

4. 皮肤、口腔 可出现大片淤斑，甚至坏死，因此应注意皮肤护理。

(1) 避免损伤：大片淤斑的皮肤应注意保护，定时进行皮肤消毒，翻身时应避免拖、拉等动作，防止皮肤擦伤。

(2) 避免受压：淤点、淤斑局部受压，必要时采取保护性措施，如使用气垫、空心圈或翻身床等予以保护。

(3) 皮肤破溃护理：皮疹发生破溃后应注意及时处理，小面积者可涂以龙胆紫或抗生素软膏；大面积者用消毒纱布包扎，防止继发感染，如有感染须定期换药；肢体肿胀明显时予以抬高 25°～30°；皮肤破溃有渗出液时，予以鹅颈灯照烤，每日 2 次，每次 15～30 min。护理淤斑时，医务人员操作前后注意洗手及戴手套。

(4) 患者内衣应宽松、柔软，并勤换洗。床褥应保持干燥、清洁、松软、平整，必要时被服可经高压消毒后再使用。

(5) 大面积皮肤破溃坏死，不能自行修复，须行植皮治疗。

(6) 每日口腔护理至少 2 次，保持口腔清洁、湿润。

5. 循环衰竭 一旦发现应立即通知医生紧急处理。使患者取平卧位或抗休克体位，保暖、给氧，迅速建立静脉通道，备齐各种抢救药物和物品，遵医嘱用药。

（三）病情观察

1. 严密监护 密切观察生命体征、神志、瞳孔、头痛、呕吐、尿量及出入量情况，并详细记录，特别是要准确记录 24 h 出入量。注意有无并发症发生，尤其要注意心、脑、肝、肺、肾等重要脏器的功能情况。

2. 观察淤点、淤斑 注意淤点、淤斑消长情况，局部有无坏死或水疱。淤点、淤斑越多，面积越大，败血症的程度越重，休克越重。淤点、淤斑变大或融合，提示 DIC 未得到有效控制。

（四）用药护理

1. 抗菌药 应用青霉素应注意给药剂量、间隔时间、疗程及青霉素过敏反应。应用磺胺类药物应注意其对肾脏的损害，需观察尿量、尿液性状，每天查尿常规，鼓励患者多饮水，以保证足够入量，或给予口服(静脉)碱性药物。应用氯霉素时注意观察患者皮疹情况、胃肠道反应，定期复查血常规。

2. 脱水剂 应用脱水剂治疗时应注意按规定时间给予药物，准确记录出入量，注意观察有无水、电解质及酸碱平衡紊乱，注意监测患者心功能。

3. 抗凝剂 应用肝素进行抗凝治疗时应注意用法、剂量、间隔时间，并注意观察有无自发性出血征象，如皮肤及黏膜出血、注射部位渗血，发现血尿、便血等，应立即通知医生。

（五）心理护理

护理人员要镇静，守候在患者床前，密切观察病情变化，以认真、负责的工作作风和娴熟的操作技术，取得患者及家属的信赖，使其产生安全感。还应耐心做好安慰、解释工作，增强患者战胜疾病的信心，与医护人员合作，争取抢救获得成功。

（六）健康指导

指导患者卧床休息，进食富含营养、易消化的流质或半流质饮食，多饮水；保持皮肤、口腔清洁；居室通风换气，保持空气新鲜。向患者及家属讲解隔离的方法和时间、病情观察内容、治疗、用药的知识；对留有后遗症者，指导患者及其家属进行切实可行的功能锻炼，辅以按摩、推拿、理疗等治疗措施，促进机体早日康复。

知识链接

婴幼儿流脑和老年人流脑的特点

婴幼儿流脑的特点：因神经系统发育尚未成熟，主要表现为高热、拒食、吐奶、烦躁和啼哭不安，惊厥、腹泻和咳嗽较成人为多见，而脑膜刺激征可缺如，前囟未闭者可隆起，少数患儿因频繁呕吐、出汗致失水，反而出现前囟下陷。

老年人流脑的特点：老年人免疫功能低下，对内毒素敏感性增加，故暴发型发病率高，临床表现上呼吸道感染症状多见，意识障碍明显，皮肤黏膜淤点、淤斑发生率高，病程长，多为10天左右，并发症多，预后差，病死率高。实验室检查白细胞数可能不高，提示病情严重，机体反应性差。

能力检测

1. 流脑的传染源主要是(　　)。

A. 患者　B. 带菌者　C. 猪　D. 鼠　E. 蚊

2. 确诊流脑最重要的依据是(　　)。

A. 突起高热，中毒症状，血常规白细胞升高　B. 剧烈头痛，频繁呕吐，神志变化

C. 皮肤黏膜出血点，脑膜刺激征　D. 脑脊液压力升高及化脓性改变

E. 血及脑脊液细菌学检查阳性

3. 下述哪点不符合流脑皮疹的特点？(　　)

A. 出血性皮疹，为淤点或淤斑　B. 皮疹分布全身皮肤黏膜

C. 大片淤斑中央可呈紫黑色坏死　D. 在恢复期患者可出现口唇疱疹

E. 淤点或淤斑是诊断流脑的必备体征

4. 我国流脑流行优势菌群是(　　)。

A. A群　B. B群　C. C群　D. D群　E. X群

5. 流脑的主要传播方式是(　　)。

A. 飞沫直接从空气传播　B. 密切接触间接传播

C. 通过消化道传播　D. 通过日常生活用品等间接传播

E. 通过吸血节肢动物传播

6. 在城镇,流脑发病年龄高峰是(　　)。

A. 小于6个月　　B. 6个月～2岁　　C. 学龄前儿童

D. 学龄儿童　　E. 7～14岁

7. 关于流脑的实验室检查,下列哪项是错误的?(　　)

A. 血液白细胞计数及中性粒细胞升高　　B. CT检查是确诊的重要手段

C. 细菌学检查是确诊的重要重要方法　　D. 血清免疫学检测可协助诊断

E. 脑脊液检查是明确诊断的重要方法

8. 暴发休克型流脑患者,淤斑面积迅速扩大,并融合成片,对于此类患者的治疗,下列哪项是最具有针对性的措施?(　　)

A. 迅速扩充血容量　　B. 纠正酸中毒　　C. 血管活性药物

D. 肝素抗凝治疗　　E. 输入新鲜血

9. 对患有流脑的患者应实施(　　)。

A. 严格隔离　　B. 接触隔离　　C. 呼吸道隔离

D. 消化道隔离　　E. 保护性隔离

10. 下列护理流脑患者过程中,哪项护理错误?(　　)

A. 给予高热量、高蛋白、高维生素、易消化的饮食

B. 嘱患者少饮水

C. 体温超过39 ℃者给予额部冷敷

D. 呕吐患者应取侧卧位

E. 留有后遗症者应指导其进行功能锻炼

参考答案:1. B　2. E　3. E　4. A　5. A　6. B　7. B　8. D　9. C　10. B

(周纯涛)

任务三　猩红热患者的护理

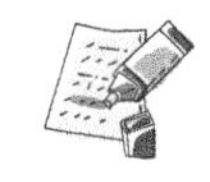

学习目标

知识要求

1. 掌握猩红热患者的护理诊断及合作性问题、护理措施、预防。

2. 熟悉猩红热的传染源、传播途径、临床表现及治疗要点。

3. 了解猩红热的人群易感性、流行特征、病理改变、发病机制、实验室检查、并发症。

能力要求

1. 能够对猩红热患者作出正确的护理评估及护理诊断。

2. 能够对猩红热患者采取正确的隔离措施及护理措施。

3. 能够开展有关猩红热的健康教育。

案例引导

患儿，男，10岁，1天前畏寒、发热、全身不适，咽痛明显，食欲差，第2天开始出现皮疹。体检：T 39.2 ℃，P 100次/分，R 23次/分，BP 110/80 mmHg；面部潮红，口唇周围皮肤苍白，咽及扁桃体显著充血，颈部及颌下淋巴结肿大，有触痛；舌质红，乳头红肿如草莓，全身皮肤弥漫性充血，皮疹呈针尖大小的猩红色小丘疹，压之褪色，有痒感。实验室检查：白细胞 18×10^9/L，中性粒细胞85%。

初步诊断：猩红热。

问题：

1. 该患者最有可能由何种途径感染？

2. 该患者护理措施是什么？

3. 如何指导患者进行隔离？

【基础知识】

一、概述

猩红热(scarlet fever)是由A组β型溶血性链球菌所引起的急性呼吸道传染病，临床上以发热、咽峡炎、弥漫性鲜红色皮疹和退疹后皮肤脱屑为特征。少数患者在病后1～5周可发生心肌炎、肾小球肾炎、风湿热等并发症。

猩红热属乙类传染病，是须严格管理的传染病，要求发现后24 h内上报。

A组β型溶血性链球菌是本病的致病菌，具有较强的侵袭力，能产生致热性外毒素。A组β型溶血性链球菌外界生活能力较强，但对热及一般消毒剂抵抗力不强，加热56 ℃ 30 min及一般消毒剂均可将其杀灭。

二、流行病学

(一) 传染源

患者和带菌者是主要的传染源，自发病24 h至疾病高峰传染性最强。A组β型溶血性链球菌所引起的咽峡炎患者，排菌量大且不被重视，是重要的传染源。

(二) 传播途径

患者和带菌者的鼻咽、排泄物含A组β型溶血性链球菌，在谈话、咳嗽时，传染给密切接触的人，所以本病主要是通过飞沫传播。病原菌也可经皮肤或产妇产道或被污染的食物、玩具、衣服和日常用品等进行传播，故又称“外科型猩红热”或“产科型猩红热”。

（三）人群易感性

人群普遍易感，感染后机体可产生抗毒素免疫和抗菌免疫。3～7岁儿童发病率较高，6个月以内的婴儿很少发病。A组β型溶血性链球菌产生的红疹毒素有5种血清型，各型之间无交叉免疫，患某一型的猩红热后，可产生对该型的免疫力，但仍然有可能再次感染其他型猩红热。

（四）流行特征

本病多见于温带地区，全年均可发病，但冬、春季多见，5～15岁儿童发病率高。

三、发病机制及病理变化

（一）发病机制

A组β型溶血性链球菌及其毒素由咽部侵入，在侵入部位及其周围组织引起炎性和化脓性变化（咽峡炎、化脓性扁桃体炎等），并进入血液循环，引起败血症，细菌毒素吸收入血后可引起发热等全身中毒症状。红疹毒素使皮肤和黏膜血管充血、水肿、上皮细胞增生与白细胞浸润，以毛囊周围最明显，出现典型猩红热皮疹。病程2～3周后部分患者发生变态反应性病理损害，主要为心、肾、肝、脾及关节滑膜等处非化脓性炎症，所以猩红热临床表现主要由化脓性、中毒性、变态反应性病变综合而成。

（二）病理变化

病原体侵入机体后，主要产生化脓性、中毒性、变态反应性三种病变，并引起相应的病理改变。

1. 化脓性病变　A组β型溶血性链球菌侵入机体后，借助脂壁酸LTA的作用黏附于黏膜上皮细胞，进入组织引起炎症，同时可通过其M蛋白保护细菌不被吞噬，在透明质酸酶、链激酶及溶血素的作用下，使炎症扩散并引起组织坏死。

2. 中毒性病变　病原菌所产生的红疹毒素进入血液循环，引起发热、头痛、头晕、食欲缺乏等全身中毒症状。红疹毒素使皮肤和黏膜充血、水肿、上皮细胞增生及白细胞浸润，以毛囊周围最明显，形成典型的猩红热皮疹。恢复期表皮细胞死亡，形成脱屑。

3. 变态反应性病变　在病程第2～3周时，个别病例心、肾、肝、脾及关节滑膜等组织产生浆液性炎症反应，可能系A组链球菌某些型与被感染者心肌、心瓣膜、肾小球基底膜或关节膜囊的抗原相似引起的交叉免疫反应，或可能由于抗原抗体复合物沉积在上述部位所致。

【能力训练】

一、护理评估

（一）健康史

评估发病季节，当地有无猩红热流行，有无与猩红热或咽峡炎患者接触史，继往有无猩红热发病史等。询问患者起病的经过，病情的进展情况，发病后的主要症状及临床表现，经过何种处理及疗效等。

（二）身体状况

本病潜伏期一般为1～7天，最短1天，最长12天。

1. 普通型 流行期间大多数患者属此型，典型临床表现如下。

(1) 发热：多为持续性，可达39 ℃左右，伴有头痛、全身不适等全身中毒症状，发热持续约1周。发热的高低及热程均与皮疹的多少及其消长相一致。

(2) 咽峡炎：表现有咽痛、咽及扁桃体充血并可覆盖有脓性渗出物。腭部有充血或出血性黏膜疹，可先于皮疹出现，颌下及颈淋巴结呈非化脓性炎症改变。

(3) 皮疹：于发热后24 h内开始出现，始于耳后、颈部及上胸部，24 h左右波及全身。典型皮疹为弥漫针尖大小的猩红色小丘疹，触之如粗砂纸样，或人寒冷时的鸡皮样疹，压之褪色，疹间皮肤潮红，伴有痒感。严重者有出血性皮疹。在皮肤皱褶处如肘窝、腋窝、腹股沟等处皮疹密集或由于摩擦出血，呈紫色线条，称为"帕氏线"。面部潮红而无皮疹，口鼻周围相对苍白，称为"口周苍白圈"。

与发疹同时出现舌被白苔，舌乳头红肿，突出于白苔之上，以舌尖及边缘处最为显著，称为"草莓舌"。2～3天后，白苔开始脱落，舌面光滑呈肉红色，舌乳头仍突起，称为"杨梅舌"。

皮疹于48 h达高峰，然后按出疹顺序开始消退，2～3天内完全消退。

退疹后开始皮肤脱屑，躯干多为糠屑状脱皮，手掌、足底、指(趾)处可见大片状脱皮，呈手套、袜套状。

2. 非典型猩红热

(1) 轻型：近年来多见，表现为轻至中度发热，咽峡炎轻微，皮疹亦轻且仅见于躯干部，疹退后脱屑不明显，病程短，但仍有可能发生变态反应等并发症。

(2) 中毒型：病死率高，近年来少见，主要表现为毒血症，可出现中毒性心肌炎、中毒性肝炎及中毒性休克等。

(3) 脓毒型：罕见，主要表现为咽部严重的化脓性炎症、坏死及溃疡，常可波及邻近组织引起颈淋巴结炎、中耳炎、鼻窦炎等，亦可侵入血液循环引起败血症及迁延性化脓性病灶。

(4) 外科型或产科型：病原菌经伤口或产妇产道侵入而致病，故没有咽峡炎。皮疹始于伤口或产道周围，然后延及全身，中毒症状较轻。

（三）心理社会状况

由于本病起病急、进展快、临床表现多样，并可能会发生变态反应性并发症，容易使患者及其家属产生恐惧、焦虑心理。大面积出疹、脱屑，使患者更担心形象改变。

（四）辅助检查

1. 血常规检查 白细胞总数增高，多在$(10\sim20)\times10^9$/L，中性粒细胞常在80%以上，严重者可出现中毒颗粒，出疹后嗜酸性粒细胞增多，占5%～8%。

2. 细菌检查 细菌检查是确诊猩红热的依据。咽拭子或脓液培养可以分离出A组β型溶血性链球菌，咽拭子涂片免疫荧光法可查出A组β型溶血性链球菌。

（五）治疗要点

1. 一般治疗 青霉素G是治疗猩红热的首选药物。轻症成人每次80万U，儿童2万～4万U/kg，每天2～4次，根据病情选择肌内注射或静脉给药，疗程7～10天。中毒型或脓毒型患者可加大用药剂量，成人800万～2000万U/天，儿童每天20万U/kg，分2～3次静脉给药。多数患者用药24 h后退热，4天左右咽峡炎消失，皮疹消退。对青霉素过敏者可选用红霉素、罗红霉素或阿奇霉素。

2. 对症治疗 休克患者应积极抗休克治疗，补充血容量，纠正酸中毒，加用血管活性药物等。对已化脓的病灶，必要时给予切开引流或手术治疗。有并发症者针对并发症采取相应的治疗措施。

二、护理诊断及合作性问题

1. 体温过高 与毒血症、链球菌感染有关。

2. 皮肤完整性受损 与细菌产生红疹毒素引起皮肤损害有关。

3. 疼痛 与咽及扁桃体炎症有关。

4. 潜在并发症 急性肾小球肾炎、风湿性关节炎等。

三、护理目标

体温恢复正常，咽痛消失，皮肤黏膜完整，及时发现心肌炎、肾小球肾炎、风湿热，及时配合抢救。

四、护理措施

（一）一般护理

1. 隔离 呼吸道隔离至咽拭子培养3次阴性，且无化脓性并发症出现，方可解除隔离，如有化脓性并发症者，应隔离至炎症痊愈。

2. 环境与休息 病室经常开窗通风，或用紫外线照射进行空气消毒。室内保持安静，减少不必要的人员探视。发热期卧床休息，并发心肌炎者应绝对卧床休息。

3. 饮食 急性期给予患者高热量、营养丰富、清淡易消化的流质或半流质饮食，供给充足的水分，以利散热及排出毒素，鼓励患者进食富含维生素C的食物，并发肾炎者应进低盐饮食。

（二）对症护理

1. 高热护理 给予适当物理降温，可头部冷敷、温水擦浴或遵医嘱服用解热镇痛剂，忌冷水及乙醇擦浴。高热时衣被穿盖要适宜，忌捂汗，出汗后需及时擦干更换衣被。

2. 皮肤护理 衣着应宽松，内衣裤勤换洗，床褥应保持清洁、松软、平整、干燥。注意保持皮肤清洁，每天用温水轻擦皮肤，禁用肥皂水、乙醇。有皮肤瘙痒者应避免搔抓，防止抓伤皮肤造成感染。瘙痒严重者，用炉甘石洗剂涂擦局部，亦可用止痒粉。疹退后皮肤干燥者可涂润肤露。皮肤脱皮时应让其自行脱落，不可强行撕脱。

3. 口咽部护理 细菌多集中在口咽部，加强口腔护理很重要。可用温盐水或朵

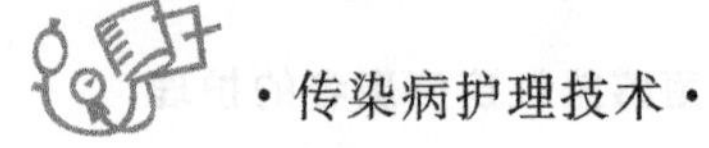

贝尔液漱口，每天4次。也可口含有消炎作用的药片，如溶菌酶片、碘含片、度灭芬和西瓜霜等。咽痛明显者可用2%硼酸液漱口。

4. 并发症护理 急性期皆应卧床休息，遵医嘱应用足量青霉素G，并对症处理。

（三）病情观察

密切观察患者生命体征的变化，尤其要监测体温；观察皮疹及咽部症状，观察有无化脓性病灶。观察尿量、尿色，有无眼睑及下肢水肿等情况，并随访尿常规，警惕急性肾小球肾炎。观察有无心慌、气短、脉搏加快，甚至呼吸困难等情况，警惕并发心肌炎。发现异常要及时报告医生。

（四）用药护理

按医嘱及时、准确用药，应用青霉素治疗时，注意观察疗效及过敏反应，用红霉素时要饭后服，以免造成恶心、呕吐等胃肠道反应。

（五）心理护理

在护理中，应多关心、支持患者，与患者进行有效的交流、沟通，耐心听取患者的叙述，鼓励患者说出自身的感受，和患者一起分析产生不良心理反应的原因，耐心解释患者的疑虑，使患者产生安全感和信任感，保持良好健康的心理，帮助其树立战胜疾病的信心。

（六）健康指导

向患者及家属进行猩红热相关知识宣教，介绍典型猩红热和并发症的临床表现、治疗、护理措施。轻型者可在家中隔离、治疗，指导家属进行皮肤、口腔护理。嘱其密切观察病情变化，在病程第2～3周易出现并发症，其中以急性肾小球肾炎最为常见，嘱患者定期检查尿常规，若出现眼睑水肿、高热不退等，应及时到医院检查，以便早期治疗。

能力检测

1. 猩红热帕氏线多见于（　　）。

A. 颈部　　B. 面部　　C. 腰腹部

D. 大腿外侧　　E. 腋窝、腘窝

2. 猩红热的传染源是（　　）。

A. A组β型溶血性链球菌携带者　　B. 链球菌引起咽峡炎的患儿

C. 伤口感染的患儿　　D. 猩红热患儿

E. 猩红热患儿及携带者

3. 下述哪点不符合猩红热的临床特点？（　　）

A. 全身皮肤弥漫性密集性红色细小丘疹　　B. 口腔峡颊部黏膜有柯氏斑

C. 草莓舌　　D. 口周苍白

E. 帕氏线

4. 引起猩红热的病原体是（　　）。

A. A组β型溶血性链球菌　　B. 金黄色葡萄球菌
C. 腺病毒　　D. 柯萨奇病毒
E. 沙门菌

5. 治疗猩红热患者首选的药物是(　　)。
A. 青霉素　B. 板蓝根　C. 维生素C　D. 庆大霉素　E. 磺胺药

6. 消毒猩红热患者床旁固定使用的体温计,最好选用(　　)。
A. 甲醛　B. 乙醇　C. 环氧乙烷　D. 新洁尔灭　E. 氯已定

7. 对猩红热患儿的处理下列哪项是错误的?(　　)
A. 忌用肥皂水擦洗皮肤　　B. 忌用手剥脱皮肤
C. 高热时给予50%乙醇浴　　D. 饮食宜采用清淡、易消化的流食
E. 急性期卧床休息

8. 为确认猩红热应做下列哪项检查?(　　)
A. 咽拭子培养　B. 腰椎穿刺术　C. 大便培养
D. 血培养　E. 肥达反应

9. 对猩红热患者应实施(　　)。
A. 严格隔离　B. 接触隔离　C. 呼吸道隔离
D. 消化道隔离　E. 保护性隔离

10. 患儿,5岁,发热2天,体温39 ℃,咽痛,咽部有脓性分泌物,周身可见针尖大小的皮疹,并能见到帕氏线,该患儿最可能患有的疾病是(　　)。
A. 麻疹　B. 水痘　C. 脓疱疹　D. 猩红热　E. 腮腺炎

参考答案: 1. E　2. E　3. B　4. A　5. A　6. B　7. C　8. A　9. C　10. D

(周纯涛)

任务四　白喉患者的护理

学习目标

知识要求

1. 掌握白喉患者的护理诊断、护理措施及预防措施。
2. 熟悉白喉的传染源、传播途径、临床表现、治疗要点。
3. 了解白喉的人群易感性、流行特征、病理改变、发病机制、辅助检查方法。

能力要求

1. 能够对白喉患者作出正确的护理评估及护理诊断。
2. 能够对白喉患者采取正确的隔离措施与护理措施。
3. 能够开展有关白喉的健康教育。

案例引导

患儿，男，2岁，因发热，不思饮食，嗜睡2天入院。入院时体检：T 38.9 ℃，P 110次/分，左侧扁桃体处有点状白膜，周围黏膜红肿，扁桃体肿大。实验室检查：白细胞 11×10^9/L，细菌学检查培养白喉杆菌阳性。

初步诊断：白喉。

问题：

1. 该患者最有可能由何种途径传播感染?
2. 该患者护理措施是什么?
3. 该病应如何预防?

【基础知识】

一、概述

白喉(diphtheria)是由白喉杆菌经空气、飞沫传播引起的急性呼吸道传染病，以咽和喉等处黏膜充血、肿胀并有灰白色伪膜形成为突出临床特征，严重者可引起心肌炎与末梢神经麻痹。

白喉属乙类传染病，是须严格管理的传染病，要求发现后24 h内上报。

白喉杆菌又称白喉棒状杆菌，革兰氏染色阳性，白喉杆菌只有感染了携带产毒基因的噬菌体，才具有合成毒素的能力。该菌对干燥、寒冷及阳光抵抗力较其他非芽胞菌要强，加热56 ℃ 10 min即可将其杀灭，在0.1%升汞、5%石炭酸和3%～5%的来苏儿溶液中，均能迅速被杀灭。

二、流行病学

(一) 传染源

白喉杆菌是寄生于人体的细菌，传染原为患者和带菌者。白喉患者在潜伏期末即有传染性。不典型及轻症患者对白喉传播更具危险性，健康带菌者一般在总人口的1%以下，流行时可达10%～20%。由于抗生素的应用，恢复期带菌者的带菌时间大大缩短，约90%的患者在4天内细菌即可消失。

(二) 传播途径

白喉杆菌主要通过呼吸道飞沫传播，亦可通过被污染的手、玩具、文具、食具及手帕等传播。偶有通过污染牛奶而引起流行的报道,亦可通过破损的皮肤和黏膜受染。

(三)人群易感性

该菌人群普遍易感,易感性的高低取决于体内抗毒素的量。儿童易感性最高;新生儿通过胎盘及母乳获得免疫力,到1岁时免疫力几乎完全消失。以后随着年龄的增长易感性逐渐增高。由于白喉预防接种的广泛开展,儿童免疫力普遍增强,疾病高发年龄后移。该病患病后可获得持久性免疫,偶有数次发病者。

(四)流行特征

白喉杆菌通常呈散发,偶可形成流行或暴发。全年均可发病,以秋、冬季和初春时多见。

三、发病机制及病理变化

(一)发病机制

白喉杆菌侵袭上呼吸道黏膜后,在表皮上皮细胞内繁殖。当局部黏膜有损伤时侵袭力增强,在白喉杆菌繁殖过程中产生的外毒素不仅可以引起局部病变,还可以引起全身中毒性病变。此毒素由A和B两个亚单位组成,两者通过二硫键连接,B亚单位无直接毒性,可以与细胞表面特异性受体结合,结合后通过转位区的介导,输送A亚单位进入宿主胞质内。A亚单位具有毒性,可使细胞内延伸因子2灭活,使核糖体"受位"上正在合成的肽链不能转位至核糖体"给位",使氨基酰-tRNA无法与核糖体结合,肽链延伸反应停止,靶细胞不能结合蛋白质而死亡,因而白喉毒素对哺乳动物的细胞有直接致死作用。

(二)病理变化

细菌造成局部组织的炎性反应,外毒素加重了局部的炎症、坏死,大量渗出的纤维蛋白与坏死细胞及白细胞等凝结在一起覆盖在被破坏的黏膜表面形成假膜。假膜一般为灰白色,有混合感染时可呈黄色或污秽色,伴有出血时可呈黑色。该膜开始薄,逐渐变厚,边缘较整齐,不易脱落,用力剥离时可见出血点。喉、气管、支气管被覆柱状上皮的部位形成的假膜与黏膜粘连不紧,易于脱落造成窒息。外毒素局部吸收引起全身中毒症状。毒素吸附于细胞表面时,尚可为抗毒素所中和,若已进入细胞内,则不能被抗毒素中和,故临床上强调早期足量应用抗毒素,外毒素与各组织细胞结合后可引起全身性病理变化,其中以心肌、末梢神经较显著。

【能力训练】

一、护理评估

(一)健康史

评估患者有无与白喉患者接触史。询问患者起病的经过,病情的进展情况,发病后的主要症状及临床表现,经过何种方法处理及疗效等。

（二）身体状况

该病潜伏期为1～7天，多数为2～4天。根据病变部位分为咽白喉、喉白喉、鼻白喉和其他部位白喉。成人和年长的儿童以咽白喉居多，其他类型的白喉多见于幼儿。

1. 咽白喉 咽白喉为常见类型，占白喉患者的80%，毒血症轻重与白喉外毒素的吸收量、治疗早晚及人体的免疫状态密切相关。根据病变范围及症状轻重咽白喉又可分为如下类型。

(1) 轻型：此型多见于白喉流行时，全身中毒症状较轻，无发热或轻微发热，查咽部仅有轻微炎症，扁桃体可肿大，但无假膜形成，细菌培养阳性。

(2) 普通型：此型起病缓，可有全身中毒症状，如微热或中度发热、全身不适、疲乏、食欲减退等。假膜局限于患侧扁桃体或腭弓、腭垂（悬雍垂）等处，呈点状或小片状，1～2天内扩大融合成片，呈灰白色，边界清楚，不易剥离。此型多见于成年人或年长儿童。扁桃体充血、肿胀，常有颌下淋巴结肿大、微痛，但其周围组织无水肿。

(3) 重型：此型患者全身中毒症状明显，可有高热、头晕、头痛、恶心、呕吐，甚至出现循环衰竭表现，如面色苍白、脉细速。假膜可以扩散到腭垂、软腭、咽后鼻、鼻咽部、喉部，甚至口腔黏膜，假膜大而肥厚，可为灰白色、黄色、污秽灰色或黑色。此型多见于年幼儿童。假膜周围黏膜红肿，扁桃体肿大，颌下淋巴结及颈淋巴结肿大，有压痛，淋巴周围可有水肿。

(4) 极重型：此型患者全身中毒症状严重，可有高热、烦躁不安、呼吸急促、面色苍白、唇发绀、脉细而快、血压下降，有的可出现心脏扩大、心律失常（如奔马律）等。假膜范围广，多因出血而呈黑色。查扁桃体及咽部严重肿胀而影响通气，口腔因有坏死可散发出特殊腐败臭味，颈淋巴结肿大，周围组织有水肿，致使颈部甚至锁骨附近组织肿胀，状似“牛颈”，如不及时治疗，多数2周内死亡。

2. 喉白喉 喉白喉约占患者的20%，其中1/4为原发性，3/4由咽白喉向下蔓延而成。因毒素吸收较少，故全身中毒症状不严重。由于喉部、气管、支气管等处假膜的存在，造成程度不等的呼吸困难，严重时可做气管插管或气管切开安置气管导管。患者表现为“犬吠”样咳嗽，声音嘶哑，甚至失声，多见于1～3岁的幼儿。

3. 鼻白喉 鼻白喉较为罕见。因外毒素吸收少而全身中毒症状轻，可有张口呼吸、哺乳困难等，局部表现为鼻塞，流浆液血性鼻涕，鼻孔周围皮肤受侵而发红、糜烂或结痂，鼻前庭处可见假膜，多见于婴幼儿。

4. 其他部位白喉 皮肤白喉多见于热带。白喉杆菌可以侵入眼结膜、耳、女性外阴部、新生儿脐部及皮肤损伤处，出现假膜及化脓性分泌物。患者很少有全身中毒症状，但可发生末梢神经麻痹。

5. 并发症 中毒性心肌炎为最常见的并发症，也是本病主要的死亡原因。在发病3～5天出现严重毒血症，为早期，患者可在数分钟或数小时内突然死亡；在发病5～14天内出现心肌病变继而影响周围循环，为晚期，表现为极度苍白后发绀、腹痛。周围神经麻痹多发于发病3～4周，以软腭麻痹最常见，其次为眼肌、颜面肌、四肢肌麻痹。

（三）心理社会状况

评估患者有无焦虑、恐惧情绪，患者对疾病的认知程度及心理承受能力，家庭对患者的支持程度，家庭经济状况和社区保障情况。

（四）辅助检查

1. 血常规检查 血白细胞及中性粒细胞增高，有中毒颗粒。重者红细胞、血红蛋白、血小板可减少。

2. 细菌学检查 咽拭子取咽部分泌物培养，可见白喉杆菌生长，或直接涂片查见白喉杆菌，即可确诊。

3. 血清学检查 采用荧光抗体法，如荧光显微镜下检测白喉杆菌，可早期诊断。

4. 其他检查 检查心电图、肝功能、肾功能等以了解各脏器功能情况。

（五）治疗要点

1. 病原治疗 白喉抗毒素治疗，注射抗毒素之前必须询问有无过敏史，并做皮肤敏感试验：普通患者剂量为 30 000～50 000 U，肌内注射，重症患者 60 000～100 000 U，半量肌内注射，另半量缓慢静脉滴注；同时应用青霉素，每次剂量为 40～80 万 U，肌内注射，每天 3～4 次，持续 7～10 天；红霉素效果亦佳，剂量为每天 30～40 mg/kg，分次服用，持续 7～10 天。

2. 对症治疗 烦躁不安者可给予适量地西泮、苯巴比妥等。对发热患者以物理降温为主，必要时配合药物降温。喉白喉若假膜梗阻气道严重时，应及时做气管插管或气管切开，保持呼吸道通畅，病情好转后，应及时拔管。

3. 并发症的治疗 心肌炎患者应卧床休息 6 周以上，给予高渗葡萄糖注射液、大量维生素 B_1 和维生素 C、糖皮质激素和能量合剂等治疗。周围神经麻痹多数能自行恢复，吞咽困难者可行鼻饲。

二、护理诊断及合作性问题

1. 疼痛 与白喉杆菌感染所致局部炎症有关。

2. 有窒息的危险 与假膜阻塞气道有关。

3. 潜在并发症 中毒性休克、中毒性心肌炎。

三、护理目标

减轻病痛，减少并发症的发生，保证患者充足的营养及休息。

四、护理措施

（一）一般护理

1. 隔离 呼吸道隔离，隔离至症状消失后，不少于 7 天。

2. 休息 卧床休息（包括轻者在内），一般不少于 3 周。过早及过量的活动可影响疾病的恢复。

3. 饮食 给予高热量、高维生素、易消化的流质或半流质饮食，不能进食者给予鼻饲或静脉营养。

（二）对症护理

1. 降温 对发热患者给予物理降温，必要时配合药物降温。

2. 口腔护理 每日用生理盐水或过氧化氢溶液清洗口腔，动作要轻柔，忌擦抹假膜，以防引起出血。

3. 咽痛护理 可用药物雾化吸入或中药喷洒治疗。

4. 喉梗阻护理 轻度梗阻者给予吸氧，严密观察病情进展，并做好气管插管或气管切开的准备。严重喉梗阻者应立即做气管切开，保持呼吸道通畅。

（三）病情观察

病情观察包括呼吸、脉搏、血压、神志及全身中毒症状的变化，假膜的变化及有无因假膜致气道梗阻情况，有无心悸、气急、心前区闷痛、心律失常等中毒性心肌炎症状，有无周围神经麻痹症状等。

（四）用药护理

使用抗毒素治疗时要密切观察有无过敏反应并做好脱敏治疗，运用红霉素时嘱患者饭后服用，减轻对胃肠道的刺激。

（五）心理护理

注意与患者多沟通，了解患者的想法和感受，对患者提出的问题耐心解释，消除顾虑，使患者更好地配合治疗、护理。

（六）健康指导

1. 疾病知识的指导 宣传白喉防治的相关知识，使患者更好地配合治疗、护理。

2. 生活指导 指导患者的休息、饮食的具体要求。嘱患者遵医嘱按时、按量、按疗程坚持用药，防止出现并发症。

3. 出院指导 嘱患者出院后注意休息，避免过度劳累、受凉等。对心肌炎患者应特别强调休养的重要性，严重者1年内禁止剧烈活动，以防发生意外并定期检查。

能力检测

1. 咽白喉多见于（　　）。

A. 婴幼儿　B. 青少年　C. 学龄儿童　D. 老年人　E. 成人和儿童

2. 白喉的传染源是（　　）。

A. 患者　B. 带菌者　C. 隐性感染者

D. 患者和带菌者　E. 患者、带菌者和隐性感染者

3. 下述哪项符合白喉的典型临床特点？（　　）

A. 发热　B. 口腔峡颊部黏膜有柯氏斑

C. 呼吸困难　D. 扁桃体肿大

E. 咽部、喉部有灰白色假膜

4. 引起白喉的病原体是（　　）。

A. A组β型溶血性链球菌　B. 金黄色葡萄球菌　C. 百日咳杆菌
D. 柯萨奇病毒　E. 白喉杆菌

5. 治疗白喉患者首选的药物是(　　)。
A. 青霉素　B. 白喉抗毒素　C. 红霉素
D. 庆大霉素　E. 板蓝根

6. 关于小儿白喉的叙述错误的是(　　)。
A. 患儿和带菌者为传染源　B. 主要经飞沫传播
C. 人群普遍易感　D. 发病以冬、春季节多见
E. 服用红霉素应在饭前服

7. 应对白喉患者实施(　　)。
A. 严密隔离　B. 消化道隔离　C. 呼吸道隔离
D. 昆虫隔离　E. 接触隔离

8. 对白喉患儿的处理下列哪项是错误的？(　　)
A. 指导患儿剧烈运动，以增强体质　B. 呼吸困难者应准备气管切开
C. 对抗毒素过敏者应做脱敏治疗　D. 饮食宜采用清淡、易消化的流食
E. 卧床休息

9. 为确诊白喉应做下列哪项检查？(　　)
A. 腰椎穿刺术　B. 咽拭子培养　C. 大便培养
D. 血培养　E. 肥达反应

10. 白喉致死的主要并发症是(　　)。
A. 急性心肌炎　B. 软腭麻痹　C. 四肢麻痹
D. 眼肌麻痹　E. 面肌麻痹

参考答案：1. E　2. D　3. E　4. E　5. B　6. E　7. C　8. A
9. B　10. A

（周纯涛）

任务五　百日咳患者的护理

学习目标

知识要求

1. 掌握百日咳患者的护理诊断及合作性问题、护理措施、预防措施。
2. 熟悉百日咳的传染源、传播途径、临床表现、治疗要点。
3. 了解百日咳的人群易感性、流行特征、病理改变、发病机制及辅助检查。

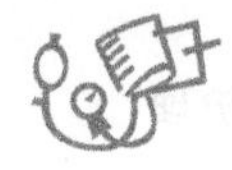

能力要求

1. 能够对百日咳患者作出正确的护理评估及护理诊断。
2. 能够对百日咳患者采取正确的隔离措施及护理措施。
3. 能够开展有关百日咳的健康教育。

案例引导

患儿，女，3岁，阵发性痉挛性咳嗽2个月，咳后伴有鸡鸣样吸气吼声。入院体检：T 37.9 ℃，P 110次/分。实验室检查：白细胞 35×10^9/L，淋巴细胞分类为70%，细菌学检查培养阳性率达90%。

初步诊断：百日咳。

问题：

1. 该患者最有可能由何种途径传播感染？
2. 该患者护理措施是什么？
3. 如何指导患者进行隔离？

【基础知识】

一、概述

百日咳(pertussis，whooping cough)是由百日咳杆菌所引起的急性呼吸道传染病，临床以阵发性痉挛性咳嗽，终止时伴有鸡鸣样吸气吼声为特征。本病病程长，未经治疗，咳嗽可持续2～3个月，故称为"百日咳"。本病以儿童多见。

百日咳属乙类传染病，是须严格管理的传染病，要求发现后24 h内上报。

百日咳杆菌属鲍特杆菌，为革兰氏阴性短小杆菌。该菌为需氧菌，最适宜生长温度为35～37 ℃，最适pH值为6.8～7.0。本菌对理化因素抵抗力较弱，加热56 ℃经30 min或干燥3～5 h即死亡，对紫外线和一般消毒剂敏感。

二、流行病学

（一）传染源

患者、隐性感染者、带菌者为本病的传染源。从潜伏期1～2天至发病后6周均有传染性，尤以潜伏期末至病程初期2～3周内传染性最强。

（二）传播途径

通过患者咳嗽、打喷嚏时喷出的飞沫传播。

（三）人群易感性

人群普遍易感，以5岁以下小儿易感性最强。胎儿不能从母体获得足够的保护性抗体，所以新生儿可发病，6个月以下婴儿发病率较高。近年来国外报告有成人百日咳患者。百日咳患者发病后获得的免疫力较持久。

（四）流行特征

百日咳是世界性疾病，多见于温带和寒带。该病一年四季都可发生，但冬、春季多见。该病一般为散发，在儿童集体机构如托儿所、幼儿园等场所可引起流行。

三、发病机制及病理变化

（一）发病机制

百日咳杆菌侵入呼吸道后，首先黏附于呼吸道上皮细胞纤毛上，繁殖并产生各种毒性物质，引起呼吸道上皮细胞纤毛麻痹，细胞变性、坏死，导致支气管分泌物排出障碍，潴留的分泌物不断刺激神经末梢，兴奋咳嗽中枢，产生反射性痉挛性咳嗽，直至分泌物咳出为止。

（二）病理变化

百日咳杆菌主要引起气管、支气管、肺泡壁的上皮细胞坏死和脱落，支气管和肺泡间质炎性细胞浸润明显。分泌物阻塞支气管时可引起肺不张、支气管扩张等。并发脑病者脑组织可有充血、水肿、弥散性出血及神经细胞变性等。

【能力训练】

一、护理评估

（一）健康史

详细询问患者发病的时间及临床表现，特别是有无阵发性痉挛性咳嗽和咳嗽终止时伴有鸡鸣样吸气吼声，有无百日咳接触史等。

（二）身体状况

该病潜伏期为2～21天，平均7～10天，典型临床过程可分三期。

1. 卡他期 从发病至出现阵发性痉挛性咳嗽，持续7～10天。此期可有低热、打喷嚏、流泪、咳嗽和乏力等类似感冒的症状，开始为单声干咳，3～4天后体温恢复正常但咳嗽加剧，尤以夜晚为甚。此期传染性最强，由于此期缺乏特征性症状，故易漏诊。

2. 痉咳期 病程2～6周或更长。此期主要特征为阵发性、痉挛性咳嗽。表现为十余声或更多的短促性咳嗽，继而有一次深长的吸气，吸气时由于声带仍处于紧张状态，空气通过狭窄的声门发出一种鸡鸣样吸气声。出现阵咳，直至咳出黏稠痰液和吐出胃内容物为止。痉咳一般在夜间，咽部检查及情绪波动、剧烈活动、进食、受凉等均可诱发。痉咳前有咽痒和胸闷，痉咳时患儿表情痛苦，面红耳赤，因胸腔压力增高影响静脉回流，会出现颈静脉怒张，腹压增加易导致大小便失禁。

3. 恢复期 阵发性痉咳逐渐消失，一般持续2～3周。若有并发症，病程可长达数周。

（三）心理社会状况

由于本病病程长，特别是夜间咳嗽加重，导致患儿及家长睡眠欠佳，严重者可危及患儿生命，给家长造成恐慌的心理压力。

（四）辅助检查

1. 血常规检查　痉咳期白细胞总数增高，可达$(20\sim40)\times10^9$/L，最高可达100$\times10^9$/L。淋巴细胞多在60%以上，亦可高达90%。

2. 细菌学检查　鼻咽拭子培养法是目前的常用方法。培养越早，阳性率越高，卡他期培养阳性率可达90%，发病第3～4周阳性率为50%。

3. 血清学检查　应用ELISA法检测百日咳患者血清中特异性抗体IgM，阳性有助于早期诊断。

（五）治疗要点

1. 对症治疗　咳嗽可用祛痰剂，痰液黏稠可加用雾化吸入。痉挛性咳嗽剧烈者可给予镇静剂。重症婴幼儿可用泼尼松每天1～2 mg/kg，能减轻症状，疗程为3～5天。

2. 抗菌治疗　应用抗菌药物治疗可减轻或阻断卡他期的痉挛。红霉素每天30～50 mg/kg，分3～4次服用。也可用罗红霉素，小儿每天2.5～5 mg/kg，分2次服用；成人每次150 mg，每天服用2次，疗程至少10天。

3. 并发症治疗　肺不张并发感染者应用抗生素治疗，同时体位引流，必要时用纤维支气管镜清除堵塞的分泌物。百日咳脑病发生惊厥时可给予苯巴比妥钠，每次5 mg/kg，肌内注射；或用地西泮，每次0.1～0.3 mg/kg，静脉注射。并发脑水肿时给予甘露醇每次1～2 g/kg，静脉注射。

二、护理诊断及合作性问题

1. 清理呼吸道无效　与痰液黏稠不易排出有关。

2. 营养失调　低于机体的需要量　与痉咳引起呕吐或食欲下降有关。

三、护理目标

减少咳嗽发作次数，避免诱发因素，减轻患儿痉咳时的痛苦，保证患儿足够的休息及营养。

四、护理措施

（一）一般护理

1. 隔离　呼吸道隔离，隔离至病后40天。

2. 环境与休息　保持病室清洁、空气新鲜，温度、湿度适宜。症状轻者可适当活动，对咳嗽频繁、体弱、年龄小及有并发症者应卧床休息。6个月以下婴儿常突然发生窒息，应有专人守护。

3. 饮食　给予高热量、高蛋白、高维生素、易消化的流质或半流质饮食，少食多餐，避免过冷、过热或辛辣刺激性食物。

（二）对症护理

患儿痉咳发作时，协助其坐起或抱起，轻拍背部，帮助痰液排出，遵医嘱给予祛痰药，痰液黏稠者给予雾化吸入。并发窒息或抽搐者应专人守护，遵医嘱及时吸痰、给氧、给予镇静剂;夜间痉咳影响睡眠者可遵医嘱服用镇静剂。避免痉咳诱发因素,如进食、寒冷、劳累、情绪激动、吸入烟尘等,保持患儿精神愉快。

(三) 病情观察

注意观察痉咳次数,痰液的颜色、量及性状,呕吐次数、量、性状以及体重的变化等,及时发现发作诱因。观察并记录体温、脉搏和呼吸,观察有无并发症,有无持续高热、气促、发绀,肺部啰音为并发肺炎的表现。出现高热、惊厥或抽搐、昏迷为百日咳脑病的表现。

(四) 用药护理

应向患者及家属说明药物名称、剂量、用法等。服药应在痉咳后 10～20 min 进行,以避免诱发痉咳及呕吐。口服红霉素易引起胃部不适,应指导患者餐后用药。

(五) 心理护理

减少刺激,避免因兴奋、愤怒、哭吵而诱发剧咳,保持患儿心情愉快,可以通过讲故事或做简单的小游戏分散患儿的注意力,帮助其早日恢复健康。

(六) 健康指导

宣传百日咳菌苗接种的重要意义。保持室内空气清新,讲究室内卫生。讲解该病的主要临床表现、治疗药物及疗程。指导家属给予患儿正确的饮食,注意休息,适当活动等。告知家属痉咳发作的诱因,并设法避免,减少发作次数。

能力检测

1. 百日咳多见于(　　)。

A. 5 岁以下儿童　　B. 青少年　　C. 2 岁以下儿童
D. 老年人　　E. 学龄儿童

2. 百日咳的传染源是(　　)。

A. 患者　　B. 带菌者　　C. 隐性感染者
D. 患者和带菌者　　E. 患者、带菌者和隐性感染者

3. 下述哪点不符合百日咳的临床特点?(　　)

A. 阵发性痉咳　　B. 口腔峡颊部黏膜有柯氏斑
C. 剧烈活动后咳嗽加重　　D. 咳嗽多在夜间加重
E. 咳嗽终止时有鸡鸣样吸气吼声

4. 引起百日咳的病原体是(　　)。

A. A 组 β 型溶血性链球菌　　B. 金黄色葡萄球菌
C. 百日咳杆菌　　D. 柯萨奇病毒
E. 沙门菌

5. 治疗百日咳患者首选的药物是(　　)。

A. 青霉素　　B. 板蓝根　　C. 红霉素　　D. 庆大霉素　　E. 磺胺药

6. 关于小儿百日咳的叙述错误的是(　　)。

A. 患儿和带菌者为传染源　　B. 主要经飞沫传播

C. 人群普遍易感　　D. 发病以冬、春季节多见

E. 服用红霉素应在饭前服

7. 患者高热、咳嗽，诊断为百日咳，应对其实施(　　)。

A. 严密隔离　　B. 消化道隔离　　C. 接触隔离

D. 昆虫隔离　　E. 呼吸道隔离

8. 对百日咳患儿的处理下列哪项是错误的？(　　)

A. 指导患儿剧烈运动，以增强体质　　B. 夜间痉咳可遵医嘱使用镇静剂

C. 服药应在痉咳后 10～20 min 进行　　D. 饮食宜采用清淡、易消化的流食

E. 急性期卧床休息

9. 为确诊百日咳应做下列哪项检查？(　　)

A. 咽拭子培养　　B. 腰椎穿刺术　　C. 大便培养

D. 血培养　　E. 肥达反应

10. 患儿发热，阵发性痉挛性咳嗽 10 天，夜间加重，咳嗽终止时伴有鸡鸣样吸气吼声，该患儿最可能的疾病是(　　)。

A. 麻疹　　B. 上呼吸道感染　　C. 百日咳

D. 猩红热　　E. 腮腺炎

参考答案：1. A　2. E　3. B　4. C　5. C　6. E　7. E　8. A　9. A　10. C

（周纯涛）

任务六　胃肠型食物中毒患者的护理

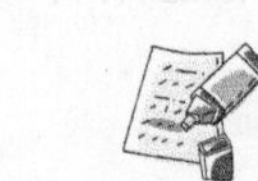

学习目标

知识要求

1. 掌握胃肠型食物中毒患者的护理诊断及合作性问题、护理措施、预防。

2. 熟悉胃肠型食物中毒患者的传染源、传播途径、临床表现、治疗要点。

3. 了解胃肠型食物中毒的人群易感性、流行特征、病理改变、发病机制及辅助检查方法。

能力要求

1. 能够对胃肠型食物中毒患者作出正确的护理评估及护理诊断。

2. 能够对胃肠型食物中毒患者采取正确的隔离措施及护理措施。

3. 能够开展有关胃肠型食物中毒的健康教育。

案例引导

患者，女性，20岁，因畏寒、发热、恶心、呕吐入院。呕吐物为所进食物，腹泻6次，为水样便，并伴有阵发性脐周疼痛，无里急后重。患者入院前3 h曾在餐馆就餐，参加就餐人员共4人，均相继出现相同症状，其中两人为脓血便。

初步诊断：胃肠型食物中毒。

问题：

1. 该患者最有可能由何种途径传播感染？
2. 该患者护理措施是什么？
3. 如何指导患者进行隔离？

【基础知识】

一、概述

胃肠型食物中毒(bacterial food poisoning)是由进食被细菌或细菌毒素污染的食物引起的急性感染性中毒性疾病。

胃肠型食物中毒属丙类传染病，是须严格管理的传染病，要求发现后24 h内上报。

沙门菌是胃肠型食物中毒最常见的病原菌之一，革兰氏染色阴性。在适宜的温度(22～30 ℃)下，能在食物中大量繁殖，加热60 ℃ 15 min即能被杀死。

二、流行病学

(一) 传染源

本病的传染源是被沙门菌、副溶血性弧菌、大肠杆菌、金黄色葡萄球菌、蜡样芽胞杆菌病原体感染的动物或人。

(二) 传播途径

本病由进食被细菌或其毒素污染的食物而传播，苍蝇和蟑螂可作为传播媒介。

(三) 人群易感性

本病人群普遍易感。感染后所产生的免疫力弱，故可重复感染。

(四) 流行特征

本病在5—10月份发生较多，7—9月份尤易发生，与夏季气温高、细菌易于在食物中大量繁殖有关，常因食不新鲜的食物而引起。本病可散发，亦可集体发病。本病潜伏期短，有进食可疑食物史，各年龄组均可发病。

三、发病机制及病理变化

(一) 发病机制

细菌污染食物后，大量繁殖并产生毒素是食物中毒的基本原因。人体是否发病及病情的轻重与食物污染的程度、进食量和人体的抵抗力等因素有关。细菌及其毒素随污染的食物进入人体后，肠毒素可激活肠上皮细胞膜上的腺苷酸环化酶而引起一系列酶反应，抑制肠上皮细胞对水和钠的吸收，促进肠液和氯离子的分泌，导致腹泻。细菌内毒素可引起发热等中毒症状和消化道症状，由于吐泻症状明显，细菌和毒素大多迅速排出，故较少引起败血症，病程较短。

（二）病理变化

细菌进入肠道后繁殖，侵袭肠黏膜上皮细胞及黏膜下层，导致黏膜充血、水肿，上皮细胞变性、坏死、脱落形成溃疡，导致黏液血便。部分病例可有肝、肾、肺等脏器的中毒性病理改变。

【能力训练】

一、护理评估

（一）健康史

详细询问患者发病的时间及临床表现，是否有进食可疑被污染食物史，如已变质的食品、海产品、腌制品、未加热处理的卤菜或病畜。有无集体发病史。

（二）身体状况

本病潜伏期短，金黄色葡萄球菌为1～5 h，副溶血性弧菌为6～12 h，大肠杆菌为2～20 h，沙门菌为4～24 h。各种细菌引起的症状基本相似，主要表现为腹痛、呕吐、腹泻等急性胃肠炎症状。本病起病急，先有腹部不适，继而出现上腹部、脐周疼痛，呈持续性或阵发性绞痛，随后出现恶心、呕吐，呕吐物多为所进食物。剧烈呕吐多见于葡萄球菌、蜡样芽胞杆菌食物中毒，可呕出胆汁，有时含有血液。腹泻轻重程度不一，每天数次至数十次，多为黄色稀便和水样便，肠出血性大肠杆菌引起的食物中毒粪便可呈血水样。剧烈吐泻可引起脱水、酸中毒，甚至导致周围循环衰竭。查体可见上腹部、脐周轻度压痛，肠鸣音亢进。少数患者伴有畏寒、发热、乏力、头痛等全身中毒症状。本病病程短，多在1～3天内恢复。

（三）心理社会状况

由于本病临床表现为起病急，病程进展快，故患者及其家属常感到担忧、焦虑及恐惧。

（四）实验室及其他检查

1. 血常规检查 沙门菌感染者白细胞计数多正常。副溶血性弧菌及金黄色葡萄球菌感染者，白细胞总数可高达10×10^9/L以上，中性粒细胞比例增高。

2. 粪便检查 稀水样大便镜检可见少量白细胞；血水样便镜检可见多数红细胞，少量白细胞；血性黏液便则可见到多数红细胞及白细胞。

3. 细菌培养 将患者的呕吐物、排泄物和进食的可疑食物做细菌培养，如能获得相同病原菌则有利于确诊。

(五)治疗要点

1. 一般治疗 卧床休息,按消化道隔离(金黄色葡萄球菌食物中毒例外)。呕吐停止后给予易消化的流质或半流质饮食。

2. 对症处理

(1) 呕吐严重者补充适量电解质溶液,同时可皮下注射阿托品,以缓解症状。呕吐后协助患者以清水漱口,并记录呕吐物的量、颜色及性质,留取标本送检。

(2) 腹痛者可酌情使用颠茄制剂,记录大便性状、量及颜色,留取标本送检。

(3) 脱水、休克及酸中毒者鼓励其多饮水,同时按先快后慢、先多后少、先盐后糖、见尿补钾的输液原则补液,同时注意补充碱性药碳酸氢钠。

3. 抗菌治疗 本病通常不用抗菌药物。伴高热或黏液脓血便的严重患者选用敏感的抗生素,如喹诺酮类药物,第 2、3 代头孢菌素药物,或根据细菌培养及药物敏感试验选用有效抗菌药物。

二、护理诊断及合作性问题

1. 腹痛 与肠道炎症及痉挛有关。

2. 体液不足 与呕吐、腹泻引起大量体液丢失有关。

3. 潜在并发症 酸中毒、休克。

三、护理目标

呕吐、腹泻次数减少,腹痛减轻,体温恢复正常,无并发症发生。

四、护理措施

(一)一般护理

1. 隔离 消化道隔离,对患者的呕吐物、排泄物以及食具进行消毒处理。

2. 环境与休息 病室空气宜流通、清新,患者的呕吐物及排泄物应及时清理,必要时可喷洒消毒液或清新剂。呕吐、腹泻、发热严重的患者应绝对卧床休息,病情好转后,逐渐增加活动量。

3. 饮食 鼓励患者多饮淡盐水,以补充液体,促进毒素的排泄。呕吐停止后可给予易消化的流质或半流质食物。剧吐不能进食或腹泻频繁者,可静脉输入葡萄糖生理盐水。恢复期逐渐过渡到正常饮食。

(二)对症护理

呕吐和腹泻有助于清除肠道内的毒素,一般不予止吐、止泻处理。呕吐较轻者给予易消化流质或半流质饮食,严重者暂禁食,静脉补充水和电解质。腹痛者注意腹部保暖,禁食冷饮,腹痛明显者遵医嘱口服颠茄合剂或皮下注射阿托品,以缓解疼痛。

(三)病情观察

严密观察患者呕吐和腹泻的次数、量,以及吐泻物的颜色、性状,及时将呕吐物和粪便送检。同时注意观察伴随症状,如畏寒、发热和腹痛等。注意观察患者的血压、神

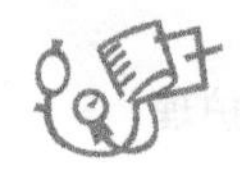

志、面色、皮肤黏膜弹性及温度、湿度，记录 24 h 出入量，及时发现脱水、酸中毒、周围循环衰竭等征象。

（四）用药护理

嘱患者正确用药，注意药物的种类、剂量及用药的时间等，注意观察药物的疗效及副作用。如阿托品用后可出现口干、心动过速、瞳孔变大、视力模糊等表现，应注意观察。

（五）心理护理

护理人员要有同情心，帮助患者树立信心，耐心地作好解释工作，多与患者沟通交流，消除患者的顾虑，让患者主动配合治疗及护理。

（六）健康指导

指导患者识别病情变化，观察呕吐及腹泻的次数、量及性状，观察面色、神志、皮肤黏膜弹性的变化。保证患者身、心两方面的休息。胃肠型食物中毒患者的呕吐物和排泄物可携带病菌，有传染性，应注意消毒。遵医嘱用药，向患者介绍药物的名称、剂量、给药时间和方法，教会其观察药物疗效和不良反应。

知识链接

家庭预防食物中毒的方法

购买鱼、肉、海鲜等食物时，应注意其新鲜度。购买后，尽快回家冷藏，以保持食物新鲜。为了避免熟食受到生食污染，生食与熟食应该分开处理。烹调食物时尽量烹调至熟透再吃。不鼓励吃剩菜、剩饭，食前要加热煮透。处理任何食物前，应先彻底洗手。

能力检测

1. 下列哪项不是胃肠型食物中毒的特征？（　　）

A. 多发生于夏、秋季　　B. 潜伏期短，起病急

C. 常伴有高热　　D. 常为集体发病

E. 主要表现为急性胃肠炎

2. 胃肠型食物中毒不包括下面哪项？（　　）

A. 多发在冬季　　B. 突然起病　　C. 潜伏期短

D. 病程较短　　E. 人与人之间传播

3. 胃肠型食物中毒的主要特征不包括（　　）。

A. 发热　　B. 恶心　　C. 呕吐

D. 腹泻　　E. 腹痛

4. 吃海鲜引起的食物中毒首先考虑到下列哪一种细菌食物中毒？（　　）

A. 沙门菌　　B. 副溶血性弧菌　　C. 大肠杆菌

D. 葡萄球菌　　　　E. 痢疾杆菌

5. 护理胃肠型食物中毒，下列哪项不正确？（　　）

A. 记录 24 h 出入量

B. 有呕吐及腹泻者立即作止吐、止泻处理

C. 鼓励患者多饮淡盐水

D. 消化道隔离

E. 流质或半流质饮食

6. 胃肠型食物中毒的传染源是（　　）。

A. 污染食物　　　　B. 动物

C. 人　　　　D. 水

E. 被病原体感染的动物或人

7. 为确诊胃肠型食物中毒应做下列哪项检查？（　　）

A. 咽拭子培养　　　　B. 腰椎穿刺术

C. 呕吐物、排泄物和进食的可疑食物培养　　　　D. 血培养

E. 肥达反应

8. 治疗胃肠型食物中毒患者应实施（　　）。

A. 严格隔离　　　　B. 接触隔离

C. 呼吸道隔离　　　　D. 消化道隔离

E. 保护性隔离

9. 关于胃肠型食物中毒的流行特征下列哪项不正确？（　　）

A. 本病在 5—10 月份发生较多

B. 与夏季气温高、细菌易于在食物中大量繁殖有关

C. 常因食不新鲜的食物而引起

D. 潜伏期短

E. 潜伏期长

10. 胃肠型食物中毒的病情观察不包括（　　）。

A. 污染食物

B. 观察呕吐和腹泻的次数、量，及吐泻物的颜色、性状

C. 观察患者的血压、神志

D. 面色、皮肤黏膜弹性及温度、湿度

E. 记录 24 h 出入量

参考答案：1. C　2. A　3. A　4. B　5. B　6. E　7. C　8. D　9. E　10. A

（周纯涛）

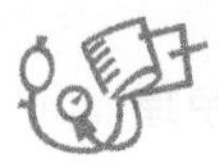

任务七　神经型食物中毒患者的护理

学习目标

知识要求

1. 掌握神经型食物中毒患者的护理诊断及合作性问题、护理措施、预防。
2. 熟悉神经型食物中毒的传染源、传播途径、临床表现、治疗要点。
3. 了解神经型食物中毒的人群易感性、流行特征、病理改变、发病机制及辅助检查方法。

能力要求

1. 能够对神经型食物中毒患者作出正确的护理评估及护理诊断。
2. 能够对神经型食物中毒患者采取正确的隔离措施及护理措施。
3. 能够开展有关神经型食物中毒的健康教育。

案例引导

患者，男性，40岁，因全身乏力、头痛、头晕、视力模糊入院。患者入院前12 h进食猪肉罐头，实验室检查对进食的可疑食物做细菌培养发现肉毒杆菌。

初步诊断：神经型食物中毒。

问题：

1. 该患者最有可能由何种途径传播感染？
2. 该患者护理措施是什么？
3. 如何指导患者进行隔离？

【基础知识】

一、概述

神经型食物中毒又称肉毒中毒(botulism)，是指进食被肉毒杆菌外毒素污染的食物而引起的中毒性疾病。临床表现以神经系统症状为主，如眼肌及咽肌瘫痪为主要特征，抢救不及时病死率较高。

神经型食物中毒属丙类传染病，是须严格管理的传染病，要求发现后24 h内上报。

肉毒杆菌是本病的主要致病菌，革兰氏染色阳性，本菌芽胞体外抵抗力极强，干热180 ℃ 15 min，湿热100 ℃ 5 h，高压灭菌120 ℃ 20 min则可杀灭。5%苯酚、20%甲醛，24 h才能将其杀灭。

二、流行病学

（一）传染源

本病的传染源是受污染的家畜、家禽、鱼类。

（二）传播途径

本病通过进食被肉毒杆菌外毒素污染的肉制品或发酵的豆制品传播。

（三）人群易感性

本病人群普遍易感，病后不产生免疫力。

（四）流行特征

本病流行无季节性及年龄阶段，可散发，亦可集体发病。

三、发病机制及病理变化

（一）发病机制

肉毒杆菌外毒素经消化道食入后，经肠黏膜进入血液循环，主要作用于脑神经核、肌肉-神经接头处及自主神经末梢，抑制神经传导介质乙酰胆碱的释放，使肌肉收缩运动障碍而致软瘫。

（二）病理变化

本病的病理变化为脑及脑膜显著充血、水肿，并有广泛的点状出血与小血栓形成，镜下可见神经节细胞变性，脑神经根水肿。

【能力训练】

一、护理评估

（一）健康史

有无进食变质的罐头、火腿、腊肠、瓶装食品等污染食物史及发病情况等。

（二）身体状况

神经型食物中毒的潜伏期为 12～36 h。本病起病突然，以神经系统症状为主。先有全身乏力、软弱、头痛、头晕，继而出现视力模糊、复视、瞳孔散大、眼肌麻痹。重症者可出现吞咽、咀嚼、发音等困难，甚至呼吸困难。胃肠道症状较轻，可有恶心、便秘或腹胀，但腹泻、腹痛少见。

本病常于 4～10 天后逐渐恢复，但全身乏力，眼肌麻痹可持续数月之久。病重或抢救不及时者，则可在 2～3 天内死于呼吸中枢麻痹。

（三）心理社会状况

由于本病起病急，病程进展快，病死率高，故患者及其家属常感到担忧、焦虑及恐惧。

（四）辅助检查

将患者的呕吐物、排泄物和进食的可疑食物做细菌培养，如能获得相同病原菌则有利于确诊。

（五）治疗要点

1. 抗毒素治疗　多价肉毒素（A、B、E 型）对本病有特效，必须及早应用。

2. 对症治疗　患者应严格卧床休息，并给予适当镇静剂，以避免瘫痪加重。患者于食后 4 h 内可用 5%碳酸氢钠或 1∶4000 高锰酸钾溶液洗胃及灌肠，以破坏胃肠内尚未吸收的毒素。

二、护理诊断及合作性问题

1. 受伤的危险　与眼肌麻痹引起的视物不清有关。

2. 营养失调：低于机体需要量　与咽肌麻痹所致进食困难有关。

3. 潜在的并发症　与窒息、呼吸衰竭、神经型食物中毒有关。

三、护理目标

减轻神经系统中毒症状，恢复视力及吞咽功能，减少并发症的发生。

四、护理措施

（一）一般护理

1. 隔离　对患者实行消化道隔离。

2. 休息　急性期卧床休息，严重者应严格卧床休息。

3. 饮食　鼓励患者多饮淡盐水，促进毒素的排泄。吞咽困难者可静脉滴注生理盐水或糖盐水。

（二）对症护理

(1) 加强呼吸道护理，必要时作气管切开，呼吸机辅助呼吸。

(2) 补充足够的营养及水分，必要时给予鼻饲。

（三）病情观察

观察患者眼肌麻痹的表现和进展情况，尤其是视觉功能的改变，有无咽肌麻痹的表现，如吞咽困难、咀嚼困难、发音困难，有无胃肠道症状，如恶心、便秘或腹胀等。监测生命体征的变化，注意有无呼吸困难或继发感染的表现。

（四）用药护理

用抗毒素治疗时先要做皮肤过敏试验，过敏者先进行脱敏处理。

（五）心理护理

帮助患者树立信心，耐心地作好解释工作，多与患者沟通交流，消除患者的顾虑，让患者主动配合治疗及护理。

（六）健康指导

指导患者观察病情变化，视力模糊时要注意安全，避免意外受伤；保证身、心两方面的休息；鼓励患者多饮水。

能力检测

1. 下列哪项不是神经型食物中毒的特征？（　　）

A. 无季节性　　B. 潜伏期短，起病急　　C. 视力模糊

D. 吞咽困难　　E. 胃肠道症状重

2. 神经型食物中毒的传染源是（　　）。

A. 患者和带菌者　　B. 污染食物　　C. 水

D. 受污染的家畜、家禽、鱼类　　E. 带菌者

3. 神经型食物中毒的主要特征不包括（　　）。

A. 发热　　B. 恶心　　C. 呕吐　　D. 腹泻　　E. 腹泻及腹痛

4. 引起的神经型食物中毒病原体是（　　）。

A. A组β型溶血性链球菌　　B. 金黄色葡萄球菌　　C. 沙门菌

D. 柯萨奇病毒　　E. 肉毒杆菌

5. 治疗神经型食物中毒患者首选的药物是（　　）。

A. 青霉素　　B. 抗毒素　　C. 红霉素　　D. 庆大霉素　　E. 阿奇霉素

6. 护理神经型食物中毒下列哪项不正确？（　　）

A. 记录24 h出入量　　B. 对抗毒素过敏者停止使用

C. 鼓励患者多饮水　　D. 消化道隔离

E. 流质或半流质饮食

7. 为确诊神经型食物中毒应做下列哪项检查？（　　）

A. 咽拭子培养　　B. 腰椎穿刺术

C. 呕吐物、排泄物和进食的可疑食物大便培养　　D. 血培养

E. 肥达反应

8. 治疗神经型食物中毒患者应实施（　　）。

A. 严格隔离　　B. 接触隔离　　C. 呼吸道隔离

D. 消化道隔离　　E. 保护性隔离

9. 神经型食物中毒和胃肠型食物中毒共同的特征是（　　）。

A. 无季节性　　B. 潜伏期短　　C. 视力模糊

D. 吞咽困难　　E. 胃肠道症状重

10. 用抗毒素治疗神经型食物中毒时，下列哪项不正确？（　　）

A. 用药前做过敏试验　　B. 对过敏试验阳性者先进行脱敏处理

C. 用药前询问过敏史　　D. 不用做过敏试验，用药时注意观察用药反应

E. 用药中严密观察用药反应

参考答案：1. E　2. D　3. E　4. E　5. B　6. B　7. C　8. D　9. B　10. D

（周纯涛）

任务八　伤寒患者的护理

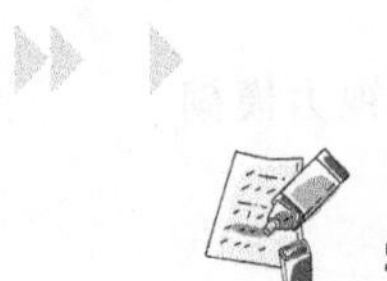

学习目标

知识要求

1. 掌握伤寒的常见护理诊断及护理措施。
2. 熟悉伤寒的传染源、传播途径、易感人群、临床表现、预防措施。
3. 了解伤寒的病原学、流行病学特点，发病机制、辅助检查、治疗要点。

能力要求

1. 能够对伤寒患者采取正确的隔离措施。
2. 能够对伤寒患者采取正确的护理措施。
3. 能够对社区人群进行伤寒的健康教育。

案例引导

患者，女性，31 岁，因不规则持续发热半个月，体温 38～41.5 ℃，无畏寒，伴食欲不振、腹胀、腹泻 2 周入院。入院时体检：T 40.5 ℃，P 102 次/分，R 42 次/分，BP 98/78 mmHg；精神恍惚，表情淡漠，听力减弱；胸部可见 3～5 个玫瑰疹，直径 2～4 mm，压之褪色；心肺(－)，腹软，右下腹轻压痛，肝肋下 1.0 cm，脾肋下 1.5 cm。实验室检查：白细胞 4.0×10^9/L，中性粒细胞 55%，淋巴细胞 45%，血红蛋白 75 g/L。大、小便常规正常。肥达反应“O”1∶320，“H”1∶320。

初步诊断：伤寒。

问题：

1. 该患者最可能由何种传播途径感染？
2. 如何指导该患者的日常生活？
3. 在护理该患者过程中如何避免医务人员被感染？

【基础知识】

一、概述

伤寒(typhoid fever)是由伤寒杆菌引起的急性肠道传染病，临床特征为持续高热、表情淡漠、相对缓脉、神经系统中毒症状、玫瑰疹、肝脾肿大与白细胞减少等。典型病例病程为 4～5 周，经过初期、极期、缓解期和恢复期四期，可出现肠出血和肠穿孔等严重并发症。

按照《中华人民共和国传染病防治法》规定，伤寒属乙类传染病，是须严格管理的传染病，要求发现后 24 h 内上报。

伤寒杆菌为本病病原，属于沙门菌属中的 D 群，革兰氏染色阴性。本菌具有菌体(O)抗原和鞭毛(H)抗原和表面(Vi)抗原，可刺激机体产生特异性 IgM 与 IgG 抗体，用血清凝集试验检测血清标本中的 O 抗原和 H 抗原各自相应的抗体效价，即肥达反应，有助于本病的诊断。"Vi"抗体的检测主要用于调查伤寒带菌者。

伤寒杆菌菌体裂解时释放出内毒素，在发病过程中起重要作用。该菌对干燥、寒冷的抵抗力较强，在干燥的污物、水和食物中可存活 2～3 周。

二、流行病学

(一) 传染源

该病的传染源是患者和带菌者。潜伏期带菌者、暂时带菌者、慢性带菌者从潜伏期即可由粪便排菌，起病后 2～4 周排菌量最多，传染性最强。排菌期限 3 个月以上者称为慢性带菌者，是本病不断传播或流行的主要传染源。

(二) 传播途径

伤寒杆菌主要通过消化道传播，感染人体。水源和食物污染是引起暴发流行的主要原因。日常生活和密切接触、苍蝇与蟑螂等媒介传播、同性恋者之间，均可通过粪-口途径相互传播。

(三) 易感人群

未患过伤寒和未接种过伤寒菌苗的个体，均属易感者。以儿童及青壮年发病率较高。病后免疫力持久，再次患病者极少。与副伤寒之间无交叉免疫。

(四) 流行特征

本病可发生在任何季节，但以夏、秋季多见；多为散发，偶有暴发流行，以温带和热带地区为多见。伤寒杆菌没有动物储存宿主，随着慢性带菌率的不断下降，最终将被控制。

知识链接

小儿伤寒与老年伤寒的特点

小儿伤寒：年龄越小临床表现越不典型。起病较急，呕吐和腹泻等胃肠症状明显，热型不规则，便秘较少。多数无相对缓脉，玫瑰疹较少见，肝、脾肿大明显，外周白细胞计数可不减少，容易并发支气管炎和肺炎，肠出血和肠穿孔少见。

老年伤寒：体温通常不高，多汗时容易出现虚脱。病程迁延，恢复期长。并发支气管肺炎和心力衰竭多见，病死率较高。

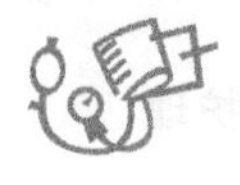

三、发病机制及病理变化

（一）发病机制

伤寒杆菌由口入胃，如未被胃酸杀死则进入小肠，经肠黏膜侵入集合淋巴结、孤立淋巴滤泡及肠系膜淋巴结中繁殖，再经门静脉或胸导管进入血流，形成第一次菌血症。如机体免疫力弱，则细菌随血流扩散至骨髓、肝、脾及淋巴结等组织大量繁殖，至潜伏期末再次大量侵入血流，形成第二次菌血症，开始出现发热、皮疹及肝脾肿大等临床表现。同时细菌可随血液循环扩散至全身各器官及组织引起病变，如急性化脓性骨髓炎、肾脓肿、脑膜炎、急性胆囊炎、心包炎等。

伤寒的持续性发热是由于伤寒杆菌及其内毒素所致。病程第2～3周，经胆道进入肠道的伤寒杆菌，部分再度侵入肠壁淋巴组织，在原已致敏的肠壁淋巴组织中产生严重的炎症反应，引起肿胀、坏死、溃疡等。若病变波及血管则可引起出血，若溃疡深达浆膜则可致肠穿孔。病程第4～5周，人体免疫力增强，伤寒杆菌从体内逐渐清除，组织修复而痊愈，但约3%的患者可成为慢性带菌者，少数患者由于免疫功能不足等原因可复发。

（二）病理变化

伤寒的主要病理特点为全身单核-巨噬细胞系统的炎性增生反应，此病变镜检的最显著特征是以巨噬细胞为主的细胞浸润，巨噬细胞内可见吞噬了的淋巴细胞、红细胞、伤寒杆菌及坏死组织碎屑，称为“伤寒细胞”，是本病的特征性病变。若伤寒细胞聚积成团，则称为“伤寒结节”。

本病的主要病变部位在回肠下段的集合淋巴结和孤立淋巴滤泡中。病程的第1周，病变部位高度肿胀，镜下可见到大量巨噬细胞浸润、增生；第2周病变组织坏死；第3周坏死组织脱落形成溃疡，此时可发生肠出血或肠穿孔；第4周后溃疡组织逐渐愈合，不留瘢痕或狭窄。肠系膜淋巴结也有类似病变，脾脏及肝脏的病变也较为显著。全身单核-巨噬细胞系统增生、吞噬作用增加及内毒素等的作用致使血小板、白细胞减少或贫血。

知识链接

伤寒的并发症

（1）肠出血：多出现于病程的第2～4周，少量出血可由大便潜血试验证实；大量出血时可发生失血性休克。

（2）肠穿孔：最严重的并发症，多见于病程第2～3周。多因饮食不当、饱餐或食用多渣、难消化、易胀气的食物所致，也可因滥用泻药、高压灌肠等使肠道压力增高而诱发。

（3）中毒性肝炎：表现为肝功能异常，少数患者可出现黄疸、肝脾肿大。

（4）其他：中毒性心肌炎、溶血性尿毒综合征、肺部感染、胆囊炎、骨髓炎、肾盂肾炎等。

【能力训练】

一、护理评估

（一）健康史

详细询问患者发病的时间及临床表现，有无伤寒患者日常生活接触史，有无水源污染史，是否有食物污染史，有无不洁的性接触史等。

（二）身体状况

本病潜伏期为 10 天左右，其长短与感染菌量有关，食物性暴发流行可短至 48 h，而水源性暴发流行时间可长达 30 天。典型伤寒自然病程约为 4 周，可分为四期。

1. 初期 相当于病程第 1 周，起病大多缓慢，发热是最早出现的症状，常伴有全身不适、乏力、食欲减退、咽痛与咳嗽等。病情逐渐加重，体温呈阶梯形上升，于 5～7 天内达 39～40 ℃，发热前可有畏寒，退热时出汗不显著。

2. 极期 相当于病程第 2～3 周，常有伤寒的典型表现，有助于诊断。

（1）持续高热：多数呈稽留热型，少数呈弛张热型或不规则热型，持续 10～14 天。

（2）消化系统症状：食欲不振较前更为明显，舌尖与舌缘的舌质红，苔厚腻（即所谓伤寒舌），腹部不适，腹胀，多有便秘，少数则以腹泻为主。由于肠道病多在回肠末段与回盲部，右下腹可有轻度压痛。

（3）神经系统症状：与疾病的严重程度成正比，是由于伤寒杆菌内毒素作用于中枢神经系统所致。患者精神恍惚、表情淡漠、呆滞、反应迟钝、听力减退，重者可有谵妄、昏迷或出现脑膜刺激征。

（4）循环系统症状：相对缓脉是本病的临床特征之一，但并发中毒性心肌炎时，相对缓脉不明显。重症患者可出现脉搏细速、血压下降、烦躁不安及四肢厥冷等循环衰竭表现。

（5）脾肿大：病程第 6 天开始，多数患者可出现，触之质软有压痛。少数患者肝脏亦可肿大，质软或伴压痛，重者出现黄疸，肝功能有明显异常者，提示中毒性肝炎存在。

（6）皮疹：病程第 7～13 天，部分患者的皮肤出现淡红色小斑丘疹（玫瑰疹），直径为 2～4 mm，压之褪色，分批出现。主要分布于胸、腹，也可见于背部及四肢，多在 2～4 天内消失。水晶形汗疹（或称白痱）也不少见，多发生于出汗较多者。

3. 缓解期 相当于病程第 3～4 周，人体对伤寒杆菌的抵抗力逐渐增强，体温出现波动并开始下降，食欲逐渐好转，腹胀逐渐消失，脾肿开始回缩。但本期内有发生肠出血或肠穿孔的危险，需提高警惕。

4. 恢复期 相当于病程第 4 周末开始。体温恢复正常，食欲好转，一般在 1 个月左右完全康复。

（三）心理社会状况

由于患者及家属对伤寒病缺乏认识，加之对疾病治疗中的饮食限制、隔离不理解，疾病影响患者的学习、工作、生活等因素，患者常出现急躁、焦虑、恐惧等心理。

（四）辅助检查

1. 常规检查

（1）血常规：白细胞偏低或正常，粒细胞减少，嗜酸性粒细胞减少或消失对诊断及观察病情都有价值，其消长与病情相一致。血小板也可减少。

（2）尿常规：极期可出现尿蛋白及管型。

（3）便常规：在肠出血时有便血或潜血试验阳性。少数患者当病变侵及结肠时可有黏液便甚至脓血便。

2. 细菌学检查

（1）血培养：病程第1周阳性率最高（可达80%），以后逐渐下降，病程的任何阶段都可获得阳性结果。用玫瑰疹刮取物做培养也可获得阳性结果。对已用抗生素的患者，可取血凝块做培养。

（2）骨髓培养：较血培养阳性率更高，可达90%以上，其阳性率受病程及使用抗菌药物的影响较小。

（3）粪便培养：整个病程中均可呈阳性，第3～4周阳性率最高达75%，但应排除胆道带菌而患其他疾病者。

（4）尿培养：病程第2周后出现阳性者可达50%。

（5）胆汁培养：用十二指肠引流的胆汁培养，对病程后期的诊断和发现带菌者均有意义。

3. 血清学检查 肥达反应所用的抗原有伤寒杆菌的O抗原、H抗原，副伤寒甲、乙、丙鞭毛抗原5种。测定患者血清中相应抗体的凝集效价，对伤寒有辅助诊断价值。常在病程第1周末出现阳性结果，其效价随病程的演变而递增，第4～5周达高峰，至恢复期应有4倍以上升高。

（五）治疗要点

1. 药物治疗

（1）氟喹诺酮类：抗菌谱广，杀菌作用强，口服吸收完全，体内分布广，胆汁浓度高，副作用少，不易产生耐药，用作治疗伤寒的首选药物。氧氟沙星300 mg，每日2～3次口服，或200 mg每8～12 h静脉滴注1次；也可选用环丙沙星等。疗程为2周，儿童及孕妇慎用或忌用。

（2）头孢菌素类：以第2、3代头孢菌素效果较好，胆汁浓度高，复发者少，常用于耐药菌株的治疗及老年伤寒和儿童伤寒的治疗。

（3）氯霉素：氯霉素可用于非耐药菌株伤寒的治疗。在疗程中应每周查血常规2次，白细胞小于2.5×10^9/L应停药，更换为其他抗菌药物。伴有G-6-PD缺陷的患者，用药后可发生溶血。本药对带菌者无效。婴幼儿、血液病、肝肾功能障碍者慎用。

（4）氨苄西林：其适应证如下。①对氯霉素等有耐药的患者；②不能应用氯霉素的患者；③妊娠合并伤寒患者；④慢性带菌者。疗程不短于2周，本药的优点是胆汁浓度高。

（5）其他：对耐药菌株引起的伤寒尚可选用阿米卡星及利福平等药物，但应注意其对肝、肾的毒副作用。

2. 手术治疗 肠道大出血经积极治疗仍出血不止者可考虑手术治疗。

二、护理诊断及合作性问题

1. 体温过高 与伤寒杆菌感染、释放大量内源性致热源有关。

2. 营养失调:低于机体需要量 与消耗过多而营养摄入不足有关。

3. 便秘、腹泻 与内毒素释放致肠道功能紊乱、低钾血症、长期卧床有关。

4. 焦虑 与疾病困扰、隔离治疗、感到疾病威胁有关。

5. 知识缺乏 缺乏伤寒的相关疾病知识及消毒隔离知识。

6. 潜在并发症 肠出血、肠穿孔,与不当饮食或肠壁溃疡出血或穿透浆膜层有关。

三、护理目标

腹泻停止、腹胀便秘缓解、体温恢复正常。患者掌握伤寒的相关知识。无并发症发生。

四、护理措施

(一)一般护理

1. 休息与活动 发热期患者必须绝对卧床休息至退热后1周逐渐增加活动量。

2. 饮食与营养 发热期间给予患者营养丰富、清淡的流质饮食,少食多餐,多饮水;退热期间给予易消化的高热量、无渣或少渣、少纤维素、不易产生肠胀气的流质或半流质饮食;恢复期患者食欲好转,可进半流质饮食,切忌暴饮暴食或进食生冷、粗糙、不易消化的食物。

3. 隔离与消毒 患者入院应按照肠道传染病常规进行消毒隔离,隔离期从发病日至临床症状完全消失,在体温正常后第15天或每隔5～7天大便培养1次,连续两次阴性者方可解除隔离。密切接触者应进行医学观察2～3周,有发热的可疑患者,应及早隔离治疗观察。患者的大小便器、食具、衣服、生活用品等必须进行严格消毒。

(二)病情观察

密切观察发热程度及热型、体温升降的特点;观察患者大便颜色、性状,有无便秘、腹泻和腹胀的发生;密切监测生命体征、面色,及早发现肠道并发症,如血压下降、脉搏增快、冷汗淋漓、便血、腹部压痛、腹肌紧张等。

(三)对症护理

发热期必须卧床休息至热退后1周,随时监测体温,降温擦浴时,避免腹部加压。腹胀者给予少糖低脂食物,补充钾盐。便秘者用开塞露或温盐水低压灌肠,忌用泻药。禁用新斯的明,避免诱发肠道并发症。

(四)用药护理

观察用药后的疗效及副作用,遵医嘱使用喹诺酮类药物时要密切监测患者血常规与白细胞减少症的发生,并注意患者有无胃肠不适、失眠等,因其影响骨骼发育,故儿童、孕妇、哺乳期妇女应慎用。使用氯霉素时注意其对骨髓的毒性作用,必须监测血常规,尤其应注意粒细胞减少症的发生。

（五）并发症的护理

1. 肠出血 迅速安置患者静卧,暂禁食或给予少量流质饮食,遵医嘱使用镇静剂及止血剂,严密观察其面色、血压、脉搏、意识及便血情况。

2. 肠穿孔 遵医嘱禁食,给予胃肠减压、静脉输液,使用对肠道敏感的抗生素。监测生命体征的同时,积极行手术治疗。

（六）心理护理

在护理中向患者及家属介绍伤寒的相关知识,多与患者交流沟通,鼓励患者说出其内心的感受和忧虑,并给予安慰和支持,使患者树立战胜疾病的信心,以最佳的心理状态积极配合治疗和护理。

（七）健康指导

1. 疾病相关知识指导 向患者及家属讲解伤寒的有关知识,重点讲述有关并发症的知识及控制饮食的重要性,以减少并发症的发生。对饮食服务行业人员应定期检查,及时发现带菌者。

2. 疾病预防知识指导 开展预防伤寒发生或流行的宣传教育;加强公共卫生的管理和水源的保护;注意个人卫生,消灭苍蝇、蟑螂。口服伤寒菌苗及注射多糖疫苗,现场试验证明其有预防效果,但尚未推广。

3. 出院指导 出院带药者,应遵医嘱用药。定期复查,若有发热等不适症状,应及时随诊,以防止复发。

能力检测

1. 伤寒出现肝脾肿大的主要原因是(　　)。

A. 全身网状内皮系统增生性反应　　B. 伤寒性肝炎、脾炎

C. Ⅰ型变态反应　　D. Ⅲ型变态反应

E. 中毒性肝炎

2. 伤寒杆菌致病的主要因素是(　　)。

A. 内毒素　B. 肠毒素　C. 外毒素　D. 神经毒素　E. 细胞毒素

3. 伤寒的典型临床表现是(　　)。

A. 中长程稽留高热,肝脾肿大,周围血常规不高,肥达反应“H”、“O”均升高

B. 长程低热,肝脾肿大,周围血常规不高,肥达反应阳性

C. 长程弛张热,肝脾不大,周围血常规细胞总数、中性粒细胞升高,肥达反应“H”升高

D. 长程间歇高热,肝脾肿大,全血细胞减少,消化道出血

E. 长程间歇寒战,高热,肝脾肿大,周围血常规正常,重度贫血,肥达反应阴性

4. 伤寒发病第1周内阳性率最高的化验是(　　)。

A. 大便培养　　B. 肥达反应　　C. 血培养

D. 尿培养　　E. 补体结合试验

5. 患者,女性,35岁,持续发热8天,呈稽留热,伴有腹胀、腹泻,大便每天3～5次,偶有黏液,两年前有血吸虫疫水接触史。体格检查:体温38.8 ℃,心率65次/分,肝在肋下1 cm,脾在肋下1.5 cm。血常规:白细胞4.0×10^9/L,中性粒细胞70%,淋巴细胞30%。粪便镜检:白细胞0～5/HP。该患者最可能的诊断是(　　)。

A. 细菌性痢疾　　B. 急性血吸虫病　　C. 急性病毒性肝炎
D. 伤寒　　E. 阿米巴痢疾

参考答案:1. A　2. A　3. A　4. C　5. D

(金胜琼)

任务九　副伤寒患者的护理

学习目标

知识要求

1. 掌握副伤寒的常见护理诊断及护理措施。
2. 熟悉副伤寒的传染源、传播途径、易感人群、临床表现、预防措施。
3. 了解副伤寒的病原学、流行病学、发病机制、辅助检查、治疗要点。

能力要求

1. 能够对副伤寒患者采取正确的隔离措施及护理措施。
2. 能够对社区人群进行副伤寒预防的健康指导。

案例引导

患者,男性,16岁,因持续不规则热5天,伴寒战、腹胀、腹泻、呕吐1天入院。入院时体检:T 40 ℃,P 100次/分,R 38次/分,BP 100/76 mmHg;神志清楚,表情淡漠;胸部可见5～6个玫瑰疹,直径4～5 mm,颜色较深,压之褪色;心肺(一),腹软,肝肋下1.0 cm,脾肋下1.5 cm。实验室检查:白细胞3.0×10^9/L,中性粒细胞62%,淋巴细胞35%,血红蛋白80 g/L。尿蛋白(++)、大便隐血试验阳性。肥达反应“O”1∶320,“H”1∶320。

初步诊断:副伤寒。

问题:

1. 该患者最可能由何种传播途径感染?
2. 该患者的护理措施是什么?
3. 如何指导该患者的日常生活?

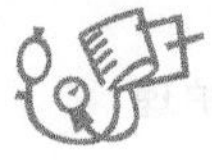

【基础知识】

一、概述

副伤寒(paratyphoid fever)包括副伤寒甲、副伤寒乙和副伤寒丙,其病原分别属沙门菌A、B、C组。副伤寒杆菌的生化特性类似伤寒杆菌,而菌体抗原和鞭毛抗原的成分不同,副伤寒丙有Vi抗原。各种副伤寒杆菌在自然条件下只对人有致病作用,可因水源和食物污染发生暴发流行。

副伤寒的流行病学、发病机制、病理变化、临床表现、治疗、护理措施和预防措施等与伤寒基本相似。

本病的病原菌是副伤寒杆菌,属沙门菌属D族,革兰氏染色阴性,在普通培养基上能生长,在含有胆汁的培养基中生长较好。能耐低温,但对光、热、干燥及消毒剂的抵抗力较弱,副伤寒杆菌只感染人类,在自然条件下不感染动物。

二、流行病学

本病的流行病学特点与伤寒相同。易经食品传播,常呈地方性流行,也可散发,但发病率较伤寒低得多。小儿副伤寒相对多见,其中以副伤寒乙占多数;成人中副伤寒甲较多。

三、发病机制及病理变化

(一)发病机制

病原菌产生的内毒素对本病的发生和发展起着较重要的作用。病菌在小肠内增殖,穿过肠黏膜上皮细胞到达肠壁固有层。部分病原菌被巨噬细胞吞噬,并在其胞质内繁殖。部分进入淋巴结并在其中生长繁殖,然后经胸导管进入血流,引起菌血症。病原菌可反复多次进入血液循环引起菌血症发作。该菌可向全身扩散,侵入肝、胆、脾、肾、骨髓等器官组织,释放内毒素。内毒素可增强局部病灶的炎症反应,激活单核-巨噬细胞与中性粒细胞,使之产生及释放各种细胞因子而加重炎症。

(二)病理变化

副伤寒甲、乙的病理变化大致与伤寒相同,肠出血或肠穿孔较少出现,但胃肠炎型患者的肠道病变显著而广泛,且多侵及结肠。副伤寒丙的肠道病变不显著,肠壁可无溃疡形成,但常引起化脓。脓毒血症副伤寒常可引起骨、关节、脑膜、心包、软组织等处化脓性迁延性病灶。

【能力训练】

一、护理评估

(一)健康史

详细询问患者发病的时间及临床表现,有无副伤寒患者日常生活接触史,有无水源污染史，有无食物污染史等。

（二）身体状况

副伤寒甲、乙的症状与伤寒类似，但副伤寒丙的症状较特殊。副伤寒潜伏期较伤寒短，一般为8～10天，有时仅为3～6天。

1. 副伤寒甲、乙 副伤寒甲、乙起病缓慢，但骤起者亦不少见。开始时可先有急性胃肠炎症状，如腹痛、呕吐、腹泻等，2～3天后症状减轻，继而体温升高，伤寒样症状出现。胃肠炎症状显著，并且持续较久者，以副伤寒乙多见，故副伤寒乙被称为"胃肠炎型副伤寒"。该型发热常于3～4天内达高峰，波动较大，稽留热型少见，热程较短（副伤寒甲平均3周，副伤寒乙平均2周），毒血症状较轻，出现缓脉与肝、脾肿大。皮疹常较早出现，可遍布全身且较伤寒皮疹稍大而色较深（副伤寒甲），但有时呈丘疹状（副伤寒乙）。该型肠出血、肠穿孔均较少见，病死率较低。

2. 副伤寒丙 副伤寒丙临床又分为伤寒型、急性胃肠炎型及脓毒血症型。

（1）伤寒型：症状与副伤寒甲、乙大致相似，但常有肝、脾肿大，易出现黄疸及肝功能异常。热程为1～2周，以后热渐退，病情趋向好转。

（2）急性胃肠炎型：出现恶心、呕吐、腹痛、腹泻等胃肠炎症状，病程短，2～5天内可恢复正常。

（3）脓毒血症型：常见于体弱儿童和慢性消耗性疾病患者，主要表现为脓毒血症症状。全身症状除高热外，还有寒战、头痛、精神不振或烦躁不安，肝、脾肿大，甚至出现黄疸。脓毒血症常引发半数以上患者出现胸膜炎、脓胸、关节及骨的局限性脓肿，偶有心包炎、心内膜炎、脑膜炎及肾盂肾炎等迁徙性化脓性并发症。

3. 病菌反复侵入血循环 病菌反复侵入血循环常导致副伤寒的复发，以副伤寒甲为多，偶可复发2～3次，疗程不足、机体抵抗力低下时易见。体温逐渐下降又回升，5～7天后恢复正常。

二、护理诊断、目标及护理措施

详见伤寒的相关内容。

能力检测

1. 副伤寒包括（　　）。

A. 副伤寒甲　　B. 副伤寒乙　　C. 副伤寒丙
D. 副伤寒丁　　E. 副伤寒甲、副伤寒乙和副伤寒丙

2. 副伤寒的复发，多见于（　　）。

A. 副伤寒甲　　B. 副伤寒乙　　C. 副伤寒丙
D. 以上都不是　　E. 以上都是

3. 副伤寒发病第7～10天阳性率达90%的化验是（　　）。

A. 大便培养　B. 肥达反应　C. 血培养　D. 尿培养　E. 骨髓培养

4. 副伤寒常见的并发症是（　　）。

A. 肺炎　　B. 肠出血　　C. 肠穿孔

D. 肠出血和肠穿孔　　　　E. 胃出血

5. 副伤寒的常见护理诊断及合作性问题是(　　)。

A. 体温过高　　　　B. 潜在并发症肠出血、肠穿孔

C. 营养失调:低于机体需要量　　　　D. 有感染的危险

E. 以上都是

参考答案:1. E　2. A　3. C　4. D　5. E

(金胜琼)

任务十　霍乱患者的护理

学习目标

知识要求

1. 掌握霍乱的常见护理诊断及护理措施。
2. 熟悉霍乱的传染源、传播途径、易感人群、临床表现、预防措施。
3. 了解霍乱的病原学、流行病学、发病机制、辅助检查、治疗要点。

能力要求

1. 能够对霍乱患者采取正确的隔离措施及护理措施。
2. 能够对社区人群进行霍乱的健康教育。

案例引导

患者,男性,35岁,因泻吐泔水样物6 h,神志不清1 h入院。患者前一天午餐曾食凉拌海带。入院时查体:T 35.5 ℃,P 106次/分,R 24次/分,BP 68/40 mmHg;患者入院时意识模糊、甲床发绀、口唇干裂、眼窝凹陷,全身呈重度脱水状。心音低钝,双肺听诊无异常,腹部凹陷如舟状,肝、脾未触及,肠鸣音减弱,病理反射未引出。实验室检查:红细胞6.2×10^{12}/L,白细胞2.5×10^{9}/L,中性粒细胞85%,淋巴细胞15%,血红蛋白175 g/L。血清K^{+} 3.0 mmol/L。大便常规见黏液少许,培养出稻叶型霍乱弧菌。

初步诊断:霍乱。

问题:

1. 该患者最可能由何种传播途径感染?
2. 如何指导该患者的日常生活?
3. 在护理该患者过程中如何避免医务人员被感染?

【基础知识】

一、概述

霍乱(cholera)是一种烈性肠道传染病，属国际检疫传染病，由霍乱弧菌(Vibrio cholerae)污染水和食物而引起传播。临床上以起病急骤、剧烈的腹泻和呕吐，以及由此引起的脱水、肌肉痉挛、电解质及酸碱失衡为特点，严重者可导致周围循环衰竭和急性肾衰竭。

霍乱的病原体是霍乱弧菌。WHO腹泻控制中心根据弧菌的生化性状、O抗原的特异性和致病性不同，将其分为三类：第一类为O_1群霍乱弧菌，是霍乱的主要致病菌，包括古典生物型和埃及生物型；第二类为非O_1群霍乱弧菌，一般不致病，少数血清型(如O_{139}血清型具有特殊性)可引起散发性腹泻；第三类为不典型O_1群霍乱弧菌，其不产生肠毒素，无致病性。

该病原体革兰氏染色阴性，对干燥、热、酸及一般消毒剂均敏感。煮沸可立即被杀死，在正常胃酸中能存活5 min，但在自然环境中存活时间较长，如在江水、河水、井水或海水中能存活1～3周。

二、流行病学

(一) 传染源

霍乱的传染源是患者和带菌者。轻型患者、隐性感染者和恢复期带菌者所起的作用更大，隐性感染者可高达59%～75%。

(二) 传播途径

霍乱是胃肠道传染病，经水、食物、苍蝇以及日常生活接触而传播，经水传播是最重要的途径，水源污染可引起暴发性流行，苍蝇及日常生活接触的传播也不可忽视，但其传播能力远不及前两个因素。

(三) 易感人群

本病人群普遍易感，隐性感染占75%，显性感染占25%。病后可产生一定免疫力，产生抗菌抗体和抗肠毒素抗体，维持时间仅一至几个月，并且有再感染的可能，霍乱疫苗注射后的保护期不超过6个月。

(四) 流行特征

霍乱在热带地区全年可以发病，在我国霍乱属外来传染病，夏、秋季为其流行季节，普遍流行时间为5—11月，7—10月是流行高峰。霍乱的分布有以沿江、沿海地区为主的特点。人群普遍易感，胃酸缺乏者尤其易感。流行方式以暴发型与慢性迁延散发型两种形式并存扩散。

知识链接

霍乱在中国的流行情况

1820年霍乱传入我国。1924—1948年期间，每年均有霍乱发生，据报告每年患者数达数万至十余万人，病死率也常达30%以上。1949年以后，我国未再出现古典型霍乱，1961年起在我国局部地区流行过埃尔托生物型霍乱。

我国采取积极防治措施，使霍乱疫情逐年明显下降并持续开展大力预防措施，有效地控制了本病的流行。

霍乱属于甲级烈性传染病，要求在发现确诊或疑似病例后2 h内上报。

三、发病机制及病理变化

（一）发病机制

霍乱患者具有特征性水样腹泻，从而导致脱水和代谢性酸中毒等病理变化。霍乱弧菌侵入人体是否发病，取决于霍乱弧菌致病力和机体胃酸分泌程度两方面。霍乱弧菌经口入胃后若未被胃酸杀灭则进入小肠，霍乱弧菌黏附并定居于小肠上皮细胞表面，造成充血及出血性损伤，并迅速繁殖，分泌大量外毒素，可以使肠细胞内环磷腺苷浓度增高，刺激隐窝细胞分泌氯化物、水和碳酸氢盐，致使大量水分与电解质聚集在肠腔内，致使超过了肠道正常的吸收能力，出现剧烈水样腹泻及呕吐。霍乱弧菌毒素共协调菌毛（TCP）在霍乱弧菌感染时是特有的定居因子，在致病性方面具有重要作用。

（二）病理变化

患者由于剧烈呕吐、腹泻可致严重脱水与电解质紊乱，使血液浓缩、微循环衰竭、低钠血症、引起肌肉痉挛疼痛等。碳酸氢根的丧失，导致代谢性酸中毒。胆汁分泌减少，使吐泻物呈米泔水样。由于循环衰竭、肾血流量不足、低钾及毒素的影响，可使肾功能严重受损。本病死亡的主要原因是低血容量性循环衰竭和代谢性酸中毒。

【能力训练】

一、护理评估

（一）健康史

重点评估患者是否为流行区患者，与霍乱患者有无密切接触史，出现症状前有无饮食不洁史或饮用过被污染的水。

（二）身体状况

本病潜伏期一般为1～3天，可短至数小时或长达7天。除少数患者的前驱症状表现为头昏、疲倦、腹胀和轻度腹泻外，患者多突然发病，病情轻重不一。古典生物型 O_{139} 霍乱弧菌引起的霍乱症状较重，埃尔托生物型霍乱所致者常为轻型，隐性感染较多。典型病例临床上可分为3期。

1. 泻吐期 大多数病例突起剧烈腹泻，继而呕吐，个别病例先吐后泻。腹泻为无痛性，亦无里急后重。每日大便可数次至数十次，甚至排便失禁。大便性状初为黄色稀水便，量多，后转而变为米泔水样，少数病例出现血水样便。患者呕吐呈喷射状，次数不多，也渐呈米泔水样，部分病例伴有恶心。肛温可达37.2～38.5 ℃。此期持续数小时，多不超过 2 天。O_{139} 霍乱弧菌侵入血流，可引起菌血症(败血症)。

2. 脱水期 本期一般为数小时至 2～3 天。由于严重泻吐引起水及电解质丧失，可产生以下临床表现。

(1) 一般表现：神态不安，表情恐慌或淡漠，眼窝深陷，声音嘶哑，口渴，唇舌极干，皮肤皱缩、湿冷且弹性消失，腹下陷呈舟状，体表温度下降。

(2) 循环衰竭：患者由于中度或重度脱水，因而导致循环衰竭。患者极度软弱无力，神志不清，血压下降，脉搏细速，心音弱且心率快，严重者可出现少尿或无尿。

(3) 电解质平衡紊乱及代谢性酸中毒：严重泻吐丢失大量水分及电解质后，可产生血液电解质的严重丧失。患者临床表现为呼吸增快，严重酸中毒时出现库斯莫尔呼吸，还伴有血压下降、意识障碍。

3. 恢复及反应期 脱水纠正后，大多数患者症状消失，逐渐恢复正常，病程平均 3～7 天，少数可达 10 天以上。部分患者可出现反应性低热(以儿童居多)，可能是循环改善后大量肠毒素吸收所致，体温可升高至 38～39 ℃，一般持续 1～3 天后自行消退。

(三) 心理社会状况

患者及家属对霍乱感到恐惧、焦虑、担忧。又因本病为甲类传染病，严密隔离更增加了患者的痛苦和孤独感，使其对生活失去信心。

(四) 辅助检查

1. 一般检查

(1) 血常规：白细胞总数为$(10～30)\times10^9/L$，分类计数中性粒细胞和单核细胞增多，脱水期血液浓缩，红细胞总数及血红蛋白增高，血清离子钠、钾、氯均可降低，二氧化碳结合力下降，尿素氮升高。

(2) 尿液检查：可见少量蛋白质，镜检有少许红细胞、白细胞、管型。

(3) 粪便检查：可见黏液和少许红细胞、白细胞。

2. 病原学检查

(1) 泻吐物直接涂片染色镜检可见到排列呈鱼群状革兰氏染色阴性的弧菌。

(2) 悬滴镜检，可见暗视野下呈流星样运动。

(3) 细菌培养：接种于碱性蛋白胨增菌后培养有利于确诊。

(4) 荧光抗体检查可于 1～2 h 出结果，准确率达 90%。

3. 血清学检查 抗菌抗体病后 5 天即可出现，2 周达高峰，故病后 2 周血清抗体滴度 1∶80 以上或有动态升高时有诊断意义。

(五) 治疗要点

1. 治疗原则 严密隔离，及时补液，辅以抗菌和对症治疗。

(1) 各级医疗单位应设立腹泻病门诊，加强对霍乱患者的早期诊断，减少交叉感染，并对各种腹泻患者作相应的处理。

(2) 患者入院(临时隔离病房或指定的医院)后，按甲类传染病隔离(确诊与疑似病例应分开隔离)，危重患者应先在现场抢救，病情稳定后，在医护人员陪同下送往指定的隔离病房。患者症状消失后，隔日粪便培养 1 次，连续 3 次粪便培养阴性方可解除隔离，患者排泄物应彻底消毒。

2. 治疗措施 霍乱最重要的治疗措施是及时足量地补液以纠正失水、酸中毒与电解质平衡失调，使心肾功能改善。

(1) 口服补液：口服补液的适用对象是轻度和中度的霍乱患者以及经静脉补液纠正休克而情况改善的重症霍乱患者。WHO推荐使用口服补液盐(ORS)治疗霍乱，其效果已得到普遍的肯定。使用方法是治疗最初6 h，成人每小时口服750 mL，小儿(20 kg以下)每小时250 mL，以后每6 h的口服补液量为前6 h泻吐量的1.5倍。呕吐不一定是口服补液的禁忌，只是速度要慢一些，特别是儿童患者。

(2) 静脉补液：适用于中度脱水及少数轻度脱水患者。由于补充液体和电解质是治疗本病的关键，因此对于口服补液有困难的患者静脉输液的剂量和速度尤为重要，应视病情轻重、脱水程度、血压、脉搏、尿量及血浆比重等而定。在静脉补液的同时，给予抗菌药物治疗以减少腹泻量和缩短排菌期。可根据药品来源及引起流行的霍乱弧菌对抗菌药物的敏感性，选定一种常用抗菌药物，常用的抗生素包括多西环素、氟喹诺酮类、复方新诺明等。

补液原则是早期、迅速、足量，先盐后糖，先快后慢，纠酸补钙，见尿补钾。首选与患者丢失的电解质浓度相近的541溶液(即1000 mL水内含氯化钠5 g、碳酸氢钠4 g、氯化钾1 g；另加50%葡萄糖20 mL以防低血糖)为佳。及时补充钾盐对儿童病例尤为重要。对成年患者先以生理盐水做快速静脉推注或滴注，待血压回升后改用541溶液。

知识链接

社区人群如何预防霍乱

预防霍乱的方法比较简单，主要是“把好一张口”，预防病从口入，做到“五要五不要”。五要：饭前便后要洗手，买回海产要煮熟，隔餐食物要热透，生熟食品要分开，出现症状要就诊。五不要：生水未煮不要喝，无牌餐饮不光顾，腐烂食品不要吃，暴饮暴食不可取，未消毒(霍乱污染)物品不要碰。

二、护理诊断

1. 体液不足 与频繁剧烈腹泻、呕吐有关。

2. 恐惧 与疾病扩散、病情严重感到疾病威胁有关。

3. 营养失调：低于机体需要量 与消耗过多而营养摄入不足有关。

4. 生活自理能力缺乏 与患者腹泻、脱水严重有关。

5. 有传播感染的危险 与患者大便排菌量大有关。

6. 潜在并发症 急性肾衰竭、电解质紊乱、急性肺水肿。

三、护理目标

患者症状缓解，腹泻、呕吐停止，体温恢复正常。患者能正确对待自己的病情，恐惧心理缓解。

四、护理措施

(一) 一般护理

发现疫情就地隔离,并立即上报卫生防疫部门。采取消毒隔离措施,防止疫情蔓延。

1. 隔离与消毒 应采取严密隔离,加强饮水消毒和食品管理,对患者的分泌物、排泄物及污染物品均应严格消毒。

2. 休息与活动 应减少活动,严格卧床休息,并注意床铺清洁、平整,保持皮肤、口腔与肛周清洁卫生,防止压疮发生。

3. 饮食与营养 剧烈呕吐者禁食,恢复期逐渐增加饮食;少食多餐、多喝水,不宜食用牛奶和豆浆等易产气、不易消化的食物。

(二) 病情观察

密切观察患者生命体征变化及呕吐物量、颜色、性状;严格记录 24 h 出入量,观察有无水、电解质平衡紊乱,特别是低血钾表现,如肌张力降低、腹胀、心律失常等。如有异常及时报告医生进行处理。

(三) 液体治疗的护理

迅速补充液体是治疗霍乱的关键。对严重脱水的患者要迅速建立静脉通道,大量、快速地输入液体,尽快纠正脱水。做好输液计划,严格执行医嘱,分秒必争,使患者迅速得到救治。在治疗中应严密观察病情变化,特别是对老人、婴幼儿及心肺功能不全的患者应严格掌握输液量、速度及电解质浓度。大量、快速输入的液体应适当加温至 37～38 ℃,以免发生输液反应。还应注意观察脱水改善情况及有无急性肺水肿表现,如出现呼吸困难、发绀、咳粉红色泡沫样痰及肺部湿啰音等症状。若出现此类症状应酌情减慢输液速度或暂停输液,立即报告医生,配合医生进行抢救。

(四) 对症护理

1. 脱水的护理 评估患者体液不足的程度及脱水体征;记录 24 h 出入量;建立静脉通道,采取两路输液。嘱患者口服 ORS 液;观察输液效果,并注意有无输液反应,如心衰、肺水肿的发生;补液后血压仍不升者,遵医嘱给予血管活性药物。

2. 腹泻的护理 评估腹泻程度及伴随症状;密切观察大便次数、性状及量,并详细记录;采取大便送常规检查及培养;进行肛周皮肤护理,每次大便后清洗干净,并涂上保护油、膏;遵医嘱补液及使用抗生素,对排泄物及时消毒。

3. 保暖 体温降低、年老体弱及循环衰竭者,应注意保暖。

4. 腹直肌及腓肠肌痉挛 痉挛者可用局部热敷、按摩、针灸的方法止痛或按医嘱给予药物治疗。

(五) 用药护理

观察用药后的疗效及副作用,遵医嘱使用多西环素药物时要密切观察消化系统症状与血小板减少症的发生,注意患者有无胃肠不适、头痛等。因该药物影响骨骼发育,故8岁以下儿童禁用,有四环素类药物过敏史者禁用,孕妇、哺乳期妇女应慎用。

(六)心理护理

因霍乱起病迅猛,病情发展快,病情危重,易导致患者极度不适。住院期间消化道严密隔离,使患者高度紧张和恐惧,患者迫切需要多方位的关心和及时有效的治疗和护理,故护士应积极向患者及家属讲述严密隔离的重要性,给患者热情关怀,消除其紧张与恐惧感,增强其安全感,帮助患者树立战胜疾病的信心。

(七)健康指导

1. 疾病相关知识指导 建立腹泻肠道门诊,严格做好疫情报告和执行隔离制度;严密隔离患者;密切接触者检疫5天,进行服药预防;搞好国境卫生检疫和国内交通检疫,防止霍乱的传播。

2. 疾病预防知识指导 向群众讲述霍乱是烈性传染病,起病急、传播快,重症者病死率高;早期发现患者,切断传播途径,做好"三管一灭"(管理好饮食卫生、饮水卫生、粪便卫生,消灭苍蝇、蟑螂),养成良好的个人卫生习惯;霍乱流行期间自觉停止一切聚餐;有吐泻症状及时到肠道门诊治疗,检测水、水产品及海产品的卫生安全等。

能力检测

1. 霍乱发病的第一个症状为(　　)。

A. 呕吐　B. 腹泻　C. 腹痛　D. 发热　E. 肌肉痉挛

2. 治疗霍乱最重要的措施是(　　)。

A. 抗菌治疗　B. 使用抑制肠黏膜分泌药
C. 使用肾上腺皮质激素　D. 补充液体和电解质
E. 使用血管活性药物

3. 霍乱患者出现"米泔水样"大便主要是由于(　　)。

A. 大便含有大量脓细胞　B. 大便含有大量红细胞
C. 缺乏胃酸,消化不良　D. 大便含大量黏膜组织
E. 肠液中黏液过多,胆汁过少

4. 霍乱静脉补液首选(　　)。

A. 541液　B. 2∶1液　C. 3∶2∶1液
D. 5%GS　E. 5%GNS

5. 典型霍乱泻吐期的临床表现,下列哪项是错误的?(　　)

A. 无痛性剧烈腹泻　B. 里急后重
C. 米泔水样或洗肉水样便　D. 呕吐物可为米泔水样
E. 先泻后吐,一般无发热

参考答案:1. B　2. D　3. E　4. A　5. B

(金胜琼)

任务十一　鼠疫患者的护理

学习目标

知识要求

1. 掌握鼠疫的常见护理诊断及护理措施。
2. 熟悉鼠疫的传染源、传播途径、易感人群、临床表现、预防措施。
3. 了解鼠疫的病原学、流行病学、发病机制、辅助检查、治疗要点。

能力要求

1. 能够对鼠疫患者采取正确的隔离措施。
2. 能够对鼠疫患者采取正确的治疗护理措施。
3. 能够对社区人群进行鼠疫病的健康教育。

案例引导

患者，男性，28岁，因发热、咳嗽、头痛、呕吐伴全身黏膜出血7天，腹股沟淋巴结肿大3天入院。入院时体检：T 40 ℃，P 126次/分，R 28次/分，BP 120/88 mmHg；意识模糊，颜面潮红，眼结膜充血，全身皮肤有弥漫性出血点，两侧腹股沟淋巴结肿大，直径约2.0 cm，有4～5颗，部分已化脓破溃。心音弱，听诊肺部有散在干啰音，肝、脾未触及，肠鸣音减弱，病理反射未引出。实验室检查：红细胞 3.8×10^{12}/L，白细胞 16×10^{9}/L，中性粒细胞88%，淋巴细胞10%，血红蛋白100 g/L。淋巴结穿刺液、脓、血等标本检出鼠疫耶尔森菌。

初步诊断：鼠疫。

问题：

1. 该患者最可能由何种传播途径感染？
2. 在护理该患者过程中如何加强病情观察？
3. 如何指导该患者的日常生活？

【基础知识】

一、概述

鼠疫(plague)是由鼠疫耶尔森菌引起的自然疫源性疾病，也称黑死病。鼠疫耶尔森菌可以成为恐怖的武器，危害人类健康，因而鼠疫的防治尤为重要。鼠疫是流行于野生啮齿动物的疾病，主要是通过鼠蚤为媒介，经人的皮肤传入引起腺鼠疫，经呼吸道

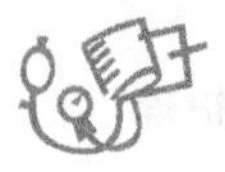

传入发生肺鼠疫。临床表现为发热、严重毒血症状、淋巴结肿大、肺炎、出血倾向。鼠疫均可发展为败血症,传染性强、死亡率高,是危害人类最严重的烈性传染病之一,属国际检疫传染病。按照《中华人民共和国传染病防治法》规定鼠疫属甲类传染病之首。

鼠疫是一种自然疫源性疾病,其致病菌为鼠疫耶尔森菌。该菌革兰氏染色阴性,最适生长温度为28～30 ℃,最适pH值为6.9～7.1,对高温和常用化学消毒剂敏感,加热至100 ℃ 1 min、日光照射4～5 h或置于5%氯胺可致细菌死亡。鼠疫的自然疫源地分布在亚洲、非洲、美洲的60多个国家和地区,我国目前存在着12种类型的鼠疫自然疫源地。

腺鼠疫在临床上最常见,其次是肺鼠疫,所以这两型鼠疫在流行病学上最有实际意义。

二、流行病学

(一) 传染源

1. 鼠疫染疫动物 自然感染鼠疫的动物都可以作为人间鼠疫的传染源(据统计,世界上的鼠疫传染源有300多种),包括啮齿类动物(鼠类、旱獭等)、野生食肉类动物(狐狸、狼、猞猁、鼬等)、野生偶蹄类动物(黄羊、岩羊、马鹿等)、家养动物(犬、猫、藏系绵羊等)。其中,最主要的传染源是啮齿类动物。

2. 鼠疫患者 肺鼠疫患者是主要的鼠疫患者,在疾病早期即具有传染性。败血型鼠疫、腺肿发生破溃的腺鼠疫患者等也可作为传染源。无症状感染者不具有传染性。

(二) 传播途径

1. 经跳蚤叮咬传播 人类鼠疫的首发病例多由跳蚤叮咬所致,最常见的是印鼠客蚤,该蚤在世界性范围内分布广泛,主要寄生于家栖鼠类。其次是不同类型鼠疫自然疫源地宿主动物的主要寄生蚤。

2. 经直接接触传播 人类通过捕猎、宰杀、剥皮及食肉等方式直接接触染疫动物。鼠疫菌可以通过手部伤口(包括非常细小的伤口),如手指的倒刺等进入人体,然后经淋巴管或血液引起腺鼠疫或败血型鼠疫。

3. 经飞沫传播 肺鼠疫患者或动物呼吸道分泌物中含有大量鼠疫菌的人,可通过呼吸、咳嗽将鼠疫菌排入周围空气中,形成细菌微粒及气溶胶,造成肺鼠疫的传播。

4. 实验室感染 鼠疫实验室工作人员由于防护不严、操作不当和实验室事故,可通过吸入、锐器刺伤等途径感染鼠疫。

(三) 易感人群

人类对鼠疫普遍易感,没有天然免疫力,在流行病学上表现出的差异与接触传染源的机会和频率有关。

(四) 流行特征

人间鼠疫以亚洲、非洲、美洲发病最多,我国主要发生在云南和青藏高原地区。男性易感性普遍高于女性,有明显的季节性,人间鼠疫多发生在夏、秋季,与狩猎及鼠类繁殖活动有关。

知识链接

鼠疫历史

鼠疫远在2000年前即有记载。在世界历史上，鼠疫曾发生三次大流行，死亡人数以千万计。第一次发生在公元6世纪，从地中海地区传入欧洲，死亡近1亿人；第二次发生在14世纪，波及欧、亚、非洲；第三次是18世纪，传入32个国家。其中14世纪大流行时波及中国。

1793年云南师道南所著《死鼠行》中描述"东死鼠，西死鼠，人见死鼠如见虎。鼠死不几日，人死如拆堵"，充分说明那时鼠疫在中国流行十分猖獗。

新中国成立后我国政府采取各种措施，控制了人间鼠疫的流行，但仍有散发病例发生。

三、发病机制及病理变化

（一）发病机制

当人类被携带鼠疫耶尔森菌的跳蚤叮咬后，通常叮咬的局部无明显反应，鼠疫菌经皮肤进入人体后，首先沿淋巴管到达局部淋巴结，在其中繁殖，引起出血性坏死性淋巴结炎，感染的腺体极度肿胀，充血坏死，即称为"腺鼠疫"。腺体的周围组织亦水肿、出血。鼠疫菌可冲破局部的淋巴屏障，继续沿着淋巴系统扩散，侵犯其他淋巴结。鼠疫菌及内毒素，也可经淋巴循环系统进入血循环，引起败血症，出现严重的中毒症状，包括严重的皮肤黏膜出血(故鼠疫曾被称为"黑死病")，然后侵入肺组织引起继发性肺鼠疫。当人类吸入一定数量的鼠疫耶尔森菌后，可引发原发性肺鼠疫。

（二）病理变化

鼠疫的基本病理改变为淋巴管、血管内皮细胞损害和急性出血坏死性炎症。局部淋巴结有出血性炎症和凝固性坏死；全身各组织脏器均可有充血、水肿、出血及坏死性改变。

【能力训练】

一、护理评估

（一）健康史

详细询问患者的既往史、个人史、家族史、接触史、预防接种史、生活习惯等。重点了解患者的工作生活环境及发病后就诊、检查及用药情况。

（二）身体状况

鼠疫的潜伏期较短，一般为1～6天，多为2～3天，个别病例可达8～9天。其中，

腺鼠疫和皮肤型鼠疫的潜伏期较长，为2～8天；原发性肺鼠疫和败血型鼠疫的潜伏期较短，为1～3天。

鼠疫的全身症状主要表现为发病急剧、高热、寒战、体温突然上升至39～41℃，呈稽留热。患者头痛剧烈，有时出现中枢性呕吐、呼吸急促、心动过速、血压下降。重症患者早期即可出现血压下降、意识模糊、言语不清等。

1. 腺鼠疫 腺鼠疫是最常见的临床类型，除具有鼠疫的全身症状以外，受侵部位所属淋巴结肿大为其主要特点。一般在发病的同时或1～2天内出现淋巴结肿大，可以发生在任何被侵犯部位的所属淋巴结，以腹股沟、腋下、颈部等为多见。其主要特征表现为淋巴结迅速弥漫性肿胀、大小不等、质地坚硬、疼痛剧烈、与皮下组织粘连、失去移动性，周围组织亦充血、出血。由于疼痛剧烈，患者常呈强迫体位。

2. 肺鼠疫 肺鼠疫可分为原发性肺鼠疫和继发性肺鼠疫两种类型。原发性肺鼠疫是临床上最重的病型，不仅病死率高，而且在流行病学方面危害也最大。主要表现为发病急剧、寒战、高热，体温达40～41℃，脉搏细速、呼吸急促、呼吸频率达25次/分或更快。患者颜面潮红、眼结膜充血，由于缺氧，口唇、颜面、四肢及全身皮肤发绀。患病初期干咳，继之咳嗽频数，咳出稀薄泡沫痰，痰中混血或咳纯血痰。受累的相应肺叶可以叩及局限性浊音，而且随着病情加重，浊音界迅速扩大，肺部听诊可有散在啰音。心脏查体常常表现为心界扩大，心律不齐，有时可闻及收缩期杂音。胸部X线可见多叶段分布的斑片状边缘模糊的高密度阴影。若不及时给予有效治疗，患者多于发病2～3天后死于中毒性休克、呼吸衰竭和心力衰竭。继发性肺鼠疫在发病之前往往有腺鼠疫或败血型鼠疫的症状，常表现为病势突然加剧，出现咳嗽、胸痛、呼吸困难、咳鲜红色泡沫样血痰。

3. 败血型鼠疫 败血型鼠疫多继发于肺鼠疫或腺鼠疫，为最凶险的一型。起病急骤，寒战、高热或体温不升，谵妄或昏迷，进而发生感染性休克、DIC及广泛皮肤出血和坏死等，病情发展迅速，如不及时治疗常于1～3天内死亡。

4. 其他类型鼠疫 其他类型鼠疫，如皮肤鼠疫、脑膜型鼠疫、肠鼠疫、眼鼠疫、扁桃体鼠疫等均少见。

（三）心理社会状况

因鼠疫传染性强，病情变化凶险，病死率高，患者易产生恐惧心理，希望尽快得到治疗，早日解除隔离。同时由于严密隔离治疗，患者思想压力大，易引起失眠、绝望等心理。

（四）辅助检查

1. 常规检查

（1）血常规：外周血白细胞总数大多升高，常达$(20\sim30)\times10^9$/L或以上，以中性粒细胞为主，还可见红细胞、血红蛋白和血小板减少。

（2）尿常规：可见蛋白尿及血尿，尿沉渣中可见红细胞、白细胞和细胞管型。

（3）粪便常规：大便潜血实验可呈阳性。

（4）凝血功能：肺鼠疫和败血型鼠疫患者在短期即可出现DIC，表现为纤维蛋白原浓度减少（小于200 mg/dL），凝血酶原时间和部分凝血激酶时间明显延长，纤维蛋白原降解产物明显增加。

2. 细菌学检查 该检查对确诊极为重要。可取淋巴结穿刺液、脓、痰、血、脑脊液等作涂片、镜检和培养等，分离到鼠疫耶尔森菌。

3. 血清学检查

(1) 间接血凝法(PHA)：以鼠疫杆菌F1抗原检测血中F1抗体，感染后5～7天出现阳性，2～4周达高峰，此后逐渐下降，可持续4年，常用于回顾性诊断和流行病学调查。

(2) 酶联免疫吸附试验(ELASA)：用于测定F1抗体，亦可用抗鼠疫的IgG测定F1抗原。滴度在1∶400以上为阳性。

(3) 放射免疫沉淀试验(RIP)：此法可查出28～32年患过鼠疫康复者体内微量的F1抗体，用于追溯诊断及免疫学研究。

(4) 荧光抗体法(FA)：用荧光标记的特异性抗血清检测可疑标本，可快速准确地诊断。

4. 分子生物学检测 分子生物学检测主要有DNA探针和聚合酶链反应(PCR)，近年来应用较多，具有快速、敏感、特异性强的优点。

知识链接

鼠疫疫苗的适应证及预防接种

鼠疫疫苗用于疫区2～60岁居民的预防接种，使其产生对鼠疫的主动免疫。自鼠疫开始流行时，对疫区及其周围的居民、进入疫区的工作人员，均应进行预防接种。常用EV无毒株干燥活菌苗，皮肤划痕法接种，即两滴菌液之间相距3～4 cm，2周后可获免疫力。目前的疫苗仍不能对腺鼠疫和肺鼠疫产生长久的免疫保护，因此，一般每年接种1次，必要时6个月后再接种一次。接种后10日开始产生免疫力，1个月达高峰，6个月后开始下降，1年后消失。

我国新研制的06173菌苗免疫动物后产生F1抗体较EV株效果高1倍。

(五) 治疗要点

1. 治疗原则

(1) 早期应用抗生素治疗是降低病死率的关键，以氨基糖苷类抗生素最为有效，早期以静脉注射为宜。原发性肺鼠疫于15 h内应用有效抗生素可取得较好的疗效。

(2) 腺鼠疫常用磺胺加链霉素治疗，重症患者必须与抗生素联合使用。

(3) 肺鼠疫、败血型鼠疫首选链霉素加氯霉素或四环素，次选庆大霉素加氯霉素或四环素。早期、联合、足量应用敏感的抗菌药物为该病的治疗原则。

2. 治疗措施

(1) 隔离：患者应隔离在独立建筑物内，病区内应做到无鼠、无蚤，患者须经彻底灭蚤后方可收入。

(2) 一般治疗和对症治疗:急性期绝对卧床,给予流质或半流质饮食及足量水分,并按需要静脉内补液;烦躁不安、局部淋巴结疼痛者,给予镇静、止痛药;呼吸困难者给氧,出现休克、DIC、心力衰竭等应作相应处理。对严重毒血症患者可短期应用肾上腺皮质激素,如 100～300 mg 氢化可的松静脉滴注,但必须与有效抗菌药物同用。

(3) 局部处理:肿大的淋巴结可用抗菌药物外敷,在其周围组织内注入链霉素 0.5 g;已软化者可切开排脓,宜在应用足量抗菌药物 24 h 以上方可进行。眼鼠疫患者可用四环素、氯霉素眼药水滴眼;皮肤鼠疫患者可用抗菌药液湿敷、冲洗或抗菌药软膏外敷。

二、护理诊断及合作性问题

1. 体温过高 与感染鼠疫耶尔森菌有关。

2. 淋巴结肿痛 与淋巴结急性出血性炎症有关。

3. 恐惧 与起病急和严密隔离有关。

4. 知识缺乏 与缺乏鼠疫的相关疾病知识及消毒隔离知识有关。

5. 潜在并发症 呼吸衰竭、循环衰竭、心力衰竭、出血。

三、护理目标

患者体温正常,疼痛缓解。患者能正确认识病情,恐惧减轻。无并发症发生。

四、护理措施

(一) 一般护理

1. 隔离与消毒 由于鼠疫属于烈性传染病,可以通过呼吸道和接触患者的分泌物传播,故禁止陪护和探视。腺鼠疫患者隔离至淋巴结肿完全消散后再隔离 7 天,肺鼠疫患者隔离至痰培养阴性 6 次。接触者医学观察 9 天,曾接受预防接种者应检疫 12 天。患者的排泄物、分泌物及其污染物品应彻底消毒或焚烧。死于鼠疫者的尸体应用尸袋严密包裹后,装入不透水的塑料袋内密封、焚烧。接触此类患者的医务人员必须采取严格的隔离防护措施,避免发生医院感染。医院应严格划分隔离区域,分区、分级科学防护,保证医院正常诊疗秩序。

2. 休息与活动 患者应住在无鼠、无蚤的单间病房,急性期绝对卧床休息,症状改善后逐渐增加活动量。

3. 饮食与营养 急性期进流质饮食,保证热量及营养的摄入。昏迷患者应禁食,恢复期给予普食。

(二) 病情观察

密切观察生命体征变化、神志、精神状态、皮肤黏膜出血情况及全身淋巴结肿大、化脓情况。

(三) 对症护理

1. 高热护理 物理降温,禁忌乙醇擦浴。必要时配合药物降温。

2. 皮肤黏膜护理 保持皮肤清洁、干燥，用温水洗浴，禁用肥皂洗浴，勤剪指甲，防止抓破皮肤。如继发皮肤感染，遵医嘱涂用消炎软膏。

3. 疼痛护理 观察患者疼痛的性质、时间，做好心理护理，指导患者尽量深呼吸或听轻音乐分散注意力。疼痛严重者给予局部热敷，严重头痛、全身酸痛者遵医嘱给予止痛剂缓解症状。

（四）用药护理

观察用药后的疗效及副作用，遵医嘱给予氨基糖苷类抗生素时要密切观察患者耳毒性的发生，即前庭功能障碍和耳蜗听神经损伤。氨基糖苷类抗生素可引起肾毒性，轻则引起肾小管肿胀，重则使肾小管急性坏死，因此要注意观察患者尿量的改变。询问患者过敏史，有过敏症状者应慎用。

（五）心理护理

应积极向患者及家属讲述鼠疫的治疗前景，说明鼠疫的可治性，消除患者对鼠疫的恐惧心理，减轻焦虑症状，给患者创造整洁、舒适的住院环境。常与患者交流，取得信赖，使其积极配合治疗，促进疾病康复。

（六）健康指导

1. 疾病相关知识指导 大力宣传鼠疫的防治措施，认识鼠疫是烈性传染病，对人类健康构成极大威胁，且病死率高。目前虽有所控制，但世界上包括我国在内还存在许多处鼠疫自然疫源地，人间鼠疫仍有发生或流行的可能，故应充分重视鼠疫的防治措施。

2. 疾病预防知识指导 普及鼠疫有关知识教育，对患者采取严密隔离措施，以免疫情蔓延。普及各种消毒、隔离措施的相关知识教育，防止交叉感染。

3. 出院指导 嘱患者出院后仍应避免过度劳累及注意增加营养，并于出院后1年内定期复查。

能力检测

1. 肺鼠疫的传播途径为（ ）。

A. 经鼠传播　B. 经皮肤传播　C. 接触传播
D. 经鼠蚤传播　E. 经呼吸道传播

2. 最多见的鼠疫临床类型是（ ）。

A. 肺鼠疫　B. 皮肤鼠疫　C. 腺鼠疫
D. 败血型鼠疫　E. 肠鼠疫

3. 对鼠疫或疑似鼠疫的患者，只要标本量许可，首先要做哪项检查？（ ）

A. 尿培养　B. 血培养　C. 大便培养
D. 反向血凝试验　E. 间接血凝法

4. 对鼠疫患者的隔离，下列哪项是错误的？（ ）

A. 对鼠疫患者或疑似鼠疫患者都要采取严密隔离措施
B. 在9天内与鼠疫患者同室工作和生活的人也应该隔离

C. 凡已经确诊的各型鼠疫患者可在一室隔离

D. 以鼠疫患者的住宅为中心,划定隔离圈进行隔离

E. 腺鼠疫患者隔离至淋巴结肿完全消散后再隔离7天

5. 下列哪项不是鼠疫的护理问题?( )

A. 体温过高　B. 疼痛　C. 恐惧　D. 呕吐　E. 皮肤黏膜出血

参考答案:1. E　2. C　3. B　4. C　5. D

(金胜琼)

任务十二　炭疽患者的护理

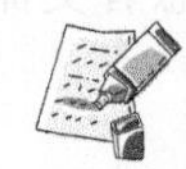

学习目标

知识要求

1. 掌握炭疽的常见护理诊断及护理措施。
2. 熟悉炭疽的传染源、传播途径、易感人群、临床表现、预防措施。
3. 了解炭疽的病原学、流行病学、发病机制、辅助检查、治疗要点。

能力要求

1. 能够对炭疽患者采取正确的隔离措施及护理措施。
2. 能够对社区人群进行炭疽的健康教育。

案例引导

患者,男性,38岁,因面颈部皮肤出现痒丘疹伴低热、周身疼痛1天,继而局部形成水疱、溃疡5天入院。入院时体检:T 41 ℃,P 122次/分,R 32次/分,BP 130/88 mmHg;神志清楚,头痛、呕吐、全身不适,面颈部、四肢暴露皮肤破溃、水疱已形成浅小溃疡,血样分泌物结成黑色似炭块的干痂,痂下有肉芽组织。两侧颈部淋巴结肿大,心音弱,听诊肺部有散在的细湿啰音,脾肿大肋下2 cm。实验室检查:白细胞20×10^9/L,中性粒细胞86%,淋巴细胞12%。皮肤渗出物用标本涂片、沙黄荚膜染色镜检可发现有荚膜的典型节状大杆菌。

初步诊断:炭疽。

问题:

1. 该患者最可能由何种传播途径感染?
2. 如何指导该患者的日常生活?
3. 在护理该患者过程中如何避免医务人员不被感染?

【基础知识】

一、概述

炭疽(anthrax)是炭疽杆菌引起的人畜共患急性传染性疾病，主要因食草动物接触土生芽胞而感染。人类因接触病畜及其产品或食用病畜的肉类而发生感染。炭疽杆菌从皮肤侵入，引起皮肤炭疽，使皮肤坏死形成焦痂溃疡、周围肿胀和引起毒血症，也可以引起肺炭疽或肠炭疽，其两者均可并发败血症。炭疽呈全球分布，以温带、卫生条件差的地区多发。目前人类炭疽的发病率明显下降，但炭疽芽胞的毒力强、易获得、易保存、高潜能、可视性低，曾被一些国家作为一种生化武器。

按照《中华人民共和国传染病防治法》规定，炭疽属乙类传染病，但其中肺炭疽按照甲类传染病管理。

炭疽杆菌是德国兽医 Davaine 在 1849 年首先发现的。该杆菌为致病菌中最大的革兰氏阳性杆菌，长 5～10 μm，宽 1～3 μm，两端平切，排列如竹节，无鞭毛，不能运动。在人及动物体内有荚膜，在体外不适宜条件下形成芽胞。本菌繁殖体的抵抗力同一般细菌，其芽胞抵抗力很强，在土壤中可存活数十年，在皮毛制品中可生存 90 年。煮沸 40 min、140 ℃干热 3 h、高压蒸汽灭菌 10 min、20%漂白粉和石灰乳浸泡 2 天、5%石碳酸 24 h 才能将其杀灭。本菌在普通琼脂肉汤培养基上生长良好，致病力较强。

二、流行病学

(一) 传染源

本病的传染源主要是食草动物，如牛、马、羊、骡、骆驼、猪、犬等受染病畜；食草动物因食入水草中的炭疽杆菌芽胞而感染；人与人的传播很少。

(二) 传播途径

直接或间接接触病畜和污染菌的皮、毛、肉、骨、粉或涂抹污染菌的脂肪均可引起皮肤炭疽；吸入带炭疽杆菌的气溶胶、尘埃可引起肺炭疽；进食带菌肉类可引起肠炭疽。其中皮肤接触病畜及食用病畜肉是传播炭疽的主要原因。

(三) 人群易感性

各年龄人群普遍易感，病后免疫力较持久。

(四) 流行特征

本病呈全球性分布，主要在南美洲、东欧、亚洲及非洲地区较流行。我国全年均有发生，多数为散发病例。本病有职业性，多发于牧民、农民、屠宰与肉类加工和皮毛加工工人以及兽医等。夏季因皮肤暴露多而较易感染。

知识链接

战争史上最可怕的生化武器

由于炭疽具有高致命性和环境稳定性的特点，被定为 A 类生化武器。

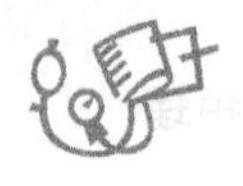

大多数炭疽杆菌都是经皮肤侵入的。20世纪30年代后期,日本科学家在他们著名的731部队研究所开展了雾化炭疽杆菌的人体实验。1942年英国军队开始了炭疽病炸弹实验,污染了整个格鲁伊纳岛。44年后,清理这片区域需要280吨甲醛。1979年,前苏联无意中释放了雾化炭疽杆菌,导致66人死亡。

今天,炭疽仍是最有名也最可怕的生化武器之一。历经多年,许多生化项目都致力于研制炭疽杆菌,虽然其疫苗是存在的,但大规模接种计划只有在炭疽病大暴发时才有可能实现。

三、发病机制及病理变化

(一)发病机制

炭疽杆菌能产生毒力很强的外毒素,其是由三种毒性蛋白,即保护性抗原、水肿因子及致病因子所组成的复合体,可引起组织水肿和出血。

炭疽杆菌芽胞常从皮肤侵入,在皮下迅速繁殖产生强烈的外毒素和形成抗吞噬的荚膜,引起局部组织缺血、坏死和周围水肿,以及毒血症。该菌易于扩散而引起邻近淋巴结炎和毒血症,以致侵入血流发生败血症。

炭疽杆菌从呼吸道吸入,引起严重的肺炎和肺门淋巴结炎;或经胃肠道侵入,引起急性肠炎和局部肠系膜淋巴结炎;也有经口咽黏膜侵入的,引起口咽炭疽。患肺炎和肠炎者易发生败血症。如发生败血症,则该菌已播散全身,引起各组织器官的炎症,如并发血源性肺炎和脑膜炎等。炭疽杆菌的外毒素可损伤微血管的内皮细胞而释放出组织凝血活酶,导致DIC,也可引起微循环障碍而发生感染性休克。

(二)病理变化

炭疽的特征性病理改变为受累组织及脏器的出血性浸润、坏死和周围水肿。皮肤炭疽呈痈样水肿、焦痂、溃疡,周围有凝固性坏死区。肺炭疽呈出血性支气管炎、小叶性肺炎及梗死区,纵隔高度胶冻样水肿,支气管周围淋巴结肿大。肠炭疽主要病变部位在回盲部,表现为弥漫性出血性炎症改变及周围肠壁高度水肿,肠系膜淋巴结肿大,腹腔内有血性浆液性渗出液,内含大量炭疽杆菌。

【能力训练】

一、护理评估

(一)健康史

详细询问患者症状的发生及变化情况,同时了解其既往史、个人史、家族史、接触史、预防接种史等,发病后的诊治及护理等情况。

(二)身体状况

本病的潜伏期:皮肤炭疽一般为1～5天;肺炭疽可短至12 h,长至12个月;肠炭疽 24 h。自然感染炭疽以皮肤炭疽为主。

1. 皮肤炭疽 本病以皮肤炭疽最为多见，约占炭疽病例的 95%，分为炭疽痈和恶性水肿。

(1) 炭疽痈：多见于面、颈、肩、手和脚等裸露部位皮肤，初起为丘疹或斑疹，逐渐形成水疱、溃疡，最终形成黑色似煤炭的干痂，以痂下有肉芽组织，周围有非凹陷性水肿、坚实、疼痛不显著、溃疡不化脓为其特性。发病 1～2 天后出现发热、头痛、局部淋巴结肿大等。

(2) 恶性水肿：累及部位多为组织疏松的眼睑、颈、大腿等部位，无黑痂形成而呈大块水肿，扩散迅速，可致大片坏死。局部可有麻木感及轻度胀痛，全身中毒症状明显，如治疗不及时，可引起败血症、肺炎及脑膜炎等并发症。在未使用抗生素的情况下，皮肤炭疽的病死率为 20%～30%。

2. 肺炭疽 肺炭疽通常起病较急，患者可出现低热、干咳、周身疼痛、乏力等流感样症状。经 2～4 天后症状加重，出现高热、咳嗽加重、痰呈血性，同时伴胸痛、呼吸困难、发绀和大汗，肺部啰音及喘鸣。胸片显示肺纵隔增宽，支气管肺炎和胸腔积液。患者常并发败血症、休克、脑膜炎。在出现呼吸困难后 1～2 天内死亡，病死率为 80%～100%。

3. 肠炭疽 肠炭疽患者可出现剧烈腹痛、腹胀、腹泻、呕吐，大便为水样。重者继之高热，血性大便，可出现腹膜刺激征及腹腔积液。患者可并发败血症，因中毒性休克在发病 3～4 天内死亡，病死率为 25%～70%。

4. 其他类型 口咽部感染炭疽可出现严重的咽喉疼痛，颈部明显水肿，局部淋巴结肿大。水肿可压迫食管引起吞咽困难，压迫气道可出现呼吸困难。

肺炭疽、肠炭疽及严重的皮肤炭疽常引起败血症。除局部症状加重外，患者全身中毒症状加重，并因细菌可扩散至全身，引起血源性炭疽肺炎、炭疽脑膜炎等严重并发症。患者可因病情迅速恶化而死亡，病死率几乎达 100%。

（三）心理和社会状况

患者往往需住院隔离治疗，因担心身体的恢复及经济情况，可出现极度焦虑和恐惧心理。

（四）辅助检查

1. 血常规检查 白细胞增高，为$(10\sim25)\times10^9/\mathrm{L}$，甚至可高达$(60\sim80)\times10^9/\mathrm{L}$。中性粒细胞显著增多，血小板可减少。

2. 病原学检查 分泌物、疱疹液、大便、血液和脑脊液作直接涂片染色，可见革兰氏染色阳性、粗大呈竹叶样排列的杆菌，有助于临床诊断。

3. 血清学检查 血清学检查主要用于炭疽的回顾性诊断和流行病学检查。

4. 动物接种 将上述标本接种于家兔、豚鼠与小白鼠皮下，24 h 后出现局部的典型肿胀、出血等阳性反应。接种动物大多于 48 h 内死亡，从其血液与组织中可查出和培养出炭疽杆菌。

5. 炭疽皮肤试验 用减毒株的化学提取物皮下注射，症状出现 2～3 天后，82% 的患者出现阳性结果，4 周后高达 99%。

（五）治疗要点

1. 治疗原则　炭疽治疗原则是严密隔离、早诊断、早治疗、杀灭机体内细菌。

2. 治疗措施

(1) 一般治疗：给予高热量流质或半流质饮食，必要时静脉补液。严重病例可用激素缓解中毒症状，一般用氢化可的松 100～300 mg/天，短期静脉滴注，但必须同时应用抗生素；对于皮肤炭疽者的局部溃疡处切忌挤压及切开引流，否则会引起感染扩散和败血症，可用 1∶5000 的高锰酸钾液湿敷，或以 1∶2000 的高锰酸钾液冲洗后，敷以抗菌软膏（如红霉素软膏），再用消毒纱布包扎。肺炭疽、颈部皮肤炭疽患者应注意保持呼吸道通畅；严重者给予输血治疗；循环衰竭者应在补充血容量的基础上给予抗休克治疗。

(2) 病原治疗：炭疽杆菌对青霉素敏感，故将青霉素作为临床上首选用药。一般首选青霉素 G，孕妇只能使用青霉素，老年人首选多西环素。青霉素用量：皮肤炭疽 240 万～320 万 U/天，分 3～4 次肌内注射，疗程 7～10 天；恶性水肿 800 万～1000 万 U/天，分 3 次或 4 次静滴，疗程 2 周以上；其他型炭疽 1000 万～2000 万 U/天，静脉滴注，并可合用氨基糖苷类药物，疗程 2～3 周。青霉素过敏者，可用氯霉素 2 g/天，分 3 次或 4 次口服；多西环素 0.2～0.3 g/天，分 2 次或 3 次口服；环丙沙星 0.5 g，每天 2 次口服（儿童禁用）；红霉素 1.5 g/天，分 3 次或 4 次口服。

知识链接

炭疽疫苗的免疫接种

要控制炭疽，从根本上解决外环境的污染问题，就应该对重点疫区连续数年坚持畜间高密度免疫接种，同时对高危人群进行预防接种。

1. 动物免疫接种　我国现用的兽用炭疽疫苗有两种。传统疫苗为无毒芽胞苗，系采用印度系(Sterne)疫苗株生产的活疫苗，此菌株不产生荚膜，能引起动物水肿反应。疫苗每毫升含芽胞 300 万个，羊、猪注射 0.5 mL，牛、马注射 1 mL，有效期 1 年。近年国内用 34F2 株生产 PA 佐剂苗，加矿物油佐剂，小动物注射 1 mL，绵羊、山羊注射 2 mL，牛、马注射 2 mL，免疫期为 1 年。

2. 人群免疫　我国现用炭疽疫苗为 A16R 减毒株，为无荚膜有水肿性的疫苗株生产的活芽胞苗，每毫升含芽胞 40 亿个，为 20 人份，皮上划痕接种 1 次，免疫有效期为 1 年。

二、护理诊断及合作性问题

1. 体温过高　与感染炭疽杆菌有关。

2. 皮肤完整性受损　与感染炭疽杆菌产生的外毒素侵蚀皮下组织有关。

3. 恐惧　与疾病发生、严密隔离有关。

4. 知识缺乏 与缺乏炭疽病的相关知识及消毒隔离知识有关。

5. 潜在并发症 与败血症、肺炎及脑膜炎有关。

三、护理目标

患者体温正常，全身皮肤完整。能正确认识病情，恐惧感减轻。及时发现败血症、肺炎及脑膜炎等并发症，积极配合抢救。

四、护理措施

（一）一般护理

1. 隔离与消毒 炭疽患者应该严密隔离至痊愈。其分泌物、排泄物及其污染的物品与场所，均应按杀灭芽胞的消毒方法进行彻底消毒，不可随意丢弃。患病或病死动物应焚烧或深埋，严禁食用。

2. 休息与活动 炭疽患者由于组织损伤严重，均应严格卧床休息。

3. 饮食与营养 患者因伤口渗液多，肠炭疽患者因不能进食造成蛋白质的大量丢失。在使用抗生素的同时给患者补充氨基酸、白蛋白。待病情缓解后，进食高蛋白、易消化的流质饮食（不能进食者可鼻饲）。

（二）病情观察

密切观察生命体征的变化、防止感染性休克的发生是治疗炭疽的关键。

（三）对症护理

1. 高热护理 以物理降温为主，禁用乙醇擦浴。必要时配合药物降温，但禁用强烈退烧药，以免大量出汗使患者发生虚脱。

2. 皮肤护理 保持皮肤清洁干燥，用温水洗浴，禁用肥皂水、乙醇洗浴，勤剪指甲，防止抓破皮肤，如继发皮肤感染，按医嘱涂以消炎软膏。

3. 头痛护理 观察患者是否出现脑膜刺激征，神志是否清楚，做好心理护理。室内环境安静、光线柔和。遵医嘱用药，如发现异常及时报告医生给予相应处理。

（四）用药护理

遵医嘱使用青霉素或头孢类药物前做药物过敏试验。使用四环素或氯霉素时，观察用药后的疗效及副作用，向患者介绍药物的用法、疗程、注意事项及不良反应。为了减轻本药的胃肠道不良反应，尽量饭后服用。定期检查血常规，了解有无骨髓抑制现象。

（五）心理护理

护理人员应向患者耐心讲解，使其对该病有一定的认识，减轻恐惧心理。因患者需要隔离，护理人员应耐心细致地做好每一次护理工作，增强患者的安全感。

（六）健康指导

1. 疾病相关知识指导 加大炭疽的宣传，积极开展炭疽的防控，同时提醒广大群众了解炭疽的相关知识，加强对疾病的监测，一旦发现疫情，应及时上报有关部门。

2. 疾病预防知识指导 在生活中，对于不明原因生病或死亡的牲畜一定不要食用。经常接触家畜及畜产品的职业人员应做好个人防护，如穿工作服、戴口罩及手套等。养成良好的卫生习惯，防止皮肤受伤，如有皮肤破损，应立即处理以免感染。健畜和病畜宜分开放牧，对接触病畜的畜群进行减毒活疫苗接种。对从事畜牧业，畜产品收购、加工，屠宰业等工作人员和疫区人群，每年接种炭疽杆菌减毒活菌苗1次。密切接触者应留验8日，必要时早期应用青霉素、四环素等，对疑似患者可采取同一措施。

能力检测

1. 炭疽杆菌在高压蒸汽灭菌条件下多长时间可以杀灭？(　　)

A. 5 min　B. 10 min　C. 20 min　D. 30 min　E. 40 min

2. 治疗炭疽的首选抗菌药物是(　　)

A. 青霉素　B. 链霉素　C. 氯霉素　D. 磺胺嘧啶　E. 庆大霉素

3. 发现炭疽病后，应在多长时间内采取措施，隔离消毒(　　)。

A. 2 h　B. 3 h　C. 4 h　D. 6 h　E. 8 h

4. 治疗炭疽下列哪项处理是错误的？(　　)

A. 首选青霉素抗菌治疗　B. 卧床休息

C. 高蛋白、高营养饮食　D. 高热时可采用乙醇擦浴行物理降温

E. 局部溃疡处切忌挤压及切开引流，可用1：5000的高锰酸钾液湿敷局部

5. 肺炭疽、肠炭疽及严重的皮肤炭疽常引起的并发症为(　　)。

A. 脑膜炎　B. 肺水肿

C. 败血症和感染性休克　D. 肺炎

E. 腹膜炎

参考答案：1. B　2. A　3. D　4. D　5. C

(金胜琼)

任务十三　布氏杆菌病患者的护理

学习目标

知识要求

1. 掌握布氏杆菌病的常见护理诊断及护理措施。
2. 熟悉布氏杆菌病的传染源、传播途径、易感人群、临床表现、预防措施。
3. 了解布氏杆菌病的病原学、流行病学、发病机制、辅助检查、治疗要点。

能力要求

1. 能够对布氏杆菌病患者采取正确的隔离措施及护理措施。
2. 能够对社区人群进行布氏杆菌病的健康教育。

案例引导

患者，男性，18 岁，学生，因无明显诱因出现低热、流涕、打喷嚏，伴双侧踝、膝关节疼痛 2 周入院。自述发热时无明显不适，体温下降后自觉症状加重，左侧睾丸部位疼痛。入院时体检：T 38.6 ℃，P 88 次/分，R 21 次/分，BP 100/70 mmHg；神志清楚，球结膜轻度充血，双侧腹股沟、颈部淋巴结肿大，肝肋下 2 cm，脾约肋下 3 cm。左附睾轻度肿大，压痛(+)。实验室检查：白细胞 4.0×10^9/L，中性粒细胞 46%，淋巴细胞 53%。查布氏杆菌凝集试验 3 次均为阳性。

初步诊断：布氏杆菌病。

问题：

1. 该患者的主要传染源和传播途径是什么？
2. 该患者存在的主要护理诊断有哪些？

【基础知识】

一、概述

布氏杆菌病(brucellosis)又称波浪热，是布氏杆菌(Brucella)引起的，以长期发热、多汗、关节痛、睾丸炎、肝脾肿大及淋巴结肿大为特征的传染病。

布氏杆菌病可由直接接触受染动物的分泌物和排泄物，饮用未经消毒的牛奶、羊奶或食入含有活的布氏杆菌的奶制品(如黄油和奶酪)而引起，罕有人间传播。本病以农村较多，是肉制品加工者、兽医、农民和牧民的职业病。

布氏杆菌共分为羊、牛、猪、沙林鼠、绵羊和犬布氏杆菌 6 种。布氏杆菌为细小的短杆状或球杆状，不产生芽胞，革兰氏染色阴性杆菌。布氏杆菌对热敏感，加热至 70 ℃ 10 min 即可死亡；阳光直射 1 h 即死亡；一般常用消毒剂都能很快将其杀死。但该菌在自然环境中生存力较强，在乳及乳制品、皮毛中能长时间存活。

二、流行病学

(一) 传染源

病畜为本病的主要传染源，其中以羊为多见，其次为猪和牛。其他动物如犬、鹿、马、骆驼也可为传染源。

(二) 传播途径

布氏杆菌可经消化道、呼吸道、生殖系统黏膜及损伤，甚至未损伤的皮肤等多种途径传播，或通过接触或食入感染动物的分泌物、体液、尸体及污染的肉、奶等而感染。

（三）易感人群

本病人类普遍易感。病后可获得一定免疫力，高危人群有兽医、畜牧者、屠宰工人、皮毛工和进食被污染的动物产品或制品者。

（四）流行特征

本病遍布全球，以欧洲疫情为重。我国主要流行于内蒙古、吉林、黑龙江和新疆、西藏等牧区，其他各省均有病例发生。一年四季均可发病，发病高峰季节在春末夏初。发病率牧区高于农区，农村高于城市。患病与职业有密切关系，发病年龄以青壮年为主，男性多于女性。近年来，由于我国畜牧养殖业的发展和未经检疫牛羊的引入，使在疫区才会发生的布氏杆菌病呈多发的态势。

三、发病机制及病理变化

（一）发病机制

本病的发病机制复杂，细菌、毒素以及变态反应均不同程度地在发病中起作用。侵入人体后的布氏杆菌，经淋巴管进入局部淋巴结。若人体免疫功能强，局部淋巴结内的布氏杆菌被杀灭，则成为无临床症状的隐性感染；若免疫功能低下，淋巴结内的布氏杆菌繁殖到一定数量，冲破淋巴屏障侵入血流并释放内毒素，引起菌血症和毒血症，病原菌随血流播散至全身各部位，主要在肝、脾、骨髓、淋巴等处生长和繁殖，形成多发性病灶。病原菌可反复进入血液引起临床症状，由于其反复发作、发热呈波浪形，故又称“波浪热”。

（二）病理变化

本病急性期的病理变化多为全身各组织器官的炎性变化及单核-吞噬细胞炎症引起细胞弥漫性增生现象，可见组织细胞变性、坏死，炎性细胞渗出；慢性期主要表现为局限性感染性肉芽肿组织的增生，在肝、脾、淋巴结等处可见增殖性结节和肉芽肿，部分患者肉芽组织发生纤维硬化性病变，造成组织器官硬化，在临床上可出现后遗症。

【能力训练】

一、护理评估

（一）健康史

详细询问患者发病以来的诊治及用药情况，同时了解其既往史、个人史、家族史、接触史、预防接种史等。

（二）身体状况

布氏杆菌病潜伏期为1～3周，可长达数月。临床可分为急性期和慢性期。

1. 急性期　急性期多缓慢起病，少数突然发病。其主要症状如下。

(1) 发热：热型不一，典型的波浪热已不多见。羊种菌感染发热明显，牛种菌感染低热者多。患者高热时可无明显不适，体温下降时症状加重，这种发热与其他发热性疾病不同，具有一定诊断意义。

(2) 多汗：是本病主要症状之一，患者发热或不发热，亦有多汗。大量出汗后可发生虚脱。特别是晚上出汗明显增多，体温下降时更为明显，常可湿透衣裤，使患者感到紧张、烦躁，甚至影响睡眠。

(3) 关节疼痛：为关节炎所致，常在发病之初出现，亦有发病后1个月才出现者。多发生于膝、腰、肩、髋等大关节。关节炎可分两类：一类为感染性，常累及一个关节；另一类为反应性，常为多关节炎。疼痛性质初为游走性、针刺样疼痛，以后疼痛固定在某些大关节。常因劳累或气候变化而加重。

(4) 神经系统症状：头痛、脑膜刺激征、眼眶内痛和眼球胀痛。神经痛主要见于腰骶神经、肋间神经、坐骨神经等。

(5) 泌尿生殖系统症状：可发生睾丸炎、附睾炎、前列腺炎、卵巢炎、输卵管炎及子宫内膜炎。可发生特异性乳腺炎，表现为乳腺浸润性肿胀而无压痛。有少数患者可发生肾炎、膀胱炎等。

(6) 乏力：这一症状为患者所共有，尤以慢性期患者为甚，患者自觉疲乏无力，能吃不爱动，故有人将此病称为"懒汉病"、"爬床病"。

(7) 肝、脾及淋巴结肿大：约半数患者可出现肝肿大和肝区疼痛，脾多为轻度肿大。淋巴结肿大部位与感染方式有关，经口感染者以颈部、咽后壁和颌下淋巴结肿大为主，接触性传染者多发生在腋下或腹股沟淋巴结。有时腹腔或胸腔淋巴结亦可受累。肿大的淋巴结一般无明显疼痛，可自行消散，亦有发生化脓、破溃而形成瘘管者。

2. 慢性期 病程长于1年者为慢性期，可分两型。

(1) 慢性活动型：体温正常或有低热，症状和体征反复发作并逐渐加重。血清学检查阳性。

(2) 慢性相对稳定型：体温正常，体征和症状仅因气候变化或劳累过度而加重者。

无并发症的布氏杆菌病患者通常2～3周后恢复。并发症较罕见，但可感染心脏、脑和脑膜，以及引起神经、睾丸、胆囊、肝脏和骨的炎症。

（三）心理社会状况

患者及家属对布氏杆菌病的相关知识不了解，有明显的恐惧心理。急性期患者由于发热，多汗，肌肉、关节及睾丸疼痛等症状，感觉重病在身，常焦虑不安。慢性患者由于疾病反复发作，迁延不愈，常极度忧郁。

（四）实验室检查

1. 血常规检查 白细胞计数正常或偏低，淋巴细胞相对增多。

2. 病原菌检查 血、骨髓、尿均可作培养，早期血、骨髓培养阳性率可达70%～80%。

3. 血清学检查

(1) 血清凝集试验：病程2周以上可呈阳性，效价在1∶100以上，两次测定效价成倍上升，有助于诊断。

(2) 补体结合试验：效价在1∶10以上为阳性。

(3) 抗人球蛋白试验：效价不小于1∶80为阳性。

(4) 皮内试验：将布氏杆菌素 0.1 mL 注入前臂皮内，24～48 h 局部肿块超过 2.5 cm×2.5 cm 以上为阳性。

(五) 治疗要点

1. 急性期

(1) 一般治疗：急性期应卧床休息，多饮水，进易消化饮食，补充维生素，保证热量。必要时给予解热镇痛剂及镇静剂。

(2) 病原治疗：布氏杆菌为细胞内细菌，因此病原治疗的抗菌药物应选择能进入细胞内的药物，一般采用联合用药和多疗程疗法。

WHO 推荐多西环素 200 mg/天和利福平 600～900 mg/天联用，疗程为 6 周。亦可用多西环素 200 mg/天使用 6 周加硫酸链霉素 1 g/天肌内注射 2 周，效果亦佳。此外，喹诺酮类药物有很好的细胞内渗透作用，亦可用。复方磺胺甲恶唑能渗透到细胞内，应用于急性期患者，退热较快。布氏杆菌脑膜炎患者可以联合应用头孢曲松钠与利福平。

2. 慢性期 慢性期治疗较复杂，包括病原治疗、菌苗疗法和对症治疗。

(1) 病原治疗：急性发作型、慢性发作型、慢性活动型，具有局部病灶或细菌培养阳性的慢性患者，均需病原治疗，方法同急性期。

(2) 菌苗疗法：目前认为被布氏杆菌致敏的 T 淋巴细胞是引起机体损害的基础。少量多次注射布氏杆菌抗原使致敏 T 淋巴细胞少量多次释放细胞因子，可以避免激烈的组织损伤而又消耗致敏 T 淋巴细胞。

(3) 对症治疗：包括理疗和中医中药治疗等。

二、护理诊断及合作性问题

1. 体温过高 与布氏杆菌感染有关。

2. 焦虑 与知识缺乏、担心预后有关。

3. 疼痛 膝关节、睾丸部疼痛，与布氏杆菌病变累及骨关节、神经有关。

4. 知识缺乏 与缺乏布氏杆菌的相关疾病知识及消毒隔离知识有关。

5. 有体液不足的危险 与反复高热、出汗过多有关。

三、护理目标

患者体温正常，关节及睾丸部疼痛缓解。患者能正确认识病情，配合治疗，焦虑减轻。患者对布氏杆菌病相关知识有所了解。

四、护理措施

(一) 一般护理

1. 隔离与消毒 皮肤黏膜、消化道、呼吸道隔离。

2. 休息与活动 急性期绝对卧床休息，症状改善后逐渐增加活动量。

3. 饮食与营养 急性期给予营养丰富、含 B 族维生素和维生素 C 的易消化饮食，保证热量及营养的摄入。

（二）病情观察

密切观察生命体征变化、意识状态、发热引起的身心反应变化、热型、热程、出入量，以及治疗护理效果等。

（三）对症护理

1. 发热护理 物理降温，必要时配合药物降温，观察用药后的效果，防止出汗过多引起虚脱。

2. 疼痛护理 可服用镇痛剂，或用5%～10%的硫酸镁湿热敷，或应用理疗，协助患者翻身、按摩，做肢体的被动运动。疼痛较重者，可采取0.25%～0.5%的普鲁卡因20～40 mL局部封闭。

3. 局部护理 有睾丸炎或睾丸肿大者，用“十”字吊带托扶。

（四）用药护理

护士应了解链霉素与四环素等药物的作用、疗程、用法及药物不良反应，应指导患者预防药物不良反应的方法。

（五）心理护理

应根据不同病期患者的不同心理表现进行心理疏导，鼓励患者积极配合治疗、护理，消除顾虑，促进患者早日康复。

（六）健康指导

1. 疾病相关知识指导 进行预防布氏杆菌病的知识教育，如临床表现、治疗方法、管理传染源及切断传播途径的措施等，特别是对牧民更加重要。

2. 疾病预防知识指导 普及布氏杆菌病有关知识教育，对患者采取消化道隔离，以免疫情蔓延。普及各种消毒、隔离措施的相关知识教育，防止交叉感染。加强个人防护和预防接种，防止发病，并于出院后1年内定期复查。

能力检测

1. 各种布氏杆菌中致病力最强的是（　　）。

A. 牛种布氏杆菌　　B. 猪种布氏杆菌　　C. 犬种布氏杆菌
D. 羊种布氏杆菌　　E. 森林鼠布氏杆菌

2. 典型布氏杆菌病的热型为（　　）。

A. 不规则热　B. 弛张热　C. 稽留热　D. 间歇热　E. 波浪热

3. 男性，30岁，长期低热、多汗、乏力、头痛1年余，热退后症状反而加重，有反复发作的关节和肌肉疼痛，伴有失眠、注意力不集中等精神症状。关于患者的护理措施下列哪项是错误的？（　　）

A. 发热时卧床休息　　B. 注意监测体温
C. 饮食易消化　　D. 遵医嘱给予止痛剂
E. 症状消失后立即停药

4. 不能成为布氏杆菌病传染源的是（　　）。

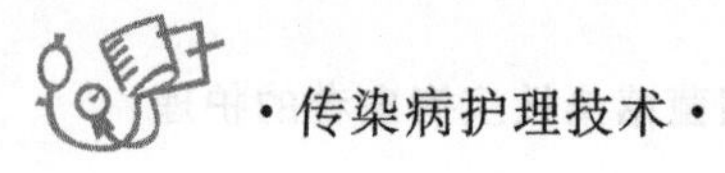

A. 猪　　B. 人　　C. 牛　　D. 犬　　E. 羊

5. 布氏杆菌所特有的，有一定辅助诊断意义的临床症状是(　　)。

A. 多汗　　B. 大汗后软弱无力

C. 波浪热，热退后自觉症状加重　　D. 全身长骨剧烈疼痛

E. 坐骨神经痛

参考答案：1. D　2. E　3. E　4. B　5. C

(金胜琼)

项目四　立克次体感染性疾病患者的护理

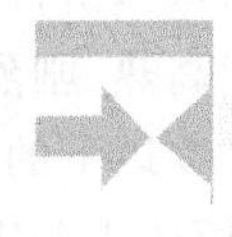

任务一　流行性斑疹伤寒患者的护理

学习目标

知识要求

1. 掌握流行性斑疹伤寒患者的护理措施。

2. 熟悉流行性斑疹伤寒的传染源、传播途径、易感人群、临床表现、预防措施。

3. 了解流行性斑疹伤寒的病原学、流行特征、发病机制、实验室检查、治疗要点。

能力要求

1. 能够对流行性斑疹伤寒患者采取正确的隔离措施与护理措施。

2. 能够对社区人群进行流行性斑疹伤寒的健康教育。

案例引导

患者，男性，37岁，高热，剧烈头痛3天。入院时呈高热面容，呼吸急促，胸部、腋下可见浅红色充血性皮疹，触诊肝、脾大。查体：体温38.9℃，脉搏102次/分，呼吸28次/分，血压100/65 mmHg，神志清，可主动配合检查。患者卫生状况差，有虱叮咬史。实验室检查：白细胞计数正常，中性粒细胞增高，血小板减少，嗜酸性粒细胞减少，尿蛋白阳性。

问题：

1. 该患者的初步诊断应考虑什么疾病？

2. 该患者的主要护理诊断是什么？

3. 该病的预防措施如何？

【基础知识】

一、概述

流行性斑疹伤寒（epidemic typhus）又称虱传斑疹伤寒（louse-borne typhus）或

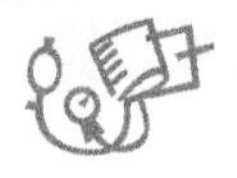

“典型斑疹伤寒”，由普氏立克次体引起，是通过人虱传播的急性传染病。其临床以急性起病、持续高热、剧烈头痛、皮疹及明显的中枢神经系统症状为特征，自然病程多为2～3周。15岁以下的儿童患本病时病情较轻，40岁以上的患者病情较重。

本病病原体为普氏立克次体(rickettsia prowazekii)，呈多形性球杆状，为(0.3～1) μm×(0.3～0.4) μm，最长达4 μm，革兰氏染色阴性，可在鸡胚卵黄囊及组织中繁殖。本立克次体主要有两种抗原，即组特异性可溶性抗原和种特异性颗粒性抗原。本立克次体耐低温而不耐热，56 ℃ 30 min或37 ℃ 7 h即可灭活，对紫外线及一般消毒剂均较敏感。但对干燥有抵抗力，在干燥虱粪中可存活数月，气温在－30 ℃以下可保存数月至数年。

二、流行病学

(一) 传染源

本病患者为传染源。潜伏期末1～2天至热退后数天的患者血液中均有病原体存在，病程第1周传染性最强。个别患者立克次体可长期隐存于单核-巨噬细胞内，当机体免疫力降低时引起复发，称为复发性斑疹伤寒。

(二) 传播途径

体虱是传播本病的主要媒介，头虱和阴虱也可作为媒介，是以患者为传染源的“人-虱-人”传播方式。体虱专吸人血，立克次体在体虱吸患者血时进入虱肠壁上皮细胞繁殖，胀破细胞后进入肠腔，当该虱再次吸健康人血时，病原体随虱粪排于皮肤上，或因抓痒而将虱压碎，则体虱的病原体也可经抓破处而侵入皮肤内。干虱粪中的立克次体也可经呼吸道及眼结膜感染人体。

(三) 人群易感性

人群对本病均具高度易感性，病后可获相当持久的免疫力，少数患者因免疫力不足可再次感染或由体内潜伏的立克次体再度增殖发病。

(四) 流行特征

本病呈世界性分布，以冬、春季为多见，战争、灾荒及卫生条件不良易引起流行。本病以往较多发生于寒冷地区，但近年来热带(如非洲等地)有较多病例报道。

三、发病机制及病理变化

(一) 发病机制

本病的发病机制主要为病原体所致的血管病变，毒素引起的毒血症。立克次体侵入人体后，先在局部淋巴组织或小血管的内皮细胞内繁殖，细胞破裂立克次体释放入血形成立克次体血症，立克次体散布到全身各器官的内皮细胞继续繁殖。病原体死亡，释放内毒素样物质可引起全身中毒症状；同时血管内皮细胞肿胀，纤维蛋白和血小板沉积，产生血管炎；此外，血管周围炎症、组织坏死和毛细血管通透性增加，导致出血、血浆外渗，使有效循环血容量减少，严重患者可出现微循环障碍、休克及DIC等；病程第2周机体产生特异性抗体，形成免疫复合物，出现变态反应。

(二) 病理变化

本病的病理变化主要是小血管炎，其典型特点是增生性、血栓性、坏死性血管炎及血管周围炎性细胞浸润所形成的斑疹伤寒结节。这种血管炎可分布于全身各组织器官，多见于皮肤、心肌、中枢神经系统。

【能力训练】

一、护理评估

(一) 健康史

询问患者是否居住在流行区或近 1 个月是否去过疫区；了解患者个人卫生状况，特别是有无虱叮咬史；了解发病季节。

(二) 身体状况

本病的潜伏期为 5～21 天，平均为 10～14 天。各年龄组均可感染发病，40 岁及以上的成人病情较重，病死率较高。其临床表现分为三型。

1. 典型斑疹伤寒 典型斑疹伤寒常急性发病，少数患者有头痛、头晕、畏寒、乏力等前驱症状。

(1) 发热：侵袭期多骤热，伴寒战，继之高热。体温于 1～2 天内达 39～41 ℃，呈稽留热，少数呈不规则或弛张热。患者常伴剧烈头痛、全身肌肉酸痛、烦躁不安、失眠、头晕、耳鸣、听力减退、言语含糊不清，此时患者面部及眼结膜充血，似酒醉貌。

(2) 皮疹：90%以上患者在病程第 4～5 天出现皮疹，初见于腋下、躯干，很快蔓延至四肢，数小时至 2 天内遍及全身，但面部、手掌、足底多无皮疹。皮疹大小、形态不一，直径为 1～4 mm，边缘不整，多数孤立，偶见融合成片。初起常为充血性斑丘疹，继之转为暗红色或出血性皮疹，常持续 1～2 周后消退，退后常留有色素沉着。部分儿童患者可无皮疹。

(3) 中枢神经系统症状：持续剧烈头痛是本病的突出症状。随着皮疹的出现，中毒症状加重，神经精神症状加剧。患者可见反应迟钝、谵妄、狂躁、上肢震颤及无意识动作，甚至昏迷或精神错乱。亦可有脑膜刺激征，但脑脊液检查除压力增高外，其他多正常。

(4) 心血管系统症状：脉搏常加速，血压偏低，严重者可休克。部分中毒症状重者可发生中毒性心肌炎，表现为心音低钝、心律不齐，甚至循环衰竭。

(5) 其他：消化系统出现食欲减退、恶心、呕吐、腹胀、便秘或腹泻等不适。多数患者脾肿大，肝肿大者较少。亦有少数患者发生支气管炎或支气管肺炎。

病程第 13～14 天后开始退热，体温 3～4 天降至正常，少数病例可骤降至正常。随之症状好转，食欲增加，体力多在 1～2 天内恢复正常。本病整个病程为 2～3 周，严重者特别是精神症状、耳鸣、耳聋、手震颤患者则需较长时间方能恢复。

2. 轻型斑疹伤寒 少数散发的流行性斑疹伤寒多呈轻型。其特点包括以下几点。

(1) 全身中毒症状轻，但全身酸痛、头痛仍较明显。

(2) 热程短,约持续一周,体温一般在39 ℃左右。

(3) 皮疹少,胸腹部出现少量充血性皮疹。

(4) 神经系统症状较轻。兴奋、烦躁、听力减退等均少见。

(5) 肝、脾肿大少见。

3. 复发型斑疹伤寒 复发型斑疹伤寒又称布-津(Brill-Zinsser)病,中国人较少见,东欧人及东欧人移居美国、加拿大者可见。流行性斑疹伤寒病后可获得较牢固的免疫力,但部分患者因免疫因素或治疗不当,病原体可潜伏于体内,于第一次发病后数月或数十年后当机体免疫力下降时再度繁殖而发病。其特点包括以下几点。

(1) 病程短,为7~10天,病情轻。

(2) 皮疹稀少或无皮疹,但头痛仍较明显。

(3) 外斐(Weil-Felix)试验常为阴性或低效价,但补体结合试验呈阳性且效价很高。

(三) 心理社会状况

评估患者是否因为全身皮疹、中枢神经系统症状以及隔离而造成紧张、焦虑的心理反应;了解患者及家属对疾病的认知情况。

(四) 辅助检查

1. 血、尿常规检查 白细胞计数多正常,中性粒细胞多增高,嗜酸性细胞减少或消失,血小板减少,尿蛋白一般呈阳性。

2. 血清学检查

(1) 外斐试验:变形杆菌OX19凝集效价为1∶160以上或双份血清效价递增4倍以上者有诊断意义。病程第5天即可出现阳性反应,2~3周达高峰。曾接种过斑疹伤寒疫苗或患复发性斑疹伤寒者,外斐试验常为阴性或低效价。本试验对斑疹伤寒诊断的阳性率达74%~84%,但不能区分斑疹伤寒的型别,也不能排除变形杆菌感染。

(2) 立克次体凝集反应:以普氏立克次体颗粒抗原与患者血清作凝集反应,特异性强,阳性率高,效价为1∶40以上即为阳性。病程第5天阳性率达85%,第16~20天可达100%。此方法虽然与莫氏立克次体有一定交叉,但后者效价较低,故仍可与莫氏立克次体相鉴别。

(3) 补体结合试验:用普氏立克次体与患者血清做补体结合实验,效价达1∶32有诊断意义。病程第1周阳性率64%,第2周达高峰,阳性率达100%,可与地方性斑疹伤寒相鉴别。

(4) 间接血凝试验:用患者血清与被红细胞致敏物质所致敏的绵羊或家兔的红细胞进行微量间接血凝试验。其灵敏度较外斐试验及补体结合试验高,特异性强,可与其他立克次体感染鉴别,但不易区分普氏、莫氏立克次体。

(5) 间接免疫荧光试验:用两种斑疹伤寒立克次体作抗原进行间接免疫荧光试验检查抗体,特异性强、灵敏度高,可鉴别流行性斑疹伤寒与地方性斑疹伤寒。检测特异性IgM及IgG抗体,IgM抗体的检出有早期诊断价值,IgG抗体可鉴别初次感染和复发型感染。

3. 病原体分离 取发热期(最好5天以内)患者血液3~5 mL接种于雄性豚鼠腹

腔，7～10 天豚鼠发热，阴囊发红，取其睾丸鞘膜和腹膜刮片，或取脑、肾上腺、脾组织涂片染色镜检，可在细胞质内查见大量立克次体。亦可将豚鼠脑、肾上腺、脾等组织制成悬液接种鸡胚卵黄囊分离立克次体。

4. 其他 少数患者脑脊液白细胞增多、蛋白质增高；部分患者血清谷丙转氨酶轻度增高。心电图提示低电压，T 波及 ST 段改变。

二、护理诊断及合作性问题

1. 体温过高 与立克次体感染有关。

2. 皮疹 皮肤完整性受损，与立克次体所致的皮肤血管病变有关。

3. 头痛 与全身毒血症有关。

4. 潜在并发症 严重毒血症、支气管肺炎、显著中枢神经系统症状。

三、护理目标

体温恢复正常，头痛消失，皮肤黏膜完整。密切观察病情及时发现异常中枢神经系统症状、中毒性心肌炎等，及时配合抢救。

四、护理措施

（一）一般护理

患者应实行虫媒隔离至体温正常第 14 天，对密切接触者灭虱并医学观察 21 天，持续高热患者应严格卧床休息至少 14 天。患者必须更衣灭虱，卧床休息，保持口腔、皮肤清洁，预防压疮的发生。

（二）病情观察

注意观察生命体征及皮疹状况，如为出血性皮疹，注意观察若发生血压下降、心律失常等应报告医师，并做好抢救准备；密切观察患者有无谵妄、狂躁、上肢震颤，甚至昏迷等中枢神经系统症状；对典型斑疹伤寒的并发症，如支气管肺炎、腮腺炎、脑膜脑炎以及胃肠道出血、胸膜炎、急性肾炎等也应注意观察。

（三）对症护理

1. 高热 高热者避免大剂量使用退热剂，防止虚脱，可用温水作物理降温，不宜用乙醇擦浴。给予患者高热量、半流质饮食，供应足够水分，每日成人量宜为 3000 mL 左右，年老者及有心功能不全者酌减。

2. 头痛 剧烈头痛者，遵医嘱给予止痛剂、镇静剂，并注意观察用药效果。

3. 神经、精神症状 谵妄、狂躁或精神错乱等患者，遵医嘱给予镇静剂，必要时加床档等保护用具。

（四）药物治疗护理

本病的预后主要与患者的年龄大小、病情轻重、有无并发症及治疗早晚有关。如有严重毒血症、支气管肺炎、显著中枢神经系统症状者预后差。

1. 病原治疗 四环素、氯霉素、多西环素等对本病均具特效,服药后1～2天病情即有明显好转,毒血症症状迅速改善或消失。氯霉素和四环素盐酸盐的成人剂量每日为1.5～2.0 g,分3～4次口服,热退尽后1～2天即可停药,疗程3～7天,如口服有困难者可静脉滴注给药。但氯霉素、四环素两药不良反应较大,氯霉素具有骨髓抑制性,一般不作为首选,并告知患者饭后服四环素可减轻其恶心、呕吐、食欲减退和腹泻等胃肠道反应。多西环素也可用以替代氯霉素或四环素,每日成人量为200 mg,2次分服,疗程2～3天。

2. 对症治疗 剧烈头痛和严重神经系统症状者给予止痛剂和镇静剂;出现心功能不全时采用强心剂,循环衰竭者应补充血容量等;毒血症状重可短期应用肾上腺皮质激素。

(五) 心理护理

加强与患者的沟通,对患者提出的问题应耐心解答,鼓励其增强战胜疾病的信心,指导患者家属尽可能满足患者的身心需要。

(六) 健康教育

1. 消灭和管理传染源 灭虱是控制流行及预防本病的关键措施。指导患者首先洗澡、更衣,必要时可刮去全身毛发并将剃下的毛发包好、焚烧,换下的衣服灭虱。1天后、7天后观察灭虱效果,必要时重复灭虱;灭虱可用高压消毒或加热的物理方法,也可用敌百虫、敌敌畏等化学药物。

2. 切断传播途径 加强卫生宣传教育,做好个人卫生,勤沐浴、勤更衣。

3. 增强个人免疫力 疫区居民注射疫苗。灭活菌苗虽不能完全防止发病,但能减轻病情。

4. 加强出院指导 告诉患者在恢复期及出院后应注意休息,避免劳累,情绪乐观。

知识链接

注射疫苗须知

目前对疫区居民和新入疫区者应用的疫苗有灭活鼠肺、鸡胚或鸭胚疫苗和减毒E株活疫苗等。国内常用灭活鼠肺疫苗,常规注射方法是第1年皮下注射3次,成人剂量分别为0.5 mL、1 mL、1 mL,以后每年加强注射1次,注射1 mL。经过6次以上预防接种后即可有较持久的免疫力。减毒E株活疫苗已被国外部分国家广泛应用,皮下注射一次即可,免疫效果可维持5年。

任务二　地方性斑疹伤寒患者的护理

学习目标

知识要求

1. 掌握地方性斑疹伤寒患者的护理措施。
2. 熟悉地方性斑疹伤寒的传染源、传播途径、易感人群、临床表现、预防措施。
3. 了解地方性斑疹伤寒的病原学、流行特征、发病机制、实验室检查、治疗要点。

能力要求

1. 能够对地方性斑疹伤寒患者采取正确的隔离措施与护理措施。
2. 能够对社区人群进行流行性斑疹伤寒的健康教育。

【基础知识】

一、概述

地方性斑疹伤寒(endemic typhus)又称鼠型斑疹伤寒(murine typhus),是由莫氏立克次体感染引起,由鼠蚤为媒介传播的急性传染病。其发病机制、临床特征及治疗与流行型斑疹伤寒相似,但病情较轻、病程较短,无明显并发症。

莫氏立克次体(rickettsia mooseri)的形态、染色特点和对热、消毒剂的抵抗力与普氏立克次体相似。两者既有相同的耐热特异性可溶性抗原,可产生交叉反应,又各具不同的不耐热的特异性颗粒性抗原,可借凝集试验和补体结合试验而相互鉴别。其重要鉴别方法为动物实验:莫氏立克次体接种雄性豚鼠腹腔后,豚鼠发热、阴囊及睾丸高度水肿,称为豚鼠阴囊现象,而普氏立克次体仅引起轻度阴囊反应。莫氏立克次体可引起大白鼠、小白鼠发热或致死,并在其脑内存活数月,故可用其保存菌种或传代,而普氏立克次体仅使大白鼠形成隐性感染。近来发现普氏立克次体与莫氏立克次体的表面有一种多肽Ⅰ,这种多肽Ⅰ具有种特异性,可用以相互鉴别。

二、流行病学

(一)传染源

家鼠(如褐家鼠、黄胸鼠等)为本病的主要传染源,患者也可能作为传染源而传播本病。

（二）传播途径

本病主要通过鼠蚤的叮咬传播，以“鼠→鼠蚤→鼠”的循环方式传播。鼠蚤叮咬受感染的鼠后，病原体随血液进入鼠蚤肠壁繁殖，但蚤并不因感染而死亡，病原体可在蚤体长期存在。当受染蚤吮吸人血时，同时排出含病原体的蚤粪和呕吐物于皮肤上，立克次体可经抓破处的皮肤进入人体，或蚤被打扁压碎后，其体内病原体也可经同一途径侵入；进食被病鼠排泄物污染的饮食也由消化道感染；干蚤粪内的病原体偶可成为气溶胶，经呼吸道或眼结膜而使人受染。寄生于患者的人虱如为传播媒介，患者即是传染源。

（三）人群易感性

人群对本病有普遍易感性，患病后可有较强而持久的免疫力，对普氏立克次体感染具有交叉免疫力。

（四）流行特征

地方性斑疹伤寒散发于世界各地，多见于热带和亚热带，属自然疫源性传染病。可与流行型斑疹伤寒同时存在于某些地区，国内以河南、河北、云南、山东等省发病率较高。全年以晚夏和秋季发病为多，可暴发流行，多为散发。本病大多为不典型病例，易误诊、漏诊。

三、发病机制及病理变化

本病的发病机制及病理变化与流行性斑疹伤寒相似，但血管炎症状较其轻，一般不形成毛细血管血栓，受累脏器较少。

【能力训练】

一、护理评估

（一）健康史

询问患者有无鼠蚤及虱叮咬史；发病前一个月内到过疫区或现居住地区有本病发生。

（二）身体状况

本病的潜伏期为7～14天，临床表现和流行性斑疹伤寒相似，但病情较其轻、病程较其短。本病预后良好，多在发病第2周恢复，但老年患者或未经治疗患者感染后可极度衰弱使其恢复期延长。

1. 发热 本病多起病急，少数患者有1～2天的乏力、纳差及头痛等前驱期症状。体温逐渐上升，高达39 ℃左右，呈稽留热或弛张热，常伴寒战、显著头痛、全身酸痛及结膜充血。热程多为9～14天，之后体温逐渐恢复正常。

2. 中枢神经系统症状 患者神经系统症状较流行性斑疹伤寒轻，大多表现为头痛、头晕、睡眠不足、听力减退与烦躁不安,较少发生谵妄、昏睡及意识障碍。

3. 皮疹 50%～70%的患者出现皮疹,出疹时间、顺序以及皮疹形态与流行性斑疹伤寒相似,但皮疹主要为充血性,出血性极少,一般不留痕迹,出疹数目较少。皮疹多见于胸腹部,颜面、手掌及足底少见。

4. 其他 约50%的患者有轻度脾肿大,肝肿大较少见,心肌很少受累。但大多有便秘、恶心、呕吐、腹痛等消化道症状。少数病情严重患者亦可并发脑膜炎、肺炎和心包炎等,甚至引起多脏器功能衰竭。

(三)心理社会状况

评估患者是否因为高热、皮疹以及隔离而造成紧张、焦虑的心理反应;了解患者及家属对疾病的认知情况。

(四)辅助检查

1. 血常规检查 大多数患者白细胞计数正常,明显增多或减少者罕见,中性粒细胞正常或稍高,少数患者早期出现血小板减少。

2. 血清学检查 外斐试验可呈阳性,出现于第5～17天,平均11～15天,效价较流行性斑疹伤寒低。以莫氏立克次体为抗原与患者血清做凝集试验、补体结合试验以及间接免疫荧光试验,检测特异性抗体可与流行性斑疹伤寒相鉴别。

3. 血液生化检查 部分患者可有血清AST、ALT、ALP等轻度升高。

4. 动物接种 将患者血液注入雄性豚鼠的腹腔后,该鼠一般于接种后5～7天开始发热并伴阴囊因睾丸鞘膜炎而肿胀,鞘膜渗出液涂片可见肿胀的细胞质内有大量的立克次体。

5. 其他 心电图可显示低电压、ST-T改变等,胸片检查常见肺部间质感染征象。

二、护理诊断及护理目标

本病的护理诊断及护理目标参见流行性斑疹伤寒的护理诊断及护理目标内容。

三、护理措施

本病的护理措施参见流行性斑疹伤寒的护理措施内容。

四、治疗及预防指导

本病的预防主要从灭鼠、灭蚤着手,对患者及早隔离治疗。经多西环素、氯霉素等及时治疗后预后较好,预防接种方法同流行性斑疹伤寒。对象为灭鼠工作人员及与莫氏立克次体有接触的实验室工作人员。

(肖建英)

任务三　恙虫病患者的护理

学习目标

知识要求

1. 掌握恙虫病的护理措施。
2. 熟悉恙虫病的传染源、传播途径、易感人群、临床表现、预防措施。
3. 了解恙虫病的病原学、流行特征、发病机制、实验室检查、治疗要点。

能力要求

1. 能够对恙虫病患者采取正确的隔离措施与护理措施。
2. 能够对社区人群进行恙虫病健康教育。

案例引导

患者，女性，47岁，发热7天、剧烈头痛3天，眼结膜充血，全身疲乏，无咳嗽、胸痛，左侧腹部可见一直径约为0.8 cm的典型焦痂，不痛不痒。查体：体温40.1 ℃，脉搏110次/分，呼吸28次/分，血压110/75 mmHg。局部淋巴结肿大且有压痛，触诊肝稍肿大。实验室检查：白细胞计数减少，中性粒细胞增高，血小板减少，嗜酸性粒细胞减少。患者3周前曾到过草木丛生的地方。

问题：

1. 该患者的初步诊断应考虑什么疾病？
2. 应如何给该患者做好健康教育？
3. 该患者的主要护理诊断与措施是什么？

【基础知识】

一、概述

恙虫病(tsutsugamushi disease)又称丛林斑疹伤寒(scrub typhus)，是由恙螨、幼螨叮咬人体传入病原体——恙虫病立克次体(rickettsia tsutsugamushi)，而引起的一种急性自然疫源性疾病。临床特征为突然起病、持续发热、焦痂或溃疡、淋巴结肿大及皮疹、肝脾大等。

恙虫病立克次体呈短杆状或双球状，多成对排列，大小不等，为(0.2～0.5) μm×(0.3～1.5) μm，寄生于细胞质内，革兰氏染色阴性。该病原体在体外抵抗力甚弱，不易成活，耐寒而不耐热，低温保存时间较长，－20 ℃下能存活5周，加热56 ℃ 10 min

即被杀灭，对一般消毒剂都较敏感。

二、流行病学

（一）传染源

鼠类是本病的主要传染源和储存宿主，如狗鼠、黄胸鼠、家鼠、田鼠等。鼠类感染后多为隐性感染，但体内保存立克次体时间很长，故传染期较长。

（二）传播途径

恙螨幼虫是本病的传播媒介。带病原体的恙螨叮咬人体是本病唯一的传播途径。

（三）人群易感性

人群对本病普遍易感，但以青壮年居多。感染后免疫期仅持续数月，最长达10个月。且只能对同株病原体有免疫力，故可再次感染不同株病原体而发病。

（四）流行特征

由于鼠类及恙虫的滋生、繁殖受气候与地理因素影响较大，本病的流行有明显的季节性与地区性。北方10月、11月为高发季节，南方则以6—8月为流行高峰，而台湾、海南、云南因气候温暖，全年均可发病。本病多为散发，偶可见局部流行。

三、发病机制及病理变化

（一）发病机制

病原体随恙螨幼虫叮咬侵入人体，一方面在被咬伤的局部组织细胞内繁殖，引起局部皮肤损害，形成丘疹、水疱、焦痂与溃疡；另一方面病原体在局部增殖后直接或经淋巴管进入血循环，产生立克次体血症，其后病原体在小血管内皮细胞内生长繁殖，产生内毒素样物质，引起全身毒血症状和脏器损害。

（二）病理变化

恙虫病的基本病理变化主要为小血管炎、血管周围炎及单核-巨噬细胞系统增生。被恙螨幼虫叮咬处可见皮肤先后出现充血、水肿，形成小丘疹，变成水疱、坏死和出血，形成焦痂，焦痂脱落形成溃疡。局部淋巴结肿大较明显，少数病例可出现全身淋巴结肿大，肝、脾肿大等。

【能力训练】

一、护理评估

（一）健康史

询问患者发病前3周左右是否在恙虫病流行地区的草地上行走、坐，亦或有无露营及户外劳动等；了解患者的发病情况，临床特征。重点观察皮疹、有无特征性的焦痂与溃疡等。

（二）身体状况

本病的潜伏期为4～20天，一般为10～14天。

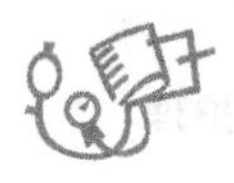

1. 发热和中毒症状 本病起病急骤，常以畏寒、寒战开始，继而体温迅速上升，1～2 天内可达 40 ℃左右，呈稽留型或不规则热，持续 1～3 周，常伴剧烈头痛、全身酸痛、疲乏嗜睡、食欲不振、颜面潮红、结膜感染充血、畏光等，还可并发肺炎，严重者出现听力下降、血压下降和烦躁、谵妄、脑膜刺激征等。

2. 焦痂及溃疡 焦痂及溃疡见于65%～98%的患者，为本病的特征之一。发病初期于被恙螨幼虫叮咬处出现红色丘疹、水疱，一般不痛不痒，无渗液。继而水疱破裂呈新鲜红色小溃疡，边缘稍隆起，周围有红晕，1～2 天后中央坏死，直径为 1～1.5 cm，呈圆形或椭圆形，成为褐色或黑色焦痂，痂皮脱落后形成溃疡，其底面为淡红色肉芽组织，干燥或有血清样渗出液，偶有继发感染。多数患者只有 1 个焦痂或溃疡，少数 2～3 个，个别多达 10 个以上，常见于腋窝，腹股沟、外阴、肛周、系腰带处等，也可见于颈、背、胸、足趾等部位。

3. 淋巴结肿大 多数患者近焦痂局部的淋巴结肿大，一般大小如蚕豆或核桃，可移动，伴疼痛及压痛，无化脓倾向，消散较慢，在恢复期仍可扪及。患者亦可出现全身浅表淋巴结轻度肿大。

4. 皮疹 轻症者无皮疹，重症者皮疹密集、融合或出血。近 35%～100%的患者于病程第 4～6 天出现暗红色斑丘疹，无痒感，直径为 0.2～0.5 cm，躯干初见，后蔓延至四肢。皮疹持续 3～10 天消退，无脱屑，可留有色素沉着。

5. 其他 30%～50%患者有脾肿大，10%～20%患者肝肿大，心肌炎可见。

（三）心理社会状况

评估患者因突发疾病而造成紧张、焦虑的心理反应情况，了解患者是否担心焦痂、溃疡会留下后遗症以及家属对本病的认知情况。

（四）辅助检查

1. 血常规检查 多数患者白细胞计数减少，最低可达 2×10^9/L，重症患者或有并发症者可增多。

2. 血清学检查

(1) 外斐试验：患者单份血清对变形杆菌 OXk 凝集效价在 1∶160 以上或早晚期双份血清效价呈 4 倍增长者有诊断意义。最早第 4 天出现阳性，3～4 周达高峰，5 周后下降。

(2) 补体结合试验：应用当地代表株或多价抗原。其特点为特异性高，抗体持续时间长，可达 5 年左右，效价为 1∶10 为阳性。

(3) 间接免疫荧光试验：早期测定患者血清中特异性 IgM 抗体，有诊断价值。于起病第 1 周末出现抗体，第 2 周末达高峰，阳性率高于外斐试验，抗体可持续 10 年。

3. 病原体分离 必要时取发热期患者血液 0.5 mL，接种于小白鼠腹腔，小白鼠于 1～3 周死亡，剖检取腹膜或脾脏作涂片，经吉姆萨染色或荧光抗体染色镜检，于单核细胞内可见立克次体。

4. PCR 法 已建立了用 PCR 检测恙虫病立克次体 DNA 方法，该法具有灵敏度高和特异性强的优点，但一般实验室难以开展此项检查。

二、护理诊断及合作性问题

1. 体温过高 与恙虫病立克次体感染有关。

2. 皮肤完整性受损 与恙螨幼虫叮咬后导致焦痂或溃疡有关。

3. 潜在并发症 以支气管肺炎和心血管功能不全者多见。

三、护理目标

体温恢复正常，皮肤黏膜完整。密切观察病情，及时发现支气管肺炎和心血管功能不全，积极配合抢救。

四、护理措施

（一）一般护理

患者不必隔离，对持续高热患者应绝对卧床休息，给予易消化、富含维生素和蛋白质及热量足够的流质饮食，并加强口腔、皮肤护理。

（二）病情观察

仔细观察患者皮肤受损情况，注意焦痂、溃疡的部位、大小及有无继发感染，全身浅表淋巴结有无肿大；观察皮疹的性状、分布及发展情况；注意观察患者生命体征变化，如出现频繁咳嗽伴胸痛、气促，血压下降、心率增快、心律失常，甚至出现谵妄、抽搐等症状，应防止并发支气管肺炎、心力衰竭、脑膜炎等并发症。

（三）对症护理

1. 高热 高热者可用温水或乙醇擦浴作物理降温，嘱患者多饮水，避免大剂量使用退热剂，以免引起虚脱。

2. 局部护理 一般情况下皮疹无需特殊处理。焦痂或溃疡多为1处，由于不痛不痒且多位于隐蔽、潮湿且易出汗的部位，发现后应注意保持局部皮肤清洁、干燥。焦痂脱落前，可涂以1%甲紫或75%乙醇涂擦周围皮肤，后用无菌敷料覆盖。焦痂脱落后，溃疡面涂以抗生素油膏，每天换药1次，消毒包扎，以免继发感染，直至痊愈。

（四）治疗护理

1. 病原疗法 强力霉素、四环素、氯霉素对本病有特效。强力霉素口服剂量为成人第1天0.2 g，以后每天服1次，每次0.1 g；四环素、氯霉素每天2 g，分4次服；儿童剂量酌减，退热后剂量减半，续服7～10天。由于恙虫病立克次体的完全免疫在感染后2周发生，早期的抗生素治疗使机体无足够时间产生有效免疫应答，故不宜过早停药，以免导致复发。近年来大量临床资料证明使用多西环素治疗恙虫病的疗效显著，氟喹诺酮类药物亦有较好疗效。

2. 并发症治疗 对发生支气管肺炎的患者可酌情应用其他抗生素；发生心肌炎的患者应绝对卧床休息，适当应用心肌营养药物；对发生脑膜脑炎的患者可短期应用肾上腺皮质激素，用20%甘露醇脱水以降低颅内压。

3. 药物治疗护理 注意观察药物的不良反应，指导患者饭后服用强力霉素、四环素可减轻胃肠道反应，并防止发生变态反应，如使用氯霉素时应检测血常规变化，有无全血细胞减少或出血倾向等。高热时慎用止痛退热药。

（五）健康教育

1. 消灭传染源 本病的防治措施主要是灭鼠。应发动群众，采用各种灭鼠器与药物灭鼠相结合的综合措施。

2. 切断传播途径 切断传播途径的根本措施是铲除杂草、消灭恙螨滋生地。在流行区野外作业时，铲除或焚烧住地周围 50 米以内的杂草后还需用 1%～2%敌敌畏、40%乐果乳剂或 5%马拉硫磷乳剂配成 1‰溶液以 20～25 mL/m^2 计算洒于地面，杀灭恙螨。

3. 保护易感人群 加强个人防护，不要直接在草地上坐、卧，在流行区野外活动时领口、袖口及裤脚口均应扎紧，头面部、双手等外露部位涂防虫剂以防恙螨幼虫叮咬。目前尚无可使用的有效疫苗，包括进入重疫区的人员，可服强力霉素 0.1～0.2 g 或氯霉素 1 g，隔日 1 次，连用 4 周。

4. 出院指导 加强防护意识，并告诉患者在恢复期及出院后应注意休息，保持情绪乐观。

知识链接

恙虫病可抑制艾滋病病毒

美国及泰国研究所联合进行的研究结果显示，患恙虫病的艾滋病患者，体内的艾滋病病毒水平可以减少到一个很低的程度。艾滋病患者感染其他疾病时，体内的艾滋病病毒水平都会升高，而研究人员在检测感染恙虫病的艾滋病患者的病毒水平时发现，用最敏感的检测方法都很难发现体内的病毒。这种现象为艾滋病疫苗的研制及治疗带来了曙光。

能力检测

1. 自然疫源性传染病主要是指(　　)。

A. 以虫媒为传染媒介的传染病
B. 所有地方性传染病都是自然疫源性传染病
C. 以野生动物为主要传染源的动物源性传染病
D. 以家畜、家禽为主要传染源的传染病
E. 凡是动物源性传染病都是自然疫源性传染病

2. 以下传染病不属于自然疫源性传染病的是(　　)。

A. 鼠疫　　B. 恙虫病　　C. 肾综合征出血热
D. 麻疹　　E. 狂犬病

3. 流行性斑疹伤寒的主要传染源是(　　)。

A. 体虱　　B. 患者　　C. 头虱　　D. 阴虱　　E. 鼠蚤

4. 地方性斑疹伤寒的主要传播途径是(　　)。

A. 螨幼叮咬　　B. 鼠蚤叮咬　　C. 体虱吸血

D. 阴虱　　E. 鼠蚤

5. 焦痂及溃疡是以下哪种传染病的特征表现?(　　)

A. 肾综合征出血热　　B. 流行性斑疹伤寒　　C. 恙虫病

D. 伤寒　　E. 炭疽

6. 以下哪种药物不作为立克次体感染性疾病的病原治疗?(　　)

A. 强力霉素　　B. 氯霉素　　C. 多西环素

D. 青霉素　　E. 四环素

7. 消灭恙虫病传染源的主要措施是(　　)。

A. 灭鼠　　B. 灭虱

C. 铲除杂草,消灭恙螨滋生地　　D. 杀灭恙螨

E. 做好个人卫生,勤沐浴

8. 流行性斑疹伤寒的鉴别诊断可除外以下哪种传染病?(　　)

A. 伤寒　　B. 地方性斑疹伤寒　　C. 恙虫病

D. 流感　　E. 水痘

(问题 9～11 共用答案)

A. 外斐试验　　B. 立克次体凝集反应　　C. 补体结合试验

D. 间接血凝试验　　E. 间接免疫荧光试验

9. 不能区分斑疹伤寒的型别,也不能排除变形杆菌感染的是(　　)。

10. 同时检测特异性 IgG 抗体可鉴别初次感染和复发型的是(　　)。

11. 特异性强,可与地方性斑疹伤寒相鉴别的是(　　)。

(问题 12～15 共用答案)

A. 水痘　　B. 恙虫病　　C. 流行性斑疹伤寒

D. 流行性出血热　　E. 麻疹

12. 皮疹往往持续 1～2 周消退,退后常留有色素沉着的是(　　)。

13. 常于腋窝、腹股沟、外阴、肛周、系腰带等处出现 1 个焦痂或溃疡的是(　　)。

14. 皮疹首先见于耳后、发际,渐及额、面、颈部,自上而下蔓延到胸、背、腹及四肢,最后达手掌与足底,2～3 天遍及全身的是(　　)。

15. 皮疹一般经过斑疹、丘疹、疱疹、结痂四个阶段的是(　　)。

参考答案: 1. C　2. D　3. B　4. B　5. C　6. D　7. A　8. E　9. A　10. E　11. C　12. C　13. B　14. E　15. A

(肖建英)

项目五 钩端螺旋体病患者的护理

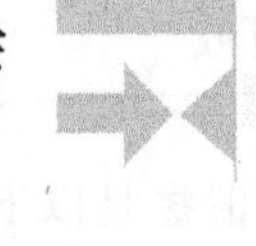

任务一 钩端螺旋体病患者的护理

学习目标

知识要求

1. 掌握钩端螺旋体病患者的护理措施。
2. 熟悉钩端螺旋体病的传染源、传播途径、易感人群、临床表现、预防措施。
3. 了解钩端螺旋体病的病原学、流行特征、发病机制、实验室检查、治疗要点。

能力要求

1. 能够对钩端螺旋体病患者采取正确的隔离措施与护理措施。
2. 能够对社区人群进行钩端螺旋体病健康教育。

案例引导

患者，男性，17岁，2008年9月8日来诊。主诉：发热，小腿痛，乏力。查体：T 38.9 ℃，P 102次/分，R 26次/分，BP 110/76 mmHg，眼结膜充血，颈下、腹股沟淋巴结肿大，皮肤多处淤斑，巩膜轻度黄染，尿蛋白(+)，见少量管型，ALT 250 U/L。既往身体健康，自8月底以来，当地暴雨成灾，患者曾参加抗洪。

问题：

1. 该患者的临床诊断是什么？
2. 该患者的病原治疗首选药物及主要护理措施是什么？

【基础知识】

一、概述

钩端螺旋体病(leptospirosis)简称钩体病，是由致病性钩端螺旋体引起的急性动物源性传染病，鼠类及猪是主要传染源，呈世界性范围流行。临床以早期钩端螺旋体败血症，中期的各器官损害和功能障碍，以及后期的各种变态反应并发症为特点。重症患者可发生肝、肾功能衰竭和肺弥漫性出血而危及生命。

钩端螺旋体菌体细长，其长度不等，一般为6～20 μm，直径平均为0.1～0.2 μm，有12～18个螺旋，规则而紧密，状如未拉开的弹簧表带样。钩体的一端或两端弯曲成钩状，使菌体呈C形或S形。钩体运动活泼，沿长轴旋转运动，菌体中央部分较僵直，两端柔软，有较强的穿透力，革兰氏染色阴性。钩体是需氧菌，营养要求不高，常在含兔血清培养基中生长良好，孵育温度为28～30 ℃。钩体在干燥环境下数分钟内即可死亡，极易被稀盐酸、70%乙醇、漂白粉、苯酚和肥皂水所灭活，但在pH值为7.0～7.5的潮湿土壤和水中可存活1～3个月。

二、流行病学

（一）传染源

本病的传染源主要为野鼠和猪。黑线姬鼠为稻田型钩体病的最重要传染源，而猪主要携带波摩那群钩体，为洪水型钩体病流行的主要传染源。自然界虽有多种动物可感染并带菌，但在本病流行中的意义不大，仅为一般储存宿主。患者尿中排出的钩体很少，故作为传染源的可能性很小。

（二）传播途径

本病主要通过直接接触传播。动物通过尿液排出钩体污染田水和土壤，易感者接触疫水钩体通过皮肤，特别是破损皮肤感染为主要途径。其次，可通过接触患病动物的皮毛及排泄物等被感染。

（三）人群易感性

本病人群普遍易感。感染后可获得较持久的同型免疫力，但无交叉免疫力。

（四）流行特征

钩体在外界存活需适当的温度及湿度，感染的方式需在特定的条件和环境下发生，故本病的流行具有明显的季节性、地区性、流行性和一定的职业性。我国多数地区钩体病发生和流行集中于多雨温暖的夏、秋季，在南方产稻区常在秋收季节（稻田型）或洪水多雨季节（洪水型）短期内流行或大流行。在非流行时期，则多为散发病例。农民、牧民、屠宰工人、下水道工人、打猎者等都是易感人群，故农村人口的发病率高于城市。

三、发病机制及病理变化

（一）发病机制

钩体自皮肤、黏膜等途径侵入机体后，在血液中迅速生长繁殖。对机体首先产生小血管内皮损伤，使小血管出血。钩体移行至组织内，使组织相对缺氧，造成不同程度的多器官损伤。

（二）病理变化

本病的病理变化主要为全身毛细血管中毒性损害。轻者可无内脏损害，重者可出现多器官损害,如肝肿大、肝细胞变性或坏死;胆管内胆汁淤积;肺组织点状出血;肾间质水肿、肾小管上皮细胞变性坏死;脑实质或脑膜可有血管损伤和炎性浸润等。

【能力训练】

一、护理评估

(一) 健康史

询问患者年龄与职业;了解患者最近1个月有无疫水接触史,有无动物接触史;了解当地有无类似疾病流行等情况。

(二) 身体状况

本病的潜伏期为2～20天,一般为7～14天。典型的临床经过可分为三期:早期、中期和晚期。

1. 早期(钩体败血症期) 多在起病后3天内,早期突出的表现如下。

(1) 发热:多数患者起病急骤,伴畏寒及寒战。体温短期内可高达39 ℃左右,多为稽留热,少数为弛张热。

(2) 头痛较为突出:头痛部位一般为前额部。全身肌肉酸痛,尤以腓肠肌或颈肌、腰背肌、大腿肌及胸腹肌等部位常见。

(3) 全身乏力:患者全身乏力,特别是腿软较明显,甚至不能站立和行走。

(4) 眼结膜充血:眼结膜充血有两个特点,一是无分泌物、疼痛或有畏光感,二是充血持续,在退热后仍持续存在。

(5) 全身浅表淋巴结肿大:发病第二天即可出现全身浅表淋巴结肿大,多见于腹股沟、腋窝淋巴结,多为黄豆或蚕豆大小,压痛,但无充血、发炎,亦不化脓。

本期还可同时出现消化系统症状,如恶心、呕吐、纳呆、腹泻,以及呼吸系统症状,如咽痛、咳嗽、咽部充血、扁桃体肿大。部分患者可有肝、脾肿大,并伴出血倾向。极少数患者有神经中毒症状。

2. 中期(器官损伤期) 在起病后3～10天,为症状明显阶段,中期按临床表现可划分为以下几种类型。

(1) 流感伤寒型:流感伤寒型是早期钩体血症症状的继续,以流行性感冒、上呼吸道感染或伤寒为主,无明显器官损害。自然病程5～10天,此型最多见。

(2) 肺出血型:肺出血型在钩体血症基础上,出现不同程度的肺出血,临床上可分为普通出血型与肺弥漫性出血型。

① 普通出血型:临床上与钩体血症类似,伴有不同程度的咯血或血痰,胸部无明显体征,胸部X线显示肺部纹理增加,如不及时治疗,也可转为肺弥漫性出血型。

② 肺弥漫性出血型:在钩体侵入人体后,经过潜伏期和短暂的感染早期后的2～3天,突然出现面色苍白、心率和呼吸增快、心慌、烦躁不安等,最后循环与呼吸功能衰竭,是近年来无黄疸型钩体病引起死亡的常见原因。按进展过程又可分为三期。a. 先兆期:患者面色苍白、心慌、烦躁,呼吸、心率进行性加快,肺部逐渐出现湿啰音,可有血痰或咯血,胸部X线显示纹理明显增多,呈散在点片状阴影或小片融合。b. 出血期:

如未及时治疗，可在短期内面色极度苍白或青灰，有恐惧和窒息感，呼吸、心率显著加快，第一心音减弱或呈奔马律，双肺湿啰音逐渐增多，咯血不断，胸部X线显示广泛点片状阴影且大片片状融合。c.垂危期：若未能有效地控制上述症状，患者可在短期内(1～3 h)病情迅速进展，由烦躁不安转入昏迷，伴呼吸不规则，极度发绀，大口鲜血连续不断地从口鼻涌出(呈泡沫状)，迅速窒息，最后呼吸停止。

(3) 黄疸出血型：黄疸出血型临床以黄疸、出血和肾损害为主，病死率较高。

①黄疸：于病后3～7天出现黄疸，10天左右达高峰，主要造成肝损害。轻者预后较好，重症者总胆红素超过正常值的5～10倍或以上，可出现肝性脑病，预后差。②出血：出血常见有鼻衄，皮肤和黏膜淤点、淤斑，咯血、尿血、阴道流血、呕血，严重者消化道大出血引起休克而死亡，少数患者在黄疸高峰时同时出现肺大出血，但不如无黄疸型的肺大出血急剧、凶险。③肾损害：轻者为蛋白尿、血尿、少量白细胞及管型，严重者可发生肾功能衰竭症状，甚至死亡。肾衰竭是黄疸出血型常见的死因，占死亡病例的60%～70%。

(4) 肾功能衰竭型：该型临床症状以肾脏损害较突出，表现为蛋白尿、血尿、管型尿、少尿、尿闭，出现不同程度的氮质血症和尿毒症。各型均可出现不同程度的肾损害，单纯肾功能衰竭型少见。

(5) 脑膜脑炎型：该型临床表现以头痛、烦躁不安、神志不清、脑膜刺激征等脑膜炎症状为主。严重者可发生脑水肿、脑疝及呼吸衰竭，脑脊液压力增高、蛋白质增加、白细胞计数增多，糖和氯化物往往正常等特点，脑脊液中易分离到钩体。

3. 后期(恢复期或后发症期) 少数患者退热后于恢复期可再次出现症状和体征，称为钩体后发症。

(1) 后发热：在第1次发热消退后1～5天，发热再现，一般在38 ℃左右，不需抗生素治疗，发热均在1～3天后自行消退。

(2) 眼后发症：眼后发症多与波摩那群钩体感染有关，热退后1～4周出现。主要表现为葡萄膜炎、虹膜睫状体炎。

(3) 神经系统后发症

① 反应性脑膜炎：少数患者后发热同时伴有脑膜炎症状，但脑脊液检查正常，预后良好。

② 闭塞性脑动脉炎：又称烟雾病，常见于波摩那群钩体感染病例，是钩体病神经系统中最常见和最严重并发症之一。病后2～20周出现偏瘫、失语、多次反复短暂肢体瘫痪，预后较差。

(三) 心理社会状况

评估重症患者的焦虑、恐惧情绪，了解患者及家属对本病的认知情况，防止由于不了解本病而掉以轻心的情况。

(四) 辅助检查

1. 常规检查 多数患者周围血中白细胞总数及中性粒细胞可轻度增高或正常，红细胞沉降率增快。约70%的患者有轻度蛋白尿、白细胞、红细胞或管型。

2. 病原学检查 早期(发病一周内)取患者血液接种于含兔血清的柯氏培养基

中，置于 28 ℃孵育，1～6 周可生长，阳性可达 30%～70%。

3. 血清学检查

(1) 显微镜凝集溶解试验(显凝试验)：在显微镜下观察检测血清中特异性抗体，有较高的特异性和灵敏性，一般于病后 7～8 天出现阳性，15～20 天达高峰，其效价超过 1∶400 为阳性。或病初与间隔 2 周后的双份血清同时检测，效价增高在 4 倍以上有诊断价值。

(2) 酶联免疫吸附试验(ELISA)：检测血清钩体 IgM 抗体，其特异性和敏感度均高于显凝试验。

4. 肺部 X 线检查 肺出血型可见双肺呈毛玻璃状或弥漫性点状、片状或融合性片状阴影。

二、护理诊断及合作性问题

1. 体温过高 与钩体败血症有关。

2. 疼痛 肌肉酸痛，与钩体血症和肌肉损害有关。

3. 活动无耐力 与钩体败血症有关。

4. 潜在并发症 出血、肝衰竭、急性肾衰竭、呼吸衰竭。

三、护理目标

体温恢复正常，肌肉酸痛症状逐步减轻或消失，活动耐力逐步提高。密切观察生命体征、临床表现，及时发现黄疸、出血和肾损害等征象，积极配合抢救肺弥漫性出血、肾衰竭等。

四、护理措施

(一) 一般护理

患者应卧床休息，限制活动量。协助患者进食，给予高热量、高维生素、低脂肪、适量蛋白质饮食，多饮水。

(二) 病情观察

密切观察患者有无肺出血先兆临床表现，如突然面色苍白、烦躁不安、呼吸急促、心率加快、肺部湿啰音等；观察有无黄疸、乏力、恶心、呕吐、皮肤黏膜出血等肝损害表现，有无少尿、氮质血症等肾损害表现，以及有无头痛、颈强直等脑膜炎表现。

(三) 对症护理

1. 高热 参照总论发热的护理措施执行，注意有皮肤出血倾向者，不宜用乙醇擦浴。

2. 肺弥漫性出血

(1) 患者应绝对卧床休息，避免一切不必要的搬动，并立即给予地西泮或苯巴比妥镇静。

(2) 吸氧并备好急救药物。

(3) 患者取侧卧位，保持呼吸道通畅，如患者出现呼吸道阻塞的征象，应立即吸出血块，必要时配合医生施行气管切开。

(4) 安慰患者及家属，作好心理护理，减轻患者紧张、焦虑情绪。

(四) 治疗护理

钩体病特别强调“三早一就地”的治疗原则，即早发现、早诊断、早治疗及就地治疗。

1. 病原治疗 青霉素为治疗钩体病首选药物，一般主张首次小剂量或分次给药以避免赫氏反应，于用药 7 天或热退后 3 天给药。也可选用庆大霉素、四环素或喹诺酮类药物。

知识链接

赫氏反应

赫氏反应是一种青霉素治疗后的加重反应，多在首剂青霉素注射后 0.5～4 h 发生。因短时间体内大量钩体被杀死而释放毒素，引起临床症状的加重反应，常见为寒战、高热、头痛、血压下降和呼吸加快等，部分患者出现体温骤降、四肢厥冷或超高热，并可诱发肺弥漫性出血，须高度警惕。

首剂使用抗菌药物后，应密切观察病情变化，一旦发生赫氏反应，应积极配合医生抢救，如镇静、降温、给氧和静脉注射氢化可的松等，并注意观察患者有无心肌损害，以便调整静脉输液速度及稀释后应用强心药等。

2. 对症治疗 对肺弥漫性出血型患者及早使用镇静剂，及早给予氢化可的松缓慢静脉注射；对严重者每日用量可达 1000～2000 mg，根据心率、心音情况，可给予强心药毛花苷丙。应注意慎用升压药和提高血容量的高渗溶液，补液不宜过快、过多，以免加重出血。

3. 后发症的治疗 对后发热、反应性脑膜炎一般采取简单对症治疗，短期即可缓解；对葡萄膜炎可采用 1%阿托品或 10%去氧肾上腺素滴眼扩瞳，必要时可用肾上腺糖皮质激素治疗；对闭塞性脑动脉炎应大剂量应用青霉素联合肾上腺糖皮质激素治疗，辅以血管扩张药物等。对出院患者加强指导，出院后如有视力障碍、偏瘫、失语、多次反复短暂肢体瘫痪，可能为“后发症”，应及时就诊。

(五) 心理护理

多与患者进行交谈，告知有关钩体病的一些疾病知识以及在药物治疗过程中可能出现的不良反应，使其积极配合治疗。

(六) 健康教育

灭鼠和预防接种是控制钩体病暴发流行、减少发病的关键。

1. 消灭和管理传染源，开展灭鼠防病群众运动 结合“两管(水、粪)、五改(水井、厕所、畜圈、炉灶、环境)”工作，尤应提倡圈猪积肥、尿粪管理，搞好环境卫生。

2. 切断传播途径，结合工农业生产改造疫源地，防洪排涝 保护水源和食物，防止鼠和病畜尿污染。收割水稻前放干田水，或放农药处理。

3. 增强个人免疫力 疫区居民、部队及参加收割、防洪、排涝者，或可能与疫水接触的人员，尽可能提前1个月接种与本地区流行菌型相同的钩体菌苗。

4. 药物预防 对高危易感者，如孕妇、儿童青少年、老年人或实验室工作人员意外接触钩体、疑似感染本病但无明显症状者，可口服多西环素0.2 g，每周一次，或注射青霉素每天80万～120万U，连续2～3天。

5. 个人防护 在流行区和流行季节禁止青壮年及儿童在疫水中游泳、涉水或捕鱼。与疫水接触的工人、农民尽量穿长筒靴和戴胶皮手套，并防止皮肤破损，减少感染机会。

能力检测

1. 引起钩体病眼后发症的主要菌群是(　　)。

A. 黄疸出血群　　B. 波摩那群　　C. 犬群
D. 秋季群　　E. 七日群

2. 钩端螺旋体可来自患者的(　　)。

A. 尿　　B. 粪便　　C. 飞沫
D. 鼻咽分泌物　　E. 呕吐物

3. 黄疸出血型钩体病最常见的死亡原因是(　　)。

A. 肝功能衰竭　　B. 心力衰竭　　C. 大出血
D. 肾功能衰竭　　E. 感染性休克

4. 下列哪项不属于钩体病的后发症？(　　)

A. 后发热　　B. 反应性脑膜炎　　C. 闭塞性脑动脉炎
D. 肾脏损害　　E. 虹膜睫状体炎

5. 钩体病病原治疗首选药物为(　　)。

A. 红霉素　　B. 青霉素　　C. 氯霉素
D. 喹诺酮类　　E. 庆大霉素

6. 稻田型钩体病的主要传染源是(　　)。

A. 黑线姬鼠　　B. 猪　　C. 犬
D. 大林姬鼠　　E. 褐家鼠

7. 钩体病患者在治疗过程中若发生赫氏反应，首选的处理措施是(　　)。

A. 物理降温　　B. 氢化可的松静脉注射　　C. 给强心药
D. 给升压药　　E. 静脉补液

8. 洪水型钩体病的主要传染源是(　　)。

A. 猪　　B. 黑线姬鼠　　C. 褐家鼠
D. 大林姬鼠　　E. 犬

(问题9～12共用答案)

A. 后发热　　B. 反应性脑膜炎　　C. 闭塞性脑动脉炎
D. 肾功能衰竭　　E. 眼后发症

9. 钩体病少数患者退热后于恢复期可再次出现的症状一般应除外(　　)。

10. 黄疸出血型钩体病常见的死因为(　　)。

11. 多见波摩那群钩体感染的患者于恢复期(热退后 1～4 周)出现的症状是(　　)。

12. 钩体病患者于恢复期出现偏瘫、失语、多次反复短暂肢体瘫痪的是(　　)。

参考答案:1. B　2. A　3. D　4. D　5. B　6. A　7. B　8. A　9. D　10. D　11. E　12. C

(肖建英)

项目六 原虫感染性疾病患者的护理

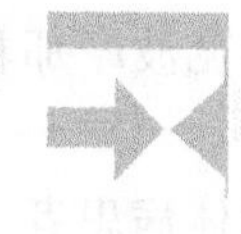

任务一 肠阿米巴病患者的护理

学习目标

知识要求

1. 掌握肠阿米巴病患者的护理措施。
2. 熟悉肠阿米巴病的流行病学、临床表现及预防措施。
3. 了解肠阿米巴病的基础知识及治疗要点。

能力要求

1. 能够对肠阿米巴病患者采取正确的护理措施。
2. 能够对社区人群进行肠阿米巴病的健康教育。

案例引导

患者，女性，33岁，6个多月来经常腹痛、腹泻，常于受冷疲劳或饮食不当时发作，每天排便3～5次，粪便呈黄糊状混有脓血，有时大便虽成形，但后半部分可带少许棕褐色黏液。体检见患者较消瘦，脸色萎黄，结膜苍白。右下腹有轻度压痛，余无特殊。粪便常规示红细胞(＋＋)，白细胞(＋)，可见夏-雷结晶，细菌培养阴性。

问题：

1. 该患者最可能由何种传播途径感染？
2. 如何指导该患者的日常饮食？

【基础知识】

一、概述

肠阿米巴病又称阿米巴痢疾(amebic dysentery)，是由溶组织内阿米巴侵入结肠而引起的病变，主要病变部位在近端结肠和盲肠。临床上以腹痛、腹泻、果酱样大便为主要特征。本病易于复发，易转为慢性。

溶组织内阿米巴有滋养体和包囊两个期。

（一）滋养体

滋养体（trophozoite）分为大滋养体和小滋养体两型，寄生于肠壁和肠腔，喜在厌氧环境中生长，需有细菌或组织的酶解物作营养。

小滋养体（肠腔型滋养体）：滋养体在肠腔内营共生生活，无明显侵袭力，其直径为10～20 μm，活动力不强，内、外质分界不明显，常在无症状者或轻型感染患者的粪便中检出或变成包囊排出体外。

大滋养体（组织型滋养体）：当机体抵抗力下降或肠壁受损，小滋养体凭借伪足的机械运动和酶的水解作用侵入肠壁组织大量增殖，体型增大，直径为 20 μm×60 μm，偶可达 60～90 μm，内、外质分界明显，活动力增强，形成伪足，有吞噬功能，即成为大滋养体；它具有致病力，从被破坏的组织中摄取养料，并以血中红细胞为食物。

滋养体抵抗力甚弱，在体外很快死亡，即使进入消化道后也很快被胃酸杀灭。

（二）包囊

在滋养体下移过程中，由于肠内环境的改变，如水分被吸收等，滋养体逐渐停止活动，虫体团缩，并分泌出一层较硬的外壁，形成包囊（cyst）。通常只有在肠腔内的滋养体形成包囊，在组织内滋养体不形成包囊。未成熟包囊（含 1～2 个核）常含糖原泡和透明的拟染色体；成熟包囊具有 4 个核，糖原泡及拟染色体消失，具有感染性。

包囊在体外具有较强的抵抗力，在大便中可存活 2 周以上，在水中可存活 5 周，并能耐受常用的化学消毒剂，但不耐热，加热 50 ℃几分钟即死亡。其在干燥环境中很快死亡。

二、流行病学

（一）传染源

本病以慢性患者、恢复期患者及无症状包囊携带者为主要传染源。以无症状包囊携带者最为重要。人是溶组织内阿米巴的主要宿主及储存宿主。

（二）传播途径

本病经口传播，主要通过被包囊污染的水、食物及手等感染。苍蝇、蟑螂等也可引起传播作用。

（三）人群易感性

本病人群普遍易感，感染后不产生免疫力，故重复感染多见。

（四）流行特征

本病的流行遍及全球，以热带和亚热带地区多见，感染与当地的经济条件、卫生状况、生活环境和饮食习惯有关，以青壮年感染率高，男性多于女性，农村多于城市，夏、秋季多见。

三、发病机制及病理变化

（一）发病机制

成熟的包囊被吞噬后，未被胃酸杀死的包囊进入小肠下段，释放出小滋养体，寄生于肠腔内,主要在盲肠及结肠等部位以细菌和残渣为营养。如果机体免疫功能良好,滋养体逐渐变成包囊,成为无症状的排包囊者;如果原虫侵袭力强,或机体营养不良、感染、肠道功能紊乱、肠壁受损时,小滋养体侵入肠壁逐渐发育成大滋养体。大滋养体在黏膜下层繁殖扩散并释放多种酶,使组织溶解坏死,并不断向纵深度发展,形成局限性脓肿。另一方面肠组织内的滋养体随血流进入肝、肺、脑等部位,形成栓塞、坏死、感染,造成脏器的液化和脓肿形成。

(二)病理变化

本病的病变部位主要在盲肠和结肠。初期为细小的散在性的浅表糜烂,继而形成较多的孤立而色泽较浅的小脓肿。当脓肿破溃后形成边缘不整、口小底大的烧瓶样溃疡,基底为黏膜肌层,从中排出棕黄色坏死物质,内含溶解的细胞碎片、黏液及阿米巴原虫,临床上出现痢疾症状。若溃疡不断深入,大片黏膜坏死脱落,累及肌层及浆膜层可并发肠出血、肠穿孔。

【能力训练】

一、护理评估

(一)健康史

详细询问患者发病的时间及临床表现,有无腹痛、腹泻、里急后重及大便性状;询问患者的生活及卫生状况;询问患者周围是否有类似病例。

(二)身体状况

阿米巴痢疾的潜伏期一般是3周,短者为4天,长者达数年。临床可分为四种类型。

1. 轻型 轻型临床症状较轻,出现轻度腹痛、腹泻,粪便中有包囊。肠道病变轻微,当机体抵抗力较低时,可发生痢疾或肝脓肿症状。

2. 普通型 普通型大多缓慢起病,主要表现为腹痛、腹泻,大便每日10次左右,量中等,粪便较多,为暗红色果酱样便,有腐败腥臭味,内含大量滋养体。腹痛及压痛多局限于右下腹部,多无里急后重。全身中毒症状轻,多无发热或仅有低热,持续数日后可自行缓解或转为慢性。

3. 重型 重型多见于体弱及营养不良者,起病急骤,高热,先有较长时间的剧烈肠绞痛,随后排黏液血性或血水性大便,每日大便可达15次以上,腥臭味,里急后重明显。伴有恶心、呕吐,有不同程度的失水、酸中毒及电解质紊乱,严重者可出现休克,易并发肠出血、肠穿孔,预后差。

4. 慢性型 慢性型多因急性期治疗不当所致,腹痛、腹泻反复发作,或腹泻便秘交替出现,大便每日3～5次,呈黄糊状,带少量黏液及脓血,有腥臭味,多伴脐周及右下腹疼痛。常因饮食不当、受凉、疲劳及情绪变化而诱发。各种症状可持续交替出现数月或数年。久病者可有贫血、乏力和营养不良,易发生并发症。体检可扪及结肠粗厚及压痛,大便中有滋养体或包囊。

5. 并发症

(1)肠内并发症:可发生肠出血、肠穿孔、结肠性肉芽肿等。

(2) 肠外并发症:阿米巴肝脓肿、肺脓肿、脑脓肿等,以阿米巴肝脓肿最常见。

(三) 心理社会状况

久病者可有贫血、乏力和营养不良,易发生并发症,患者自然会有焦虑情绪。患者及家属是否对该病的预防、护理、病因及诱因知识有所了解。

(四) 辅助检查

1. 常规检查

(1) 血常规:白细胞计数及分类正常,暴发型或有继发感染时白细胞和中性粒细胞增高,慢性患者可有轻度贫血。

(2) 粪便常规:大便为暗红色果酱样,含血和黏液,有腥臭,粪质较多。镜检可见大量红细胞、少量白细胞及夏-雷结晶。找到活的、吞噬红细胞的阿米巴滋养体有确诊意义。慢性患者可找到包囊,浓缩法可提高阳性率。

2. 特异性检查

(1) 乙状结肠镜或纤维结肠镜:可见大小不等的烧瓶样溃疡,呈散在分布,边缘隆起且整齐,周围有红晕,溃疡间黏膜正常。取溃疡边缘部分涂片及活检可查到滋养体。

(2) 血清学检查:酶联免疫吸附试验(ELISA)、间接血凝试验(IHA)、间接荧光抗体试验(IFAT)等,检测肠阿米巴病阳性率为80%～90%。

知识链接

阿米巴痢疾与细菌性痢疾的鉴别诊断

	阿米巴痢疾	细菌性痢疾
全身症状	轻微,低热,毒血症少见	较重,多有发热,且较高,毒血症明显
腹痛腹泻	轻,每天腹泻数次或数十次	较重,每天腹泻十余次或数十次
里急后重	轻或无(继发细菌感染时较明显)	显著
压痛部位	右下腹为主	左下腹为主
大便肉眼观	有粪质,伴有黏液、血,呈暗红色或果酱样,有腐腥臭	粪质少或无,脓、黏液与鲜血混合,呈鲜红或红色胶冻状,无粪臭
大便镜检	可见少数破碎的白细胞,成串的陈旧的红细胞,可有滋养体、夏-雷结晶	可见大量成堆脓细胞,多数新鲜分散的红细胞,常见巨噬细胞
大便培养	无志贺菌生长	可有志贺菌生长
肠镜检查	溃疡散在,边缘充血隆起,中央下陷,溃疡间黏膜正常	黏膜弥漫性充血水肿,肠壁增厚,溃疡表浅

(五) 治疗要点

1. 病原治疗 病原治疗首选甲硝唑,甲硝唑对各型阿米巴原虫均有很强的杀灭作用，连服5～7天。慢性患者常选用双喹啉或喹碘仿，对碘过敏或有甲状腺疾病者禁用。抗生素主要通过抑制肠道共生菌而影响阿米巴的生长繁殖，可用巴龙霉素或四环素等。合并细菌感染时加用敏感的抗生素，肠出血时应及时补液、输血、止血。肠穿孔时应及时进行手术治疗，并应用甲硝唑和广谱抗生素。

2. 对症治疗 急性期患者应卧床休息，给予流质或少渣软食，慢性期患者应加强营养，注意避免刺激性食物，腹泻严重者维持水、电解质平衡。

二、护理诊断及合作性问题

1. 腹泻 与阿米巴原虫所致肠道病变有关。

2. 疼痛 与阿米巴原虫所致肠道病变有关。

3. 营养失调 与腹泻、进食减少及胃肠功能紊乱有关。

4. 潜在并发症 肠出血、肠穿孔。

5. 有传播感染的可能 与肠道排出病原体有关。

三、护理目标

患者腹泻次数减少，大便恢复正常，疼痛减轻，营养失调得到改善。不出现并发症。

四、护理措施

（一）一般护理

1. 隔离 消化道隔离，隔离至症状消失或连续3次大便找不到滋养体或包囊。患者的排泄物及其污染物应及时消毒。

2. 休息 消化道症状明显或有并发症者应卧床休息，轻型患者注意劳逸结合，慢性患者注意休养。

3. 饮食 急性期患者给予易消化饮食，避免粗纤维、刺激性、高糖食物。进食不足者给予静脉补液，可逐渐增加热量的供应，给予高热量、高蛋白质、多量维生素饮食。

（二）病情观察

(1) 观察大便次数、性状、量，是否伴有鲜血等肠出血表现，注意观察有无突然发生的腹痛加重、腹肌紧张、腹部压痛等肠穿孔表现。

(2) 暴发型患者由于腹泻频繁，可导致水、电解质丢失，甚至发生休克，应密切观察生命体征及脱水表现，如发现异常应及时报告医生并作好抢救准备。

（三）对症护理

1. 腹泻

(1) 保持肛周皮肤黏膜的清洁，便后以温水清洁肛周皮肤，每日坐浴，局部涂以消毒凡士林油膏，以保护局部皮肤，防止溃烂。同时注意保持内裤、床单的清洁和干燥。

(2) 及时采集粪便标本，注意标本应新鲜，挑选血液、黏液部分，不应混有尿液及消毒剂，及时送检。气温低时应注意保温。大便镜检阴性时需多次反复检查。

2. 明显腹痛者 明显腹痛者可进行腹部热敷或遵医嘱给予颠茄合剂或肌内注射

阿托品等解痉剂。

（四）用药护理

提高用药的依从性，注意观察药物的疗效和不良反应。使用抗阿米巴药物时，应注意观察，如甲硝唑的不良反应（恶心、腹痛、腹泻等）；使用喹碘仿时应注意碘过敏，甲状腺病患者禁用。

知识链接

碘过敏反应

碘过敏反应表现多样，轻者仅有咽部发热、面颈部潮红、斑块状丘疹、恶心、呕吐、胸闷、气急、头昏等，重者有气喘、呼吸困难、血压下降、惊厥，甚至休克、死亡。喉头水肿、喉头痉挛是其常见致死原因，喉头发痒是其早期表现，应予以充分重视。

（五）心理护理

针对患者可能出现的孤独、紧张、焦虑等心理状况，关心体贴患者，帮助消除不良心理反应，使其能积极主动地配合治疗和护理。

（六）健康指导

应指导患者加强饮食管理和注意个人卫生。

1. 加强卫生管理和个人防护 加强饮食管理和饮水、粪便管理，防止苍蝇滋生和灭蝇，注意个人卫生。

2. 彻底治疗患者和排包囊者 对患者实行消化道隔离；出院后每月复查大便 1 次，连续留检 3 次，以决定是否需要重复治疗。

能力检测

1. 肠阿米巴的传染源不包括（ ）。

A. 急性期患者 B. 慢性期患者 C. 无症状带虫者
D. 恢复期患者 E. 排包囊者

2. 肠阿米巴病的病变最多见的部位是（ ）。

A. 回肠末端 B. 盲肠 C. 升结肠 D. 横结肠 E. 降结肠

3. 典型肠阿米巴病的粪便性质为（ ）。

A. 黏液便 B. 脓血便 C. 果酱样便 D. 黄水样便 E. 血水样便

4. 确诊肠阿米巴病的重要依据为（ ）。

A. 缓慢起病、中毒症状轻 B. 腹痛、腹泻，每天排便 10 次左右
C. 排暗红色果酱样便 D. 体检右下腹有压痛
E. 粪便检查发现阿米巴滋养体

5. 肠阿米巴最常见的并发症是（ ）。

A. 肝脓肿　　B. 脑脓肿　　C. 结肠肉芽肿
D. 肠出血　　E. 肠穿孔

6. 治疗肠阿米巴病首选的药物是(　　)。
A. 依米丁　　B. 甲硝唑　　C. 卤化羟基喹啉类
D. 糠酯酰胺　　E. 抗菌药物

7. 常见的肠阿米巴病的护理诊断为(　　)。
A. 腹泻　　B. 腹痛　　C. 营养失调
D. 潜在并发症　　E. 以上都是

8. 肠阿米巴病的主要传播途径为(　　)。
A. 经口传播　　B. 接触传播　　C. 虫媒传播
D. 经空气传播　　E. 经血液传播

9. 不是预防肠阿米巴病的主要措施的为(　　)。
A. 隔离治疗患者　　B. 注意饮食、饮水卫生
C. 搞好粪便管理　　D. 消灭苍蝇、蟑螂等媒介
E. 进行预防接种

10. 肠阿米巴患者的家庭护理指导内容包括(　　)。
A. 注意休息、防止劳累　　B. 指导饮食调配及卫生要求
C. 做好隔离消毒工作　　D. 督促定期门诊复查
E. 以上都是

参考答案：1. A　2. B　3. C　4. E　5. A　6. B　7. E　8. A　9. E　10. E

（刘　波）

任务二　肝阿米巴病患者的护理

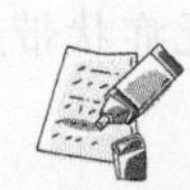

学习目标

知识要求

1. 掌握肝阿米巴病患者的护理措施。
2. 熟悉肝阿米巴病的临床表现和预防措施。
3. 了解肝阿米巴病的流行病学、发病机制及治疗要点。

能力要求

1. 能够对肝阿米巴病患者采取正确的护理措施。
2. 能够对社区人群进行肝阿米巴病的健康教育。

案例引导

患者，男性，45岁，诉不规则发热1个多月，伴食欲不振、腹胀及右上腹痛，体力明显不支。近1周来又出现咳嗽，咳少许黏痰，感右侧胸痛。曾自服磺胺药、退热剂等，均无明显效果，曾有过腹泻。体温39 ℃，肝肋下3 cm有明显触痛，肝区叩击痛，局部软组织肿胀。白细胞 13×10^9/L，中性粒细胞85%。肝穿刺抽得灰褐色脓液，细菌培养有革兰氏阴性杆菌生长。胸部X线见右膈活动受限。B超检查发现肝右叶外上方有一个4 cm×5 cm大小的液平段。

问题：

1. 该患者的临床诊断是什么？
2. 该患者的首选治疗药物及主要护理诊断如何？

【基础知识】

一、概述

肝阿米巴病(hepatic amebiasis)是由溶组织内阿米巴通过门静脉到达肝脏，形成脓肿，又称阿米巴肝脓肿(amebic liver abscess)，是肠阿米巴病最常见的重要并发症。临床表现主要有发热、肝区疼痛和肝肿大，大约半数患者自1周或数年前曾有肠阿米巴病史。

二、发病机制及病理变化

(一) 发病机制

结肠病变中阿米巴大滋养体借助其侵袭力进入肠系膜静脉，经门静脉到达肝，亦可通过肠壁直接侵入肝，或经淋巴系统到达肝内，并在肝内进行繁殖导致微静脉栓塞，使肝组织缺血、坏死。在阿米巴溶组织酶的作用下使组织溶化、坏死、扩大而形成肝脓肿。

(二) 病理变化

肝脓肿中央有一大片坏死区，脓液为液化的肝组织，呈棕褐色或巧克力酱样，有肝腥味，含有溶解坏死的肝细胞、红细胞、白细胞等。滋养体常聚集在脓腔壁，仅1/3病例可在脓液中找到滋养体。如脓肿继发感染，脓液失去典型特征，转为黄色或黄绿色，并有大量脓细胞，临床上可有明显全身中毒症状。脓肿所在部位深浅不一，以肝右叶顶部单个大脓肿多见。脓肿可向邻近组织及器官破溃，引起各种并发症。

【能力训练】

一、护理评估

(一) 健康史

详细询问患者的发病状况，有无发热伴大汗、热型及持续时间等。有无腹泻史、肠阿米巴病史等。询问患者生活及卫生状况以及周围是否有类似病例。

（二）身体状况

本病起病多缓慢，以发热起病，常伴畏寒，热型以间歇热、弛张热多见，热退而盗汗。肝区痛是其主要症状，常呈持续性钝痛，深吸气及变动体位时疼痛加剧。脓肿多数发生在右叶顶部，当脓肿向顶部发展时，刺激右侧膈肌，疼痛向右肩反射，如压迫右肺下部可有右侧反应性胸膜炎或胸腔积液。当脓肿表浅时，可在肋间隙触到显著的压痛点，肝脏肿大，有压痛及叩击痛。慢性患者出现衰竭状态，伴消瘦、贫血及水肿。少数患者脓肿可向邻近器官和组织穿破及继发细菌感染，脓肿若穿破膈肌可形成脓胸或肺脓肿，穿破至腹腔可导致腹膜炎。

（三）心理社会状况

评估患者是否因发热、疼痛引起焦虑和不安，患者及家属是否具有该病的预防、护理、病因及诱因知识。

（四）辅助检查

1. 常规检查 急性期白细胞总数及中性粒细胞增多。慢性期白细胞大多正常，血红蛋白降低。粪便检查少数可找到阿米巴滋养体或包囊。

2. 其他检查

(1) 肺部X线检查：右侧膈肌抬高、运动受限，胸膜反应性炎症及积液，偶可见平片上肝区有不规则透光液-气影。左叶脓肿时可见胃小弯受压及胃体左移现象。

(2) 超声波检查：可确定脓肿部位、大小、数目，并可指导穿刺抽脓或手术引流的方向和深度。

(3) 肝穿刺抽脓：抽出典型棕褐色（巧克力色）浓液，即可确诊。少数可找到阿米巴滋养体。

（五）治疗要点

1. 病原治疗

(1) 甲硝唑：首选药物，剂量为400～800 mg/次，3次/天，连服10天。

(2) 氯喹：口服完全吸收，肝内浓度高，对阿米巴肝脓肿有较好疗效。

2. 肝穿刺引流 对肝脓肿较大且位置表浅者，可做穿刺引流。对内科治疗效果不好或已穿破或有穿破危险的阿米巴肝脓肿，可做手术切开引流。

3. 抗生素治疗 若并发细菌感染，应选择敏感抗生素。

4. 潜在并发症 其潜在并发症包括脓胸、腹膜炎、心包填塞。

二、护理诊断及合作性问题

1. 疼痛 与肝脓肿有关。

2. 体温过高 与肝组织坏死脓肿形成有关。

3. 营养失调：低于机体需要量 与肝脓肿形成，长期低热消耗增多有关。

三、护理目标

患者疼痛减轻、体温降至正常，恢复机体正常营养状态，心理焦虑减轻。

四、护理措施

（一）一般护理

对患者实行消化道隔离。发热及其他症状明显者，应卧床休息，以减少机体消耗。指导患者采取左侧卧位或其他舒适体位，减轻肝包膜张力，避免肝区受压，以缓解肝区疼痛。应给予患者高糖、高蛋白、高维生素、易消化的饮食，少量多餐。贫血者给予含铁丰富的饮食。保持皮肤、黏膜清洁，出汗后及时更换衣被。

（二）病情观察

（1）观察体温及肝区疼痛症状的变化，如腹痛加剧，并出现腹膜刺激征，应视为脓肿破溃所致腹膜炎的表现，应立即报告医生。

（2）观察营养状态，定时测量体重。

（三）对症护理

1. 高热 监测体温变化，体温过高者采用物理降温和药物降温。

2. 疼痛 指导并协助患者选择舒适的体位和（或）注意分散患者的注意力来减轻疼痛。若疼痛影响休息，睡眠时遵医嘱给予镇静剂和止痛剂。

3. 肝穿刺 协助医生进行肝穿刺抽脓，做好术前准备和术后护理，并及时将脓液标本送检。

（四）用药护理及心理护理

用药护理及心理护理参照肝阿米巴病的相关护理措施。

（五）健康教育

（1）及时彻底治疗肠阿米巴病，可预防阿米巴肝脓肿。

（2）帮助患者了解肝阿米巴病的有关知识。

能力检测

1. 阿米巴滋养体侵入肝脏的主要途径是（　　）。

A. 穿过肠壁直接进入　　B. 经淋巴系统　　C. 经门静脉系统

D. 经肝静脉　　E. 经胆道

2. 肝阿米巴病的临床表现，下列哪一项少见？（　　）

A. 不规则发热、盗汗　　B. 食欲不振、恶心、呕吐

C. 肝区疼痛　　D. 肝脏肿大及压痛

E. 黄疸

3. 肝阿米巴病的药物治疗宜首选（　　）。

A. 氯喹　　B. 甲硝唑　　C. 依米丁　　D. 卡巴砷　　E. 替硝唑

4. 确诊肝阿米巴病的主要依据是（　　）。

A. 典型的症状与体征　　B. 病前曾有腹泻或大便不规则

C. 血常规检查白细胞增高和贫血现象　　D. 粪便常规检查找到阿米巴原虫

E. 肝脓肿穿刺抽得咖啡色脓液

5. 预防阿米巴痢疾病的措施，下列哪一项最为重要？（　　）

A. 做好卫生宣传工作　　B. 患者及带虫者彻底治疗

C. 排包囊者进行肠道隔离　　D. 注意个人卫生防护

E. 加强粪便管理及饮食、饮水卫生工作

参考答案：1. C　2. E　3. B　4. E　5. E

（刘　波）

任务三　疟疾患者的护理

学习目标

知识要求

1. 掌握疟疾患者的护理措施。
2. 熟悉疟疾的流行病学及临床表现。
3. 了解疟疾的基础知识及治疗要点。

能力要求

1. 能够对疟疾患者采取正确的护理措施。
2. 能够正确进行预防疟疾的健康教育。

案例引导

患者，男性，22岁，暑假到南方某地旅游归来后突发高热，隔日发作一次，先怕冷发抖，继而高热，体温达40 ℃以上，伴剧烈头痛、全身酸痛、乏力，后大汗热退。

诊断：疟疾。

问题：

1. 该患者需要做哪些检查？
2. 该患者是通过哪种途径感染的？

【基础知识】

一、概述

疟疾(malaria)俗称打摆子，是由疟原虫经按蚊叮咬而传播的传染病。临床上以周期性定时性发作的寒战、高热、出汗退热，以及贫血和脾肿大为特点。因原虫株、感染程度、免疫状况和机体反应性等差异，疟疾的临床症状和发作规律表现不一。

寄生于人体的疟原虫有四种：间日疟原虫、恶性疟原虫、三日疟原虫和卵形疟原虫。我国以前两种为常见。疟原虫的发育过程分两个阶段，即在人体内进行无性增殖、开始有性增殖和在蚊体内进行有性增殖与孢子增殖。四种疟原虫的生活史基本相同。

(一) 疟原虫在人体内的发育增殖

1. 红细胞外期 当受染的雌性按蚊吮吸人血时，疟原虫子孢子随蚊唾液进入人体血循环，约半小时全部侵入肝细胞，速发型子孢子即进行裂体增殖，迟发型子孢子则进入休眠状态，在肝细胞内裂体增殖的疟原虫经过5～40天发育成熟，胀破肝细胞逸出成千上万的裂殖子进入血流，进入血流的裂殖子部分被吞噬细胞吞噬杀灭，部分侵入红细胞并在其内发育增殖，称为红细胞内期。迟发型子孢子经过休眠后，在肝细胞内增殖，释放裂殖子入血，即造成疟疾的复发。恶性疟疾无复发，是由于恶性疟疾子孢子无休眠期。

2. 红细胞内期 裂殖子侵入红细胞内，初期似戒指状，红色的核点，蓝色环状的胞浆，称为环状体，即小滋养体。环状体发育长大，胞浆可伸出不规则的伪足，以摄噬血红蛋白，此为阿米巴滋养体或大滋养体。未被利用的血红蛋白分解成正铁血红素颗粒蓄积在原浆内呈棕褐色，称为疟色素。大滋养体继续发育，其核与原浆进行分裂，形成裂殖体。原虫种的不同裂殖体中裂殖子的数目也不一样，成熟后的裂殖子数一般间日疟为12～24个，恶性疟为18～36个，三日疟和卵形疟为6～12个。成熟的裂殖体破裂，裂殖子逸出，一部分再侵入正常红细胞，一部分被吞噬细胞吞噬，释出的疟色素也被吞噬。

经过细胞内3～5次裂体增殖后，部分进入红细胞的裂殖子在红细胞内不再进行无性分裂，而逐渐发育成为雌或雄配子体。配子体在人体内可生存2～3个月，在此期间如被雌性按蚊吸入胃内，则在蚊体内进行有性增殖。

(二) 疟原虫在蚊体内的发育

雌性按蚊叮咬疟疾患者，雌、雄配子体进入蚊胃内，雄配子体的核很快分裂，并由胞浆向外伸出4～8条鞭毛状细丝，碰到雌配子体即进入，雌雄结合成为圆形的合子。合子很快变成能蠕动的合子，它穿过胃壁，在胃壁外弹力纤维膜下发育成囊合子，囊内核和胞浆进行孢子增殖。孢子囊成熟后内含上万个子孢子，囊破裂子孢子逸出，并进入唾液腺，待此按蚊叮人时子孢子即随唾液进入人体。

知识链接

疟　疾

疟疾是一种很古老的疾病，远在公元2000年前，《黄帝内经·素问》中即有《疟论篇》和《刺论篇》等专篇论述疟疾的病因、症状和疗法，并从发作规律上分为“日作”、“间日作”与“三日作”。然而，直到1880年法国人Laveran在疟疾患者血清中发现疟原虫,1897 年英国人 Ross 发现蚊虫与传播疟疾的关系,它的真正病因才弄清楚。

疟疾广泛流行于世界各地,据世界卫生组织统计,目前仍有 92 个国家和地区处于高度和中度流行,每年发病人数约为 1.5 亿,死于疟疾者近 200 万人。新中国成立前疟疾连年流行,尤其在南方,由于流行猖獗,病死率很高。新中国成立后,全国建立了疟疾防治机构,广泛开展了疟疾的防治和科研工作,疟疾的发病率已显著下降。历代战争史事实表明,疟疾对军事行动影响颇巨,低疟区部队进入高疟区,常发生大量非战斗性减员,所以我军医务人员为保障部队战斗力,搞好疟疾防治研究工作在当前仍具重要意义。

二、流行病学

(一) 传染源

疟疾患者及带疟原虫者是疟疾的传染源。传染期:间日疟 1～3 年;恶性疟 1 年以内;三日疟 3 年以上,偶达数十年;卵形疟 2～5 年。

(二) 传播途径

疟疾的自然传播媒介是按蚊,我国主要为中华按蚊和微小按蚊。偶尔输入带疟原虫的血液或使用含疟原虫的血液污染的注射器也可传播疟疾。罕见通过胎盘感染胎儿的病例。

(三) 人群易感性

人对疟疾普遍易感。多次发作或重复感染后,再发症状轻微或无症状,表明感染后可产生一定免疫力,但免疫力产生慢而维持时间不长。

(四) 流行特征

疟疾分布广泛,我国除青藏高原地区外,遍及全国。间日疟分布最广,恶性疟次之,以云贵、两广及海南为主,三日疟散在发生。

三、发病机制与病理变化

(一) 发病机制

疟原虫在红细胞内摄噬血红蛋白产生代谢产物及疟色素,当裂殖体成熟后胀破红细胞,随同裂殖子一起进入血流,作用于体温调节中枢引起发热及其他有关症状。不同种的原虫裂体增殖时间不一致,因而临床发作周期也不一致,一般间日疟和卵形疟为隔日一次,三日疟隔两天一次,恶性疟由于原虫发育不整齐,遂使发作不规律,且恶性疟原虫的红细胞内期裂体增多在内脏微血管内进行,易致内脏损害。

(二) 病理变化

疟疾的病理变化主要是单核-巨噬细胞系统增生。贫血为疟原虫侵犯红细胞所致,凶险发作可致脑组织充血、水肿;大脑白质内散在出血点、充血;软脑膜显著充血、水肿，重者沟回变浅。显微镜下毛细血管充血，内含大量染疟原虫的红细胞及不含虫而聚集的红细胞，还可见环形出血灶、肉芽肿、局灶性脱鞘和退行性病变。其他器官如骨髓、肾、胃肠、肺、心、肾上腺等亦有不同程度的吞噬细胞增生，并可见吞噬有含疟原虫的红细胞和疟色素，毛细血管内有含疟原虫的红细胞，甚者微血管阻塞、内皮脱落、变性坏死等。

【能力训练】

一、护理评估

（一）健康史

询问患者发病前是否到过疟疾流行区，有无被蚊虫叮咬史，近期有无输血史以及患者的发病情况。

（二）身体状况

一般间日疟、卵形疟潜伏期为 14 天，恶性疟为 7～12 天，三日疟为 24～30 天。输血感染潜伏期为 7～10 天。有一定免疫力的人或服过预防药的人，潜伏期可延长。

1. 典型发作 四种人体疟疾典型的临床发作症状大体相似，可分为以下几期。

(1) 发冷期：四肢末端发凉，全身发冷，皮肤起鸡皮疙瘩，口唇、指甲发绀，颜面苍白，全身肌肉关节酸痛。进而全身发抖，牙齿打颤，持续 10 min 至 1 h。而后寒战自然停止，体温上升。

(2) 高热期：冷感消失以后，面色转红，发绀消失，体温迅速上升，通常发冷越显著，则体温就愈高，可达 40 ℃以上。患者全身酸痛、口渴、烦躁，甚至谵妄，面色潮红、皮肤干热。高热患者痛苦难忍，有的辗转不安，呻吟不止；有的谵妄，甚至抽搐或不省人事；有的剧烈头痛、顽固呕吐。患者面赤、气促，结膜充血，皮肤灼热而干燥，脉洪而速。患者多诉说心悸、口渴、欲冷饮。此期持续 2～6 h，个别达 10 余小时。

(3) 出汗期：全身大量出汗，体温降至正常。患者感觉舒适，但疲乏、思睡。醒后精神轻快，食欲恢复，又可照常工作。此刻进入间歇期。

整个发作过程为 6～12 h，间日疟隔 1 日 1 次；三日疟隔 2 日 1 次；恶性疟热型不规则，无明显间歇。多数病例早期发热不规律，可能系血内有几批先后发育成熟的疟原虫所致。部分患者在几次发作后，由于某些批疟原虫被自然淘汰而变得同步，数次发作以后患者常有体弱、贫血、肝脾肿大；发作次数愈多，脾肿大、贫血愈显著。由于患者免疫力的差异或治疗不彻底，有的患者可成慢性。

2. 凶险发作 凶险发作主要由恶性疟引起，偶可因间日疟或三日疟发生。以脑型疟疾最常见，以谵妄和昏迷为主要症状，常有剧烈头痛、烦躁不安、抽搐、精神错乱等症状。多数患者有高热，脑膜刺激征可阳性，并有失语、瘫痪等。

此外，还有胃肠炎型、过高热型、肾型等，目前已少见。

3. 再燃和复发 疟疾发作数次后，由于机体产生的免疫力或经彻底治疗而停止发作，血中疟原虫也被彻底消灭，但迟发性子孢子经过一段休眠期，疟原虫增殖后再入血流并侵入红细胞，引起发作，称为复发。而复发主要见于间日疟和三日疟。再燃指

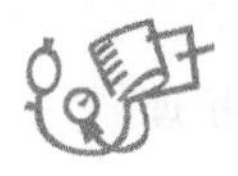

经治疗后临床症状受到控制，但血中仍有疟原虫残存，当抵抗力下降时，疟原虫增裂，临床症状出现。再燃多在疟疾初发后3个月内。复发则不一，间日疟复发多在一年内；三日疟在两年内，个别达几十年还可复发。

4. 并发症 本病可发生黑尿热、肾炎、肾病综合征等并发症。

黑尿热以骤起寒战、高热、腰痛、酱油色尿、排尿刺痛感，以及严重贫血、黄疸，蛋白尿、管型尿为特点。本病地理分布与恶性疟疾一致，国内除西南和沿海个别地区外，其他地区少见。

（三）心理社会状况

因反复发热，患者及家属出现焦虑和恐惧心理情况；患者及家属是否具有该病的病因、诱因、预防及护理等知识。

（四）辅助检查

1. 血常规检查 红细胞和血红蛋白在多次发作后减少，恶性疟尤重；白细胞总数初发时可稍增，后正常或稍低，白细胞分类单核细胞常增多，并见吞噬有疟色素颗粒。

2. 特异性检查

（1）病原学检查：①血液涂片染色查疟原虫，并可鉴别疟原虫种类。②骨髓涂片染色查疟原虫，阳性率较血液涂片高。

（2）血清学检查：疟原虫抗体一般在感染后2～3周出现，4～8周达高峰，以后逐渐下降。现已应用的有间接免疫荧光、间接血凝与酶联免疫吸附试验等，阳性率可达90%，一般用于流行病学检查。

（五）治疗要点

1. 病原治疗

（1）氯喹：最常用和最有效控制疟疾发作的首选药物，对红细胞内滋养体和裂殖体有迅速杀灭的作用，口服吸收快、排泄慢、作用持久。

（2）青蒿素：对抗氯喹的恶性疟和各种疟原虫的红细胞内期均有显著作用。

（3）伯氨喹：主要作用于红外期迟发型子孢子和配子体，用于防止疟疾复发和传播。服用3～4天后可发生发绀或溶血反应，应注意观察，如出现上述反应时需及时通知医生并停药。

（4）乙胺嘧啶：能杀灭各种红外期疟原虫，起预防作用。联合对症治疗及并发症治疗。

2. 对症治疗

（1）高热：以物理降温为主，将体温控制在38 ℃以下。

（2）抽搐：用镇静剂。

（3）脑水肿：用20%甘露醇250 mL快速静脉滴注，每日2～3次。

二、护理诊断及合作性问题

1. 体温过高 与疟原虫引起的异种蛋白反应有关。

2. 疲乏 与疟疾发作或红细胞破坏导致贫血有关。

3. 潜在并发症 颅内高压、惊厥发作、呼吸衰竭。

三、护理目标

患者体温降至正常，疲乏感减轻或缓解，不出现并发症。

四、护理措施

（一）一般护理

本病患者采用虫媒隔离。发作期患者应卧床休息，注意给予营养丰富的饮食。发作期可给予温热流质饮食，如糖水、果汁等，有呕吐、不能进食者，给予静脉补液。发作停止后，给予高热量、高蛋白、高维生素、含铁质的食物，以补充消耗，纠正贫血。

（二）病情观察

监测患者的体温变化，观察发热程度及伴随症状，观察面色，注意有无贫血表现；对恶性疟患者应注意观察生命体征，有无神志改变、头痛、呕吐、脑膜刺激征等表现；注意观察有无突起寒战、高热、腰痛，排酱油样小便等黑尿热表现。

（三）对症护理

1. 典型发作 寒战期应注意保暖，如加盖棉被，放置热水袋等。发热期给予降温，采用物理降温或小剂量退热剂。大汗时给予温水擦浴，及时更换衣被，并注意防止受凉。

2. 黑尿热 立即停用可疑药物，即可能诱发溶血的抗疟药，绝对卧床休息，准确记录 24 h 出入量，补充液体每日 3 000～4 000 mL，保证每日尿量在 1500 mL 以上，有少尿、无尿等肾衰竭患者按急性肾衰竭护理。

3. 其他 对凶险发作有颅内高压、呼吸衰竭时，护理措施参见乙脑患者的护理。

4. 控制溶血反应 静脉补液，加用肾上腺糖皮质激素，静脉滴注碳酸氢钠碱化尿液，必要时输血，少尿或无尿者按肾衰竭处理。

（四）用药护理

氯喹使用时应注意有无胃肠道反应，如食欲缺乏、恶心、呕吐及腹泻等。要及时观察循环系统的变化，如果用量过大患者会出现心动过缓、心率失常及血压下降。

伯氨喹服用 3～4 天后可发生发绀或溶血反应，应注意观察，出现上述反应时需及时通知医生并停药。

（五）心理护理

了解患者和家属对疾病的认识情况，对疟疾的周期性发作有无紧张、焦虑等反应。对患者给予关心和帮助，使其消除不良心理反应，积极主动地配合治疗和护理，以便早日康复。

（六）健康教育

1. 防蚊、灭蚊 防蚊、灭蚊是预防疟疾的关键，消除按蚊滋生地，杀灭蚊虫。

2. 预防性服药 对疟疾高发区人群和流行区的外来人群宣传预防性服药的重要性，可选用乙胺嘧啶、氯喹或甲氟喹。

3. 做好防护工作 搞好个人卫生，夏天不在室外露宿，睡觉时最好挂蚊帐；白天

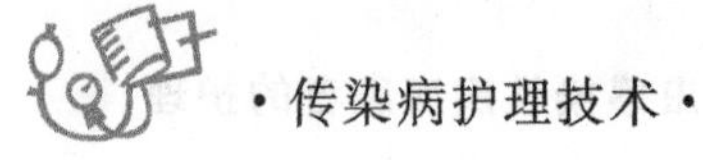

外出,要在身体裸露部分涂些避蚊油膏等,以避免蚊叮。

4. 宣传知识 向患者及家属介绍宣传疟疾的传染过程、临床表现、防治要点及容易复发的原因。

能力检测

1. 传播疟疾的主要媒介为( )。

A. 库蚊 B. 伊蚊 C. 按蚊 D. 白蛉 E. 跳蚤

2. 疟疾常见的热型为( )。

A. 稽留热 B. 弛张热 C. 波浪热 D. 间歇热 E. 不规则热

3. 疟疾患者常见的体征为( )。

A. 皮肤黏膜苍白 B. 黄疸 C. 肝肿大
D. 脾肿大 E. 唇周单纯疱疹

4. 疟疾的凶险发作主要见于( )。

A. 间日疟 B. 三日疟 C. 卵形疟
D. 输血型疟疾 E. 恶性疟

5. 疟疾最严重的并发症为( )。

A. 贫血 B. 急性肾炎 C. 肾病综合征
D. 黑尿热 E. 肝、脾肿大

6. 控制疟疾发作的首选药物为( )。

A. 氯喹 B. 奎宁 C. 青蒿素 D. 咯萘啶 E. 乙胺嘧啶

7. 主要用于疟疾预防的药物是( )。

A. 伯氨喹 B. 乙胺嘧啶 C. 奎宁 D. 磺胺药 E. 阿莫地喹

8. 预防疟疾最有效的措施是( )。

A. 根治患者和带虫者 B. 休止期抗复发治疗 C. 防蚊、灭蚊
D. 流行季节预防性服药 E. 切断输血传播途径

9. 人患过疟疾之后可( )。

A. 获终生免疫 B. 不产生免疫力
C. 免疫力产生慢而不持久 D. 免疫力产生快而不持久
E. 免疫力产生慢但持久

10. 疟疾常见的护理诊断不包括( )。

A. 体温过高 B. 疲乏
C. 潜在并发症——黑尿热 D. 潜在并发症——脑型疟疾
E. 贫血与肝、脾肿大

参考答案: 1. C 2. D 3. D 4. E 5. D 6. A 7. B 8. C 9. C 10. E

(刘 波)

项目七　蠕虫感染性疾病患者的护理

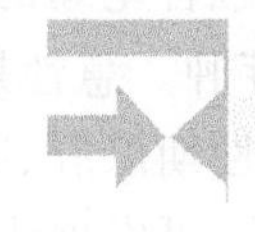

任务一　日本血吸虫病患者的护理

学习目标

知识要求

1. 掌握日本血吸虫病患者的护理措施。
2. 熟悉日本血吸虫病的传染源、传播途径、易感人群、临床表现、预防措施。
3. 了解日本血吸虫病的病原学、流行特征、发病机制、实验室检查、治疗要点。

能力要求

1. 能够对日本血吸虫病患者采取正确的护理措施。
2. 能够对社区人群进行日本血吸虫病的健康教育。

案例引导

患者，男性，36岁，1998年8月12日入院。发热2周，体温为38～39.5℃，伴腹痛、腹泻，稀便，5～6次/天，有皮疹并有痒感，用青霉素治疗1周无效。病前1个月曾去江西等地出差，有下河游泳史。查体：T 39℃，BP 114/82 mmHg，一般情况好，下肢皮肤可见较多荨麻疹，有搔抓痕迹，腋窝及腹股沟处可触及如黄豆大淋巴结数个，心肺（－），肝肋下3 cm，质软，脾不大。

问题：

1. 该患者最可能由何种传播途径感染？
2. 为确诊还需做哪些检查？
3. 护理措施应针对哪几个问题？

【基础知识】

一、概述

日本血吸虫病（schistosomiasis japonica）是由日本血吸虫寄生于门静脉系统所引

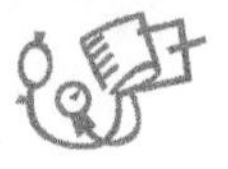

起,借皮肤接触含尾蚴的疫水而感染,主要病变为虫卵沉积于肠道和肝脏等组织而引起的虫卵肉芽肿。急性期有发热、肝肿大与压痛、腹痛、腹泻、便血等,血嗜酸性粒细胞显著增多;慢性期以肝、脾肿大或慢性腹泻为主要表现;晚期表现主要与肝脏门静脉周围纤维化有关,可发展为肝硬化,并伴有明显门脉高压、巨脾、腹腔积液等。有时可发生血吸虫病异位损伤。

日本血吸虫成虫雌雄异体,成虫寄生于人或其他哺乳动物的肠系膜静脉中,雌雄虫常抱在一起。雌虫产卵于肠壁黏膜下末梢静脉,随粪便排出体外,在水中孵出毛蚴。如遇钉螺则侵入其体中,毛蚴在钉螺体内经过无性生殖,产生大量的尾蚴。尾蚴自螺体内逸出后,借尾部摆动,遇到人或易感染的动物而从皮肤侵入,同时尾部脱落,体部在血管内随血流经肺达肝脏,约1个月后在肝门静脉分支内发育成成虫,最后雌雄合抱,逆血流移行至肠系膜下静脉的末梢静脉内产卵,重复其生活史。

人是日本血吸虫的终宿主,除人之外,日本血吸虫还广泛存在于其他动物宿主体内,如家畜中的牛、羊、狗、猫、猪等,以及各种野生动物(如鼠)等,共40余种。而钉螺是唯一的中间宿主。

知识链接

血吸虫的分类

血吸虫病是由血吸虫寄生于人体引起的地方性寄生虫病。寄生于人体的血吸虫主要有三种,即流行于非洲北部的埃及血吸虫,流行于拉丁美洲及非洲中部的曼氏血吸虫,以及流行于亚洲的日本血吸虫。

二、流行病学

(一)传染源

本病以受感染的人和动物为主要的传染源,随地大便、河边粪坑及用未处理的新鲜粪便施肥,被雨水冲入河流,造成水源污染。病畜(牛、羊、犬)及鼠等含有虫卵,随粪便排出,污染水源。

(二)传播途径

本病主要通过皮肤、黏膜与疫水接触感染,传播途径的形成必须由三个环节构成,即虫卵随粪便入水、钉螺的存在和人畜接触疫水。人多通过游泳、洗澡、洗衣、洗菜、淘米、捕鱼捉蟹、赤足经过钉螺受染区等方式感染。尾蚴侵入的数量与皮肤暴露面积、接触疫水的时间长短和次数成正比。有时因饮用疫水或漱口时被尾蚴侵入口腔黏膜受染。

(三)人群易感性

人与脊椎动物对血吸虫普遍易感,感染者以农民、渔民为多,这与其接触疫水的机会多有关。人感染后可获得一定免疫力,但免疫力不持久,故可多次重复感染。

(四)流行特征

日本血吸虫病流行于我国长江流域和长江以南十三个省、直辖市、自治区,是我国危害最严重的寄生虫病，发病季节以夏、秋季多见。

三、发病机制及病理变化

（一）发病机制

血吸虫病的病变可由尾蚴、童虫、成虫、虫卵及其代谢产物所引起，但以虫卵尤其是成熟虫卵引起的肉芽肿最为常见。

1. 尾蚴引起的病变 尾蚴侵入皮肤后，能引起周围组织局部水肿，毛细血管扩张、充血和细胞浸润，该处可出现红色丘疹，称为尾蚴性皮炎。

2. 童虫引起的病变 童虫移行经肺时，可导致肺组织点状出血、充血和白细胞浸润，而引起患者咳嗽、痰中带血等。通常在感染后12周内出现，随后很快消失。

3. 成虫引起的病变 成虫及其代谢产物仅产生局部轻微的静脉内膜炎、轻度贫血、嗜酸性粒细胞增多。虫体死后可引起血管壁坏死和肝内门静脉分支栓塞性脉管炎，但病变较轻微，对人体不足以引起重大损害。

4. 虫卵引起的病变 日本血吸虫病早期的病理变化主要由虫卵引起，成虫卵内毛蚴的头腺分泌可溶性物质通过卵膜使T淋巴细胞致敏，当致敏的T淋巴细胞再遇到这些抗原时，释放出各种抗体，因而在虫卵周围有大量的嗜酸性粒细胞、巨噬细胞及淋巴细胞浸润，形成以虫卵为中心的肉芽肿。在虫卵肉芽肿中可检测出虫卵可溶性抗原，故日本血吸虫卵肉芽肿可能主要由于免疫复合物引起。在急性血吸虫病患者血液中检出免疫复合物特异性抗体阳性率甚高，故急性血吸虫病主要是体液与细胞免疫的混合现象，而慢性与晚期血吸虫病的免疫病理变化则属于迟发型细胞变态反应。

（二）病理变化

1. 肠道病变 肠道病变主要以结肠，尤其是直肠、降结肠和乙状结肠最为显著，小肠病变极少，仅见于重度感染者。早期变化为黏膜水肿，片状充血，黏膜有浅溃疡及黄色或棕色颗粒。晚期变化主要为肠壁因纤维组织增生而增厚，黏膜高低不平，有萎缩，息肉形成，溃疡、充血、瘢痕形成等复杂外观。

2. 肝脏病变 急性期肝脏肿大，肝表面和切面可见粟粒样或绿豆大小大结节。晚期可见门静脉周围有大量纤维组织增生，形成肝硬变，严重者可形成粗大突起的结节。较大门静脉分支管壁增厚，管腔内血栓形成。由于肝内门静脉阻塞，形成门静脉高压，引起腹腔积液、脾肿大及食管静脉曲张。

异位性损害主要是由于急性感染时大量虫卵由静脉系统进入动脉，以肺和脑的异位损害最为多见。肺部可有大量虫卵沉积和发生出血性肺炎。脑部病变多见于顶叶皮层部位，脑组织可有肉芽肿和水肿。

【能力训练】

一、护理评估

（一）健康史

详细询问本地区该病的流行情况，患者是否去过疫区以及与疫水的接触史都具有

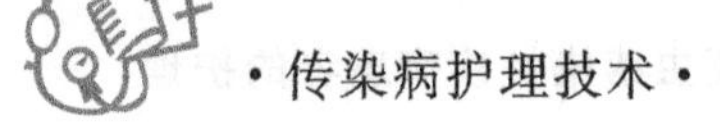

重要的参考价值。

（二）身体状况

1. 急性血吸虫病 急性血吸虫病多见于初次感染者，但慢性患者大量感染后亦可成为急性感染。潜伏期为6周以内（平均2～3周），其间可出现疫水接触处皮肤发痒、红色小丘疹，咳嗽、胸痛等尾蚴皮炎和童虫移行损伤。常因症状轻微而被忽略。

（1）发热：为本期主要的症状，发热的高低、期限和热型视感染轻重而异。热型不规则，可呈间歇热或弛张热，体温多在39～40 ℃，同时伴有畏寒和盗汗，一般无明显毒血症症状。发热可持续数周至数月，轻症患者的发热较低，一般不超过38 ℃，仅持续数日后自动退热。

（2）消化道症状：发热期间多伴有食欲减退、轻微腹痛、腹泻、呕吐等。腹泻一般每日3～5次，个别可达10余次，少数患者可有脓血便。危重患者可出现腹胀、腹腔积液、腹膜刺激征。

（3）变态反应：除皮炎外还可出现荨麻疹、血管神经性水肿、淋巴结肿大、出血性紫癜、支气管哮喘等。血中嗜酸性粒细胞显著增多，其具有重要诊断价值。

（4）肝、脾肿大：90%以上患者肝脏肿大伴有压痛，以肝左叶肿大较显著，肝功能损害不明显；半数患者轻度脾肿大。

2. 慢性血吸虫病 慢性血吸虫病多因急性期未发现、未治疗或治疗不彻底，或多次少量重复感染等原因，逐渐发展成慢性。本期一般可持续10～20年，因其病程漫长，症状轻重可有很大差异。少数患者有反复发作的腹痛、腹泻，偶尔便中带血；重者可有脓血便，伴里急后重，以及贫血、消瘦、营养不良等；主要体征有肝、脾肿大。

3. 晚期血吸虫病 晚期血吸虫病患者极度消瘦，出现营养不良性水肿，血吸虫肝硬化发展至后期，因门静脉栓塞形成，侧支循环障碍，门脉高压形成。根据主要受累脏器的病变程度，可分下列临床类型。

（1）巨脾型：最常见，约占70%，肝、脾明显肿大，可超过脐平线或腹中线，常有脾功能亢进表现。

（2）腹腔积液型：严重肝硬化的重要标志，约占25%。患者腹胀、腹部膨隆。腹腔积液是由门脉高压、肝功能失代偿和水钠代谢紊乱等诸多因素引起。

（3）侏儒型：极少见，常见于幼年时期反复感染血吸虫者。该型表现为身材矮小，面容苍老，生长发育低于同龄人，但智力正常。

（三）心理社会状况

急性发病期患者因症状突出，担心预后，可出现恐惧心理；慢性患者因病情漫长反复可出现无所谓或者急于治愈的心理；晚期患者由于有自我形象受损，可影响到日常生活，故患者容易自卑、孤独、无助，可出现情绪低落、自杀倾向等。

（四）辅助检查

1. 血常规检查 急性期嗜酸性粒细胞显著增多，可达20%以上，偶可高达90%；慢性期仍有轻度增多；晚期因脾功能亢进，全血细胞减少。

2. 特异性检查

（1）病原学检查：粪便中查到虫卵或孵化出毛蚴是本病的确诊依据，也可进行直肠黏膜活检查找病原体。

(2) 肝功能检查:急性血吸虫病患者血清中球蛋白显著增高,血清 ALT 也轻度增高。晚期患者由于肝硬化,血清清蛋白明显降低,A/G 值下降或倒置。

(3) 免疫学检查:血清免疫学试验,如皮内试验、环卵沉淀反应试验、ELISA 试验等,对诊断有参考价值。

3. B超检查 B超检查有助于判断肝、脾大小及肝纤维化程度。

知识链接

环卵沉淀反应试验

环卵沉淀反应试验是以血吸虫虫卵为抗原的特异性免疫学试验。虫卵内的毛蚴成熟后能分泌可溶性虫卵抗原(SEA),SEA 自卵壳微孔渗出,附于卵壳表面,与待检血清内特异性抗体相结合,在虫卵周围形成抗原-抗体复合物沉淀,镜下可见泡状或指状沉淀物沉积在虫卵表面,此为阳性反应。在正常人血清中,因无相应抗体存在,故在虫卵周围不出现特异性沉淀物,即为阴性。根据环沉率,指 100 个虫卵中出现沉淀物的沉卵数,即(阳性虫卵数/观察虫卵数)×100%,可判定待检血清中环卵沉淀反应试验是否为阳性,根据所形成的沉淀物大小可判定反应强度。

二、护理诊断及合作性问题

1. 腹泻 与虫卵在肠道沉积引起急性结肠炎有关。

2. 体液过多 腹腔积液与血吸虫性肝硬化有关。

3. 体温过高 与血吸虫感染后虫卵和虫体代谢物作用有关。

4. 营养失调 与结肠、肝脏病变致营养吸收、合成障碍有关。

5. 活动无耐力 与长期发热、肝部病变有关。

6. 潜在并发症 上消化道出血、肝性脑病、原发性腹膜炎。

三、护理措施

(一) 一般护理

1. 休息 急性血吸虫病及晚期血吸虫病肝硬化有并发症患者均需卧床休息。慢性期患者可适当活动,避免劳累。

2. 饮食 急性血吸虫病患者应给予高热量、高蛋白质和高维生素饮食。慢性患者可给予营养丰富、易消化的食物,少食多餐。发生肝性脑病者应暂停蛋白质饮食。

(二) 病情观察

1. 急性血吸虫病 观察体温变化,每日腹泻次数、大便性状,皮疹形态、部位,肝、脾大小等。

2. 晚期血吸虫病 晚期血吸虫病主要表现为肝硬化,应观察腹围、体重、下肢水肿表现、肝与脾大小、肝功能变化，有无上消化道出血、肝性脑病及感染等并发症出现。

知识链接

日本血吸虫虫卵的去向

(1) 通过肠道排出体外。这种方式对人体的影响主要是虫卵在肠壁引起炎症反应，破坏肠壁，随粪便排出体外后虫卵可污染水源传播血吸虫病。

(2) 随着肠系膜静脉血流向门静脉，破坏正常肝细胞，引起肝脏纤维化，甚至造成肝硬化，从而引起腹腔积液、门脉高压及其相关病症（如脾肿大、上消化道出血）。

(3) 极少出现在脑部和肺部。

（三）对症护理

1. 急性血吸虫病

(1) 发热、腹泻：可参阅总论中“发热、腹泻”的护理措施。

(2) 皮肤护理：对皮肤有变态反应，反复出现皮疹者，可按医嘱给予抗组胺类药物口服，局部涂止痒剂。

2. 晚期血吸虫病　对肝硬化伴有腹腔积液、食管静脉曲张并发上消化道出血，或并发肝性脑病者给予相应护理。

（四）治疗护理

1. 病原治疗　我国目前普遍采用吡喹酮治疗。本药毒性小，不良反应少，个别患者服用后有头晕、头痛、乏力、腹痛、腹泻、恶心、呕吐等反应，于服药后 0.5～1 h 出现，不需处理，数小时内即可消失。但晚期血吸虫病患者如服用剂量偏大或过量，可引起严重心率失常。应指导患者按时、按量服药，并观察可能出现的不良反应。吡喹酮治疗血吸虫病的剂量与疗程如下。

(1) 急性血吸虫病：成人总剂量 120 mg/kg，儿童总剂量 140 mg/kg，4～6 天疗法，每日剂量分 2～3 次服用。

(2) 慢性血吸虫病：成人总剂量 60 mg/kg，体重以 60 kg 为限，儿童体重小于 30 kg，总剂量为 70 mg/kg，疗程为 2 天，每日剂量分 2～3 次服用。

(3) 晚期血吸虫病：应适当减少总剂量或延长疗程，以免引起中毒反应。

2. 对症治疗　急性血吸虫病患者需住院治疗，宜卧床休息；晚期血吸虫病巨脾者，可行手术治疗，上消化道出血、腹腔积液、肝性脑病患者治疗与内科同。

3. 一般治疗　补充营养，加强支持疗法，改善全身情况。

（五）心理护理

鼓励患者树立战胜疾病的信心，使患者产生信任感、安全感。根据患者的文化素质和条件、身体状况等所产生的不同心理，进行针对性的科普知识讲解。想方设法解决患者的困扰，消除他们的顾虑，使患者尽可能保持乐观情绪并接受治疗。

(六)健康指导

1. 疾病相关知识指导 对患者及家属讲解血吸虫病的传播途径、临床表现、治疗、常见并发症以及预后等,确立诊断后鼓励其积极治疗。对晚期血吸虫病患者,应指导和帮助患者、家属掌握肝硬化的一般知识,提高自我护理能力,预防和减少肝硬化并发症的发生。

2. 疾病预防知识指导 进行宣传教育,讲解血吸虫病的感染过程,对人体的危害及预防措施,向流行区居民宣传普查、普治的意义,重点是消灭钉螺,并作好个人防护。

能力检测

1. 人感染血吸虫后,在体内因血吸虫卵引起的病变以哪个部位最为严重?( )

A. 脾脏 B. 小肠肠壁 C. 肝脏和结肠肠壁
D. 门静脉 E. 肠系膜静脉

2. 血吸虫的中间宿主是( )。

A. 人 B. 虾 C. 蟹 D. 水蛭 E. 钉螺

3. 血吸虫病的主要传染源是( )。

A. 野鼠 B. 患者和保虫宿主 C. 家禽
D. 猫 E. 狗

4. 当人畜接触血吸虫疫水后,能通过皮肤黏膜侵入体内的是( )。

A. 毛蚴 B. 母胞蚴 C. 子胞蚴 D. 尾蚴 E. 童虫

5. 治疗血吸虫病首选( )。

A. 氯喹 B. 吡喹酮 C. 甲硝唑 D. 氟哌酸 E. 锑剂

6. 血吸虫病的异位损害多发生在( )。

A. 心脏 B. 肾脏 C. 皮肤 D. 肝脏 E. 脑和肺

7. 防治血吸虫病的重点措施是( )。

A. 灭螺 B. 普治患者 C. 灭螺和普治
D. 粪便和水源管理 E. 保护易感人群

8. 下列哪组临床表现支持急性血吸虫病的诊断?( )

A. 腹痛,腹泻,肝、脾肿大及压痛
B. 发热,肝、脾肿大,末梢血液嗜酸性粒细胞明显增多
C. 皮肤荨麻疹、咳嗽、泡沫痰、胸痛、胸片双侧纹理增多
D. 腹泻、便秘交替,脾脏肿大,周围血液血小板减少
E. 腹胀、腹泻、便秘交替,腹腔积液征阳性,末梢血液白细胞减少

9. 关于慢性血吸虫病的临床表现,最常见的是( )。

A. 无明显症状,仅粪便检查或由于其他疾病就医时被发现
B. 腹痛、腹泻,脓血便
C. 肝、脾肿大
D. 上腹部饱胀、隐痛不适、呕血和黑便

E. 长期低热

10. 血吸虫病的肠道并发症，除外(　　)。

A. 阑尾炎　B. 肠腔狭窄　C. 结肠肉芽肿　D. 结肠癌　E. 肠穿孔

参考答案：1. C　2. E　3. B　4. D　5. B　6. E　7. C　8. B　9. A　10. E

（刘　峰）

任务二　并殖吸虫病患者的护理

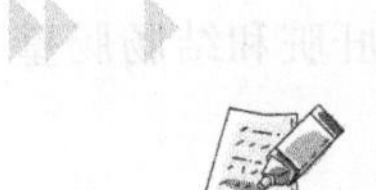

学习目标

知识要求

1. 掌握并殖吸虫病患者的护理措施。
2. 熟悉并殖吸虫病的传染源、传播途径、易感人群、临床表现、预防措施。
3. 了解并殖吸虫病的病原学、流行特征、发病机制、实验室检查、治疗要点。

能力要求

1. 能够对并殖吸虫病患者采取正确的护理措施。
2. 能够对社区人群进行并殖吸虫病健康教育。

案例引导

患者，女性，36岁，因腹部、右大腿游走性皮下包块5个月伴反复躯干部风团就诊。患者分别于5个月、3个月前出现右下腹和右大腿中段鸡蛋大小皮下包块，表面红肿，伴瘙痒，活动或直立后包块增大，有胀感。初起时包块质软，后期较硬，且右下腹包块逐渐向左下腹移动，移动部位见线状红斑样移痕。先后在多家医院以“阑尾切口疝”、“淋巴结炎”给予多种抗生素治疗均无效。患者无咳嗽、咯血及发热，既往体健，无血吸虫疫水接触史。8个月前全家曾同食醉蟹。体检：一般情况好，全身浅表淋巴结未触及，心肝脾肺肾未发现异常。左下腹可触及一约3 cm×6 cm不规则的皮下包块，表面无红肿。右侧腹股沟可触及一约2 cm×4 cm皮下包块，其表面见1 cm×15 cm红肿包块。两处包块均无压痛，质中，无活动。皮损组织病理活检，术中见右侧腹股沟皮下脂肪内见约5 cm长紫红色圆形线状物(镜检为虫体)。

问题：

1. 患者最可能由何种传播途径感染？
2. 如何指导该患者的日常生活？

【基础知识】

一、概述

并殖吸虫病(paragonimiasis)又称肺吸虫病，是由并殖吸虫寄生在人体内以肺部病变为主的一种人兽共患性疾病。临床表现有咳嗽、胸痛、咳铁锈色痰、咯血及游走性皮下结节。虫体也可寄生于人体其他部位而出现多种复杂症状。

并殖吸虫成虫雌雄同体，以生殖器官并列为其特征，故名并殖吸虫。在我国能致病的并殖吸虫可归纳为两个类型。①卫氏并殖吸虫：人体并殖吸虫病的主要病原。卫氏并殖吸虫成虫虫体肥厚，背侧稍隆起，腹面扁平。该虫活体呈红褐色，口、腹吸盘各1个，大小略同，腹吸盘约在虫体中部。②斯氏并殖吸虫：成虫虫体窄长，两端较尖，腹吸盘位于体前约1/3处，略大于口吸盘，口、腹吸盘距离较远。虫卵呈金黄色，椭圆形。

虫卵随终宿主的痰和(或)粪便排出，入水后在适宜温度下经3～6周发育成熟并孵出毛蚴，毛蚴侵入第一中间宿主川卷螺(卫氏并殖吸虫)或拟钉螺(斯氏并殖吸虫)体内，经过包蚴、雷蚴的发育增殖，2～3个月形成尾蚴，从螺体逸出，再侵入第二中间宿主淡水蟹或蝲蛄体内形成囊蚴，人或动物因食用含有囊蚴的淡水蟹或蝲蛄而感染。囊蚴在小肠经消化液作用，幼虫脱囊而出，穿过肠壁进入腹腔，大部分幼虫再穿过横膈，经过胸腔而进入肺，发育为成虫并产卵，自囊蚴进入人体至肺部产卵需2～3个月。

卫氏并殖吸虫成虫主要寄生于终宿主的肺组织，能存活6～20年。斯氏并殖吸虫不能适应人体内环境，在人体内不能发育为成熟虫卵，极少进入肺形成典型囊蚴，而是以童虫形式在人体内移行，以游走性皮下结节与渗出性胸膜炎为主要表现。幼虫还可侵入其他器官引起异位寄生，如少数童虫能停留于腹腔中发育，再穿入肝脏浅层或大网膜发育为成虫，偶尔也穿行于肾脏、纵隔、皮下组织，甚至脑、脊髓等处。

二、流行病学

(一) 传染源

人是卫氏并殖吸虫的终宿主，也是重要的传染源，其次是某些家畜(如猫、犬、猪)和野兽(如虎、豹、狐、貂)等保虫宿主；斯氏并殖吸虫病的幼虫因不能在人体内发育成熟，故不能作为传染源，而其保虫宿主(猫、犬和黄鼠狼等病畜和病兽)是斯氏并殖吸虫的重要传染源。

(二) 传播途径

人主要由于生食、半生食或醉食含活囊蚴的第二中间宿主(淡水虾、蝲蛄)而感染。

(三) 人群易感性

本病人群普遍易感，病后仍可再感染。

(四) 流行特征

本病流行于世界各地，已有30多个国家和地区有病例报告。国内约有22个省、市、自治区有该病存在。浙江和东北各省以卫氏并殖吸虫为主，四川、江西、云南、福建等地则以斯氏（或四川）并殖吸虫为主。本病多见于丘陵地区，沿山溪呈线状分布。发病以儿童和青少年居多，男女无显著差别。

三、发病机制及病理变化

（一）发病机制

囊蚴被人吞食后，经消化液作用，幼虫（童虫）破囊而出，并穿过肠壁进入腹腔，再经膈肌进入胸腔，最后进入肺部形成囊肿，并在囊肿内发育为成虫。

1. 幼虫所致病变 幼虫借助头腺分泌破坏组织穿透肠壁进入腹腔，在内脏表面移行，引起内脏被膜出现弥漫性炎症，幼虫又可穿过膈面到达胸腔而引起胸腔炎症。幼虫在移行过程中逐渐生长发育为成虫，最后进入肺脏形成囊肿。

2. 成虫所致病变 成虫常固定在肺部，但也可游走移动，波及较多脏器，如可达皮下形成皮下结节。较为严重的是虫体从纵隔上移，沿颈内动脉上升，经破裂孔进入颅腔，侵入脑组织；但斯氏并殖吸虫的颅内损害为童虫侵入所致。虫体的代谢产物及其产生的异性蛋白，可使人体发生过敏反应。虫卵对人体组织仅有机械性或异物刺激作用，引起周围结缔组织增生和发生炎症反应。

（二）病理变化

本病的基本病理变化可分为以下三期。

1. 脓肿期 虫体移行破坏组织，引起局部组织出血、坏死和中性粒细胞等细胞浸润，形成脓肿。

2. 囊肿期 脓肿形成后，在脓肿周围有大量白细胞、纤维组织增生，形成纤维状囊壁，其内坏死组织分解形成棕褐色黏稠液体，内含坏死组织、虫卵、夏-雷晶体、白细胞等，有时可找到虫体，称为囊肿期。

3. 纤维瘢痕期 当囊内虫体移行他处或死亡，囊内容物被排出或被吸收后，周围肉芽组织和纤维组织不断向中心发展，使整个囊肿完全由纤维组织代替形成瘢痕。

【能力训练】

一、护理评估

（一）健康史

详细询问患者发病的时间及临床表现，追问患者食用蟹、蝲蛄等水产品的情况，了解同食者的健康状况，以及周围人群是否有同样症状。

（二）身体状况

本病的潜伏期不易确定，短者为1个月，长者2年以上，一般为3～6个月。

1. 全身症状 本病全身症状轻重不一，主要有畏寒、发热、头昏、头痛、胸闷、腹泻等，少数患者可有全身荨麻疹及哮喘发作等过敏症状。斯氏并殖吸虫病患者的全身症状较多见。

2. 呼吸系统症状 呼吸系统症状是卫氏并殖吸虫最常见的症状，主要有咳嗽、咳痰、咯血,先为干咳,随病程进展,痰量逐渐增加,并带有血液,以后转为铁锈色或烂桃肉样腥臭痰,是肺部囊肿的坏死组织随痰咳出所致,是本病最典型的症状。部分患者有胸痛、呼吸困难、气喘、胸腔积液,但积液量不多,呈草黄色或血性。

3. 消化道症状 本病以腹痛、腹泻为最常见,或伴恶心、呕吐及血便等。腹痛以下腹多见,轻重不一,轻者仅感腹部不适;重者似急腹症,但腹肌紧张并不显著,偶可扪及结节或肿块。当囊肿向肠腔穿破时,可排出棕褐色黏稠脓血便,其中可找到虫卵。斯氏并殖吸虫常侵犯肝脏,致使肝肿大及肝功能异常。严重者可发生肝坏死而死亡。

4. 皮下结节或者包块 全身均可发生皮下结节或者包块,结节部位以下腹部至大腿之间为最多。结节多在皮下深部肌内,肉眼不易发现,触诊时能摸出,直径为1~6 cm,结节内可发现虫体、虫卵或囊肿样病变。皮下包块为斯氏并殖吸虫的临床特点,其发生率为50%~80%,呈游走性,此起彼伏,局部皮肤隆起,触之有条索状结节感,有轻微压痛而无红肿及色素沉着,以胸、腹部较多。少数患者可眼部受累致眼球突出。虫体侵入阴囊、睾丸可致局部疼痛及肿块。

5. 神经系统症状 本病神经系统症状多见于儿童和青少年的严重感染者。有脑型及脊髓型两种,以前者多见。

(1) 脑型:主要表现包括以下四点。①颅内压增高症状,如头痛、呕吐、视力模糊、意识迟钝、视乳头水肿等,多见于早期患者;②脑组织破坏症状,如瘫痪、失语、偏盲、共济失调等,一般在后期出现;③刺激性症状,如癫痫发作、视幻觉、肢体感觉异常等,系由于病变接近皮质所致;④炎症性症状,如畏寒、发热、头痛、脑膜刺激征等,多见于早期。

(2) 脊髓型:较少见,主要症状为脊髓受压部位以下运动障碍,如下肢无力、行动困难、感觉缺损等,严重者可发生截瘫。

(三) 心理社会状况

患者因病情突出、复杂,对所患疾病陌生以及对预后的不可知使其产生焦虑和恐惧感。

(四) 辅助检查

1. 血常规检查 白细胞增高,嗜酸性粒细胞增加。

2. 特异性检查

(1) 痰液检查:常呈铁锈色,痰液镜检可见嗜酸性粒细胞及夏-雷晶体。

(2) 虫卵检查:痰液或粪便中检查出虫卵。

(3) 免疫学检查:皮内试验阳性率可达95%,对诊断帮助很大,但与血吸虫病、华支睾吸虫病有交叉反应。补体结合试验阳性率可达100%,尤其对脑脊髓型患者更具特异性诊断价值。ELISA及放射免疫(RIA)等血清免疫学试验敏感性高、特异性强,在临床上有重要意义。

(4) 脑脊液检查:脑脊髓型患者的脑脊液中可见嗜酸性粒细胞、白细胞数增加且蛋白质含量也有轻度增加,偶可找到虫卵。

(5) 活体组织:皮下结节或包块病理学检查可见到虫卵、幼虫或嗜酸性肉芽肿。

3. 胸部X线检查 卫氏并殖吸虫患者胸部X线检查可见肺部炎性浸润及囊肿阴影等。

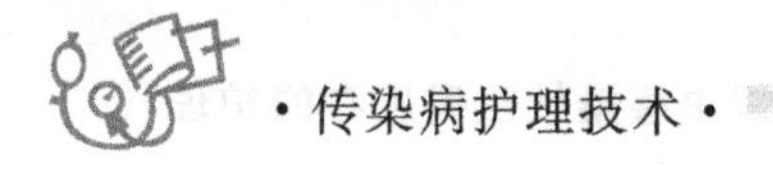

知识链接

夏-雷晶体

夏-雷晶体为菱形无色透明结晶，其两端尖长，大小不等，折光性强，为嗜酸性粒细胞破裂后嗜酸性颗粒相互融合而成。夏-雷晶体多见于阿米巴痢疾、钩虫病、过敏性肠炎患者的粪便中，可见于支气管哮喘患者气管腔内的黏液栓中（黏液栓主要由黏液、坏死脱落的细胞和一些白细胞构成）。

二、护理诊断及合作性问题

1. 清理呼吸道无效　与虫体侵犯肺部引起呼吸道分泌物增多有关。

2. 腹泻　与并殖吸虫侵犯肠道有关。

3. 皮下组织异常　皮下结节和包块，与童虫游走有关。

4. 焦虑　患者郁闷、言语减少、不安、表情痛苦，与知识缺乏有关。

5. 潜在并发症　颅内高压、癫痫发作、截瘫等，与虫体寄生于脑、脊髓有关。

三、护理措施

（一）病情观察

密切观察患者咳嗽的严重程度、痰色、痰量、有无咯血，如有应注意观察有无窒息表现，记录咯血量；观察腹痛部位、性质，腹泻次数、量、大便性状和神经系统症状，如颅压增高表现等；观察有无血压、脉搏、神志、瞳孔的改变，及时发现脑水肿。

（二）对症护理

1. 呼吸系统症状

(1) 做好祛痰工作，使痰液及肺坏死组织排出体外。如可用翻身、拍背及雾化吸入方法助痰排出。

(2) 给予充足水分，以保证呼吸道黏膜湿润，有利于排痰，并保证环境有适宜的温度、湿度。

(3) 咯血患者的护理：小量咯血时应使其安静休息，避免情绪紧张，必要时给予小剂量止咳剂，咯血常可自行停止。咯血较多时，患者应采取患侧卧位，轻轻将气管内积血咯出，并按医嘱给予静脉应用垂体后叶素以收缩小动脉和毛细血管，使肺血流量减少，促进止血。还应密切观察病情变化，防止窒息。咯血窒息是患者死亡的主要原因，如遇此情况需给予紧急处理，措施为：①保持患者呼吸道通畅，立即取头低脚高 45°的俯卧位，轻拍患者背部迅速排出气道和口咽部的血块，也可用器械吸引；②高浓度氧气吸入；③必要时用呼吸兴奋剂。

2. 神经系统症状　如有颅内压增高表现者应进行脱水治疗，予以相应护理。癫痫发作时应防止窒息及外伤。

（三）治疗护理

1. 病原治疗　吡喹酮对卫氏及斯氏并殖吸虫病均具有良好疗效，并有副作用轻微、疗程短、服用方便等优点，剂量为每次 25 mg/kg，每天 3 次，连服 2～3 天。治疗脑型可间隔 1 周后再给予一疗程，也可用硫双二氯酚(别丁)或丙硫苯咪唑(阿苯达唑)。

2. 对症治疗 咳嗽和咯血者应镇咳、止血。癫痫发作者给予苯妥英钠或安定等抗癫痫药物。颅内高压者给予脱水剂治疗。

3. 手术治疗 有明显肠粘连、肠梗阻，或脑脊髓型的压迫症状经病原治疗及对症治疗不能奏效者，可考虑手术治疗。

（四）心理护理

通过积极有效的沟通，建立良好的护患关系，针对患者不同的心理问题进行心理疏导，为他们提供心理救助及情感支持，同时进行全面的健康教育，使患者能正确面对目前的健康问题，建立自尊和自信。

（五）健康指导

讲述本病的疾病知识，特别是咯血、窒息的预防，并告知患者治疗药物、疗程及预后等。本病预后与患者所感染的虫种、寄生部位及感染程度有关，一般患者预后较好，但脑脊髓型预后较差，可致残疾等。

广泛宣传并殖吸虫病的感染来源及预防措施，提高群众对本病的认识，改变其不良饮食习惯。教育群众不随地吐痰，防止感染者痰及粪便污染水源和食物。

能力检测

1. 并殖吸虫的主要传染源是(　　)。

A. 人、猫、狗　　B. 淡水虾、蟹　　C. 淡水螺
D. 淡水鱼　　E. 昆虫

2. 人感染并殖吸虫是通过(　　)。

A. 吃进并殖吸虫卵
B. 生食或半生食含并殖吸虫活毛蚴的淡水螺
C. 并殖吸虫尾蚴钻入人体皮肤
D. 生食或半生食含并殖吸虫活囊蚴的蟹、蝲蛄
E. 生食或半生食含并殖吸虫或包蚴的淡水螺

3. 预防并殖吸虫病的主要措施是(　　)。

A. 治疗患者　　B. 不接触疫水
C. 不生食或半生食蟹、蝲蛄　　D. 不生食或半生食淡水螺
E. 不接触病兽、病畜

4. 并殖吸虫病临床表现错误的是(　　)。

A. 可有全身症状，如低热、乏力、消瘦等
B. 有咳嗽、咳痰或咯血
C. 可有腹痛、腹泻
D. 皮下结节或包块以卫氏并殖吸虫多见
E. 严重感染者可出现神经系统症状

5. 并殖吸虫病的确诊依据是(　　)。

A. 有生食或半生食淡水蟹、蝲蛄的流行病学资料

B. 有咳嗽、咯铁锈色痰或伴胸腔积液

C. 可有腹痛、腹泻

D. 有游走性皮下结节或包块

E. 对痰液、粪便或对结节和包块做活体组织检查找到虫卵、成虫

6. 下列并殖吸虫病的临床症状哪项是错误的?(　　)

A. 可无明显症状

B. 急性期可出现低热荨麻疹

C. 血中嗜酸性粒细胞可增加

D. 可出现肝型

E. 不可能侵犯脑部

参考答案:1. A　2. D　3. C　4. D　5. E　6. E

(刘　峰)

任务三　华支睾吸虫病患者的护理

学习目标

知识要求

1. 掌握华支睾吸虫病患者的护理措施。
2. 熟悉华支睾吸虫病的传染源、传播途径、易感人群、临床表现、预防措施。
3. 了解华支睾吸虫病的病原学、流行特征、发病机制、实验室检查、治疗要点。

能力要求

1. 能够对华支睾吸虫病患者采取正确的护理措施。
2. 能够对社区人群进行华支睾吸虫病健康教育。

案例引导

患者,男性,56岁,汉族,有经常吃当地河沟中小鱼的习惯,发育正常,营养中等,B超检查见肝体积增大,右肝肋下3 cm,左肝剑突下4.2 cm,肝实质回声增粗、增强不均质,呈粗大颗粒分布,总胆管壁均匀光滑,无压痛、叩击痛,无黄疸,其他检查无阳性体征,虫卵EPG为216个。

问题:

1. 该患者的临床诊断是什么?
2. 该患者最可能由何种传播途径感染?

【基础知识】

一、概述

华支睾吸虫病(clonorchiasis sinensis)是由中华分支睾吸虫成虫寄生在人体的肝胆管内引起的,又称肝吸虫病,是因进食未熟透的带囊蚴的淡水鱼、虾而被感染。临床上以疲乏、腹泻、上腹隐痛、肝肿大、嗜酸性粒细胞增高为特征。严重感染可导致胆管炎、胆结石及肝硬化等并发症。

华支睾吸虫成虫雌雄同体,虫体扁平,前端稍窄,后端钝圆,状似葵花籽,体表无棘,呈红褐色。虫体大小一般为(10～25) mm×(3～5) mm,有口、腹吸盘各一个,在虫体后半部有两个前后排列的分支状睾丸,卵巢较小,分三叶位于睾丸之前。虫卵是人体寄生虫卵中最小的一种,呈黄褐色,似电灯泡状,卵内有一成熟毛蚴。

成虫寄生于人或哺乳动物肝胆管内,产卵后虫卵随胆汁进入肠道,随粪便排出体外。虫卵入水后被第一中间宿主淡水螺吞食后,在螺体内孵化为毛蚴,经胞蚴和雷蚴后形成尾蚴,然后自螺体内逸出,钻入第二中间宿主(淡水鱼、虾)体内发育成囊蚴。囊蚴呈椭圆形,内含一条幼虫,当人或其他哺乳动物吞食含有囊蚴而未经煮熟的淡水鱼、虾后,囊蚴外壳被胃酸及胰蛋白溶化,幼虫在十二指肠内脱囊逸出,经胆总管进入肝内,在胆小管中寄生。从感染囊蚴到成虫发育成熟产卵约需 1 个月。成虫在人体内的生命可长达 20～30 年。

二、流行病学

(一) 传染源

感染华支睾吸虫的人及哺乳动物(猫、狗、猪等)是本病的传染源,尤其是家畜往往感染程度较人严重,而且活动范围广、污染机会大,是主要的传染源。

(二) 传播途径

本病主要由于进食未经煮熟的含有华支睾吸虫囊蚴的淡水鱼、虾而感染,饮用被囊蚴污染的生水也可被感染。

(三) 人群易感性

本病人群普遍易感,病后仍可重复感染。各地感染率的高低与生活习惯、饮食嗜好有密切的关系。

(四) 流行特征

我国目前有 24 个省、市、自治区有本病的发生和流行,感染一般无年龄、性别、种族差别。

三、发病机制及病理变化

(一) 发病机制

本病的发病与否及病变程度取决于感染的轻重和病程的长短。轻者感染华支睾

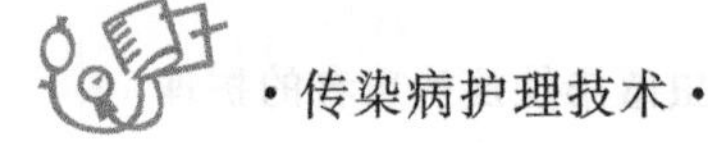

吸虫数量较少，从几条至几十条，肉眼未见明显病变。重者感染华支睾吸虫数多至数千条，病变明显，肝内胆管及其分支充满虫体和虫卵。发病与虫体的机械性阻塞、虫体啃食胆管上皮并吸血、虫体代谢物，和直接刺激引发局部胆管炎症、继发胆道感染及宿主的抵抗力下降等因素有关。

（二）病理变化

本病的病变部位主要在肝内胆管。早期或轻度感染可无明显病理变化，感染较重时，胆管壁增厚，胆管周围淋巴细胞浸润和纤维组织增生。严重感染时，胆管内充满华支睾吸虫使胆管阻塞，加之管壁增厚使管腔狭窄，造成胆汁淤积，肝脏可见充血、淤胆、肿大。严重时可导致门静脉性肝硬化，或因长期胆汁淤滞而发生胆汁性肝硬化。

【能力训练】

一、护理评估

（一）健康史

详细询问患者发病的时间及临床表现，追问患者进食未熟透的淡水鱼或虾等水产品的情况，了解同食者的健康状况以及周围人群是否有同样病情。

（二）身体状况

本病的潜伏期为1～2个月。

轻度感染者常无症状或仅在餐后有腹胀、腹泻、腹痛及乏力等表现，可在粪便或胆汁中发现虫卵而确诊。

感染较重者多缓慢起病，可表现为食欲缺乏、上腹部隐痛与饱胀、轻度腹泻、肝肿大伴压痛（以肝左叶明显），并有头晕、失眠、疲乏、心悸、记忆力减退等神经衰弱症状。偶可因大量成虫阻塞胆总管而出现胆绞痛及梗阻性黄疸。

慢性反复感染的严重病例可有肝硬化及门脉高压表现，表现为消瘦、贫血、水肿、肝脾肿大、腹腔积液、黄疸等。严重感染的儿童可出现营养不良和生长发育障碍，甚至引起侏儒症。

对本病无免疫力者，在严重感染后1个月左右可突然出现寒战、高热、恶心、呕吐、轻度黄疸、肝肿大伴压痛，少数出现脾肿大。

并发症以急性或慢性胆囊炎、胆管炎和胆石症最常见，也可因成虫长期阻塞胆管而导致胆汁性肝硬化。

（三）心理社会状况

患者对所患疾病陌生以及对预后的不可知可使其产生焦虑和恐惧感。

（四）辅助检查

1. 血常规检查 可有白细胞总数及嗜酸性粒细胞增加，严重感染时可出现贫血。

2. 特异性检查

（1）肝功能检查：肝功能轻度损害，重度感染及有肝、胆并发症者，碱性磷酸酶升高。

（2）虫卵检查：粪便直接涂片或浓缩法找虫卵，十二指肠引流胆汁找虫卵阳性率较高。发现虫卵是确诊华支睾吸虫病的最直接依据。

(3) 免疫学检查:主要用于感染较轻或用于流行病学检查。常用的方法有:①皮肤试验;②间接血凝试验;③酶联免疫吸附试验。

3. 影像学检查 B超检查见肝脏轻度肿大,肝内光点密度不均匀,有斑片或团块状回声。弥漫性中小胆管不同程度的扩张,胆管壁粗糙、增厚,回声增强,病变以左叶明显。部分患者肝外胆管扩张或胆囊轻度增大,胆管或胆囊内可见小条形及斑块状中等强度回声。

知识链接

皮肤试验

用成虫纯C抗原做皮内试验,阳性率达97.9%,但与并殖吸虫病有交叉反应,在临床上仅具有普查初筛和辅助诊断价值。

二、护理诊断及合作性问题

1. 食欲下降 与肝胆功能障碍有关。

2. 疼痛 与肝肿大有关。

3. 焦虑 患者郁郁寡欢、表情痛苦不安,与知识缺乏有关。

4. 潜在并发症 胆囊炎、胆管炎和胆石症,与成虫长期梗阻有关。

三、护理措施

(一) 一般护理

重度感染伴营养不良者,应先予以支持治疗,如加强营养、纠正贫血等,待全身情况改善后再行驱虫治疗。

(二) 对症护理

对并发胆囊炎、胆管炎、胆石症的患者,除驱虫外应加用抗菌药物,必要时行手术治疗。协助医生做好术前准备。

(三) 治疗护理

1. 吡喹酮 治疗本病的首选药物为吡喹酮,用法为每次25 mg/kg,每天3次,连服2～3天(总剂量90～150 mg/kg),3个月后能达到较高的虫卵阴转率(90%以上)。感染严重者小剂量开始用药,以免发生高热反应。

2. 阿苯达唑(丙硫苯) 阿苯达唑又名肠虫清,对本病亦有较好疗效。治疗剂量为每天10～20 mg/kg,分2次口服,7天为1个疗程,粪便虫卵阴转率达95%以上。本品有致畸形作用,孕妇和2岁以内小儿忌用。

(四) 心理护理

多与患者沟通交流,进行相应的健康教育,使患者了解该病,增强其战胜疾病的信心,从而减少心理的负担。

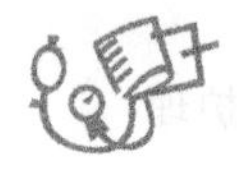

（五）健康指导

1. 对患者的教育 向患者讲述华支睾吸虫病的感染来源及预防措施、预后及积极治疗的必要性。

2. 对群众的宣传 向群众宣传要搞好家庭饮食卫生，改进幼儿个人卫生，教育群众不吃未经煮熟的鱼、虾，以防感染本病。另外，流行区居民应接受普查，发现感染本病后应及早进行治疗。轻症患者及并发胆道疾病患者经治疗后预后良好，重症患者可发展为肝硬化。

能力检测

1. 华支睾吸虫病的感染是由于吞入(　　)。

A. 尾蚴　　B. 毛蚴　　C. 囊蚴　　D. 雷蚴　　E. 虫卵

2. 华支睾吸虫病的有效预防措施是(　　)。

A. 防止粪便污染水源　　B. 普查、普治

C. 不吃未经煮熟的鱼、虾　　D. 对猫、犬等家畜加以管理

E. 普杀野生动物

3. 关于华支睾吸虫病的临床表现错误的是(　　)。

A. 感染轻者多无症状，仅在粪便检查时发现虫卵

B. 感染较重者多缓慢起病

C. 可伴有神经衰弱症状

D. 检查时可发现有肝肿大，尤以右叶明显

E. 并发症以胆道系统疾病最常见

4. 华支睾吸虫病的确诊依据是(　　)。

A. 有进食未煮熟的淡水鱼或虾的病史

B. 有消化道症状或伴有神经衰弱症状

C. 检查时可发现有肝肿大，尤以右叶肿大明显

D. 可有胆道系统症状

E. 粪便或胆汁中查到华支睾吸虫虫卵

(问题5～7共用答案)

A. 淡水螺和淡水鱼、虾　　B. 淡水螺和淡水蟹、蝲蛄

C. 钉螺　　D. 扁卷螺

E. 不属于上述任何一种

5. 并殖吸虫的中间宿主是(　　)。

6. 血吸虫的中间宿主是(　　)。

7. 华支睾吸虫的中间宿主是(　　)。

参考答案：1. C　2. C　3. D　4. E　5. B　6. C　7. A

（刘　峰）

任务四 钩虫病患者的护理

学习目标

知识要求

1. 掌握钩虫病患者的护理措施。
2. 熟悉钩虫病的传染源、传播途径、易感人群、临床表现、预防措施。
3. 了解钩虫病的病原学、流行特征、发病机制、实验室检查、治疗要点。

能力要求

1. 能够对钩虫病患者采取正确的隔离措施。
2. 能够对社区人群进行钩虫病健康教育。

案例引导

患者,男性,65岁,自2002年2月以来反复黑便,2天1次,质硬,每次量为250～400 g,渐进性出现头昏、疲乏、食欲不振、胸闷、活动后气促。同年8月4日以"上消化道出血"入院治疗,Hb 70 g/L,经输血治疗症状好转后出院。2007年3月患者入院时呈重度贫血貌,稍活动即感胸闷、心慌、气促,Hb 35 g/L,结合病史及上级医院各项检查结果不排除胃癌的可能,给予止血、输血,纠正贫血后Hb达72 g/L,即行内镜下胃窦溃疡再次活检,内镜下十二指肠球部及降部共见3条肉红色钩虫蠕动,胃窦部多发小溃疡,即以"十二指肠钩虫病,胃窦溃疡"给予驱虫治疗,7天后大便隐血试验转阴,内镜下十二指肠球部及降部未发现钩虫虫体后出院,患者现已恢复正常体力。

问题:

1. 该患者的临床诊断是什么?
2. 能引起贫血的疾病有哪些?
3. 该病患者可能的传播途径有哪些?

【基础知识】

一、概述

钩虫病(ancylostomiasis)是由钩虫寄生于人体小肠所致的疾病。临床上以贫血、营养不良、胃肠功能失调为主要表现。严重贫血可导致发育障碍和心功能不全。

钩虫的科属很多,寄生于人体的钩虫主要为十二指肠钩虫和美洲钩虫。成虫雌雄异体，虫体细长，体长为8～13 mm，半透明，肉红色。虫卵呈椭圆形，大小为(56～76) μm×(36～40) μm。

钩虫成虫寄生于小肠上段，虫卵随粪便排出，在温暖、潮湿、疏松的土壤中1～2天孵出杆状蚴，再经过1周左右发育为感染性丝状蚴。丝状蚴生活能力强，可生存数周，多存在于潮湿的泥土中，亦可随雨水或露水爬至植物的茎、叶上，当人体皮肤或黏膜与之接触时，即可侵入人体，经微血管或淋巴管，随血流经右心至肺，穿破肺微血管进入肺泡，沿支气管上移至咽部，随宿主吞咽活动经食管进入小肠上部，再经两次蜕皮发育为成虫，成熟后产卵。自丝状蚴进入皮肤至发育为成虫产卵，十二指肠钩虫约需5周，美洲钩虫为8周左右。成虫在人体内的寿命一般认为70%的成虫在1年内被清除，余者多可存活3年左右，也有十二指肠钩虫可活7年，美洲钩虫可活15年的报道。

二、流行病学

(一) 传染源

钩虫病患者和感染者是本病的传染源。

(二) 传播途径

人体感染两种钩虫的主要途径均为经皮肤感染，也可因生食带丝状蚴的蔬菜和瓜果而经口感染。

(三) 人群易感性

本病人群普遍易感，青壮年农民、矿工感染率高。夏、秋季为本病的好发季节。

(四) 流行特征

钩虫感染遍及全球。我国各省、市、自治区均有不同程度的分布和流行。一般南方高于北方，农村高于城市。国内大部分地区为两种钩虫混合感染，北方以十二指肠钩虫感染为多，南方个别地区以美洲钩虫感染为主。

三、发病机制及病理变化

(一) 发病机制

1. 幼虫的致病作用 幼虫侵入人体皮肤可引起钩蚴性皮炎，局部皮肤可出现小的红色丘疹。

2. 成虫引起的损害 钩虫成虫以口囊吸附在小肠黏膜绒毛上，以摄取黏膜上皮及血液为食。成虫经常更换吸附部位，并分泌抗凝血物质，故被钩虫吸附的黏膜不断渗血，可引起慢性失血和血浆蛋白丢失。

(二) 病理改变

本病的病理改变主要发生于皮肤、肺组织、肠组织等。

1. 皮肤 钩蚴性皮炎可见局部血管扩张、出血及血清渗出。在真皮内有中性粒细胞、嗜酸性粒细胞、单核细胞和成纤维细胞浸润，在结缔组织、淋巴管和血管内有时可见到幼虫。

2. 肺 肺组织有点状出血，中性粒细胞、嗜酸性粒细胞、单核细胞和成纤维细胞浸润。若有大量钩蚴移行，则可引起肺组织的广泛炎症反应，甚至可形成肺小叶实变。

3. 小肠 钩虫成虫以口囊吸附在小肠黏膜绒毛上，造成多数出血点及小溃疡。常见者为散在、直径为 3～5 mm 的浅层出血或糜烂，其次为大块深及黏膜下层甚至肌层的出血性淤斑。溃疡周围黏膜层、固有层及黏膜下层常有水肿及中性粒细胞、嗜酸性粒细胞和淋巴细胞浸润。

【能力训练】

一、护理评估

（一）健康史

详细询问患者是否有在流行区赤足在水田或土地上劳作史。

（二）身体状况

钩虫感染后是否出现症状与感染的程度、宿主的营养状况和免疫功能有关。粪便中有钩虫卵而无明显症状的钩虫感染者颇为多见。

1. 幼虫所致的症状

（1）钩蚴性皮炎：钩虫感染者最常见的早期临床症状。当丝状蚴侵入皮肤后数分钟，皮肤可发生烧灼、针刺样或奇痒等感觉，继而出现出血性的小斑点和丘疹，1～2 天后变为水疱，3～5 天内局部症状消失而自愈。

（2）呼吸系统症状：丝状蚴侵入皮肤后 3～7 天，幼虫随血流移行至肺泡，如数量较多，可出现咽痒、咳嗽、咳痰等呼吸道症状；重者可出现剧烈干咳和哮喘发作，表现为嗜酸性粒细胞增多性哮喘；有时可有畏寒、发热等表现。胸片检查可见肺纹理增多或肺门阴影增多，偶可发现短暂的肺浸润性病变。

（3）急性钩虫病：短期内大量钩蚴感染所致的早期钩虫病综合征。临床表现除上述皮肤及肺部损害外，部分患者于呼吸道症状出现后 1～2 周，可出现明显的消化道症状，如腹痛（多为脐周或上腹隐痛）及腹泻（水样便为主）。此外，尚可有发热、食欲不振、全身乏力等。

2. 成虫引起的症状

（1）消化系统的症状：患者大多于感染后 1～2 个月逐渐出现上腹部不适或疼痛、食欲减退、腹泻、乏力、消瘦等。

（2）贫血症状：重度感染后 3～5 个月逐渐出现进行性贫血，表现为头晕、耳鸣、心悸、气促等。长期严重贫血患者可发生心脏病，表现为心脏扩大、心率加快等；严重贫血常伴有低蛋白血症，出现下肢或全身水肿。

（三）心理社会状况

患者对所患疾病不了解以及对预后的不可知而使其产生焦虑和恐惧感。

（四）辅助检查

1. 血常规检查 常有不同程度的贫血，属于小细胞低色素性贫血。嗜酸性粒细胞可有增高。

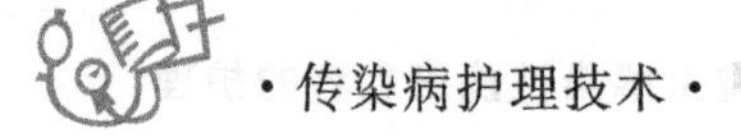

2. 特异性检查

(1) 潜血试验:可呈阳性。

(2) 虫卵检查:粪便直接涂片或盐水法可查到钩虫卵,后者检出率高。检出钩虫卵可确诊钩虫感染。

(3) 溃疡部活检:找到钩虫成虫。

3. 影像学检查 可出现肺纹理增多,散在片状影,肺间质呈网状结构等改变。

知识链接

潜血试验

潜血试验又称粪便隐血检查,是用来检查粪便中隐匿的红细胞或血红蛋白、转铁蛋白的一项实验。这对检查消化道出血是一项非常有用的诊断指标。粪便隐血是消化道异常的早期预警,当消化道出血量较少时,粪便外观可无异常改变,肉眼不能辨认。因此,对疑有消化道慢性出血的患者,应进行粪便隐血检查,对消化道恶性肿瘤(如胃癌、大肠癌、息肉、腺瘤)的早期筛查意义重大。

二、护理诊断及合作性问题

1. 营养失调 与食欲下降、腹泻、慢性失血有关。

2. 贫血 与钩虫在肠道寄生引起的慢性失血有关。

3. 活动无耐力 与钩虫引起的贫血有关。

4. 皮肤完整性受损 与钩虫引起的皮肤损伤有关。

三、护理措施

(一) 一般护理

1. 休息 根据贫血程度决定其活动量,严重贫血者需卧床休息。

2. 饮食 饮食应以高蛋白、高热量、高维生素、易消化及含铁丰富的饮食为主。驱虫期间给予半流质饮食,忌食油类和粗纤维食物。

3. 病情观察 观察患者皮疹及皮肤瘙痒情况、呼吸系统症状、消化系统症状、贫血所引起的症状和体征,以及疗效(如血红蛋白增长情况等)。

(二) 对症护理

(1) 重度贫血患者生活不能自理,应加强生活护理,满足其基本需要。因患者机体抵抗力差,特别应注意口腔、皮肤护理,以防感染。

(2) 皮肤瘙痒者,可给予涂肤剂止痒,并应嘱患者避免搔抓,预防继发感染。

(三) 治疗护理

1. 一般治疗 治疗应补充铁剂,纠正贫血,可用硫酸亚铁加维生素 C。一般病例先驱虫治疗,后补充铁剂;重度感染伴有严重贫血,先纠正贫血;伴有营养不良患者注意补充维生素和蛋白质。

2. 钩蚴性皮炎的治疗 在钩蚴侵入皮肤后 24 h 内，可用左旋咪唑涂肤剂或 15% 阿苯达唑软膏 1 天 3 次涂搽，重者连用 2 天。皮炎广泛者，口服阿苯达唑，每天 10～15 mg/kg，分 2 次口服，连用 3 天，有止痒、消炎及杀死皮肤内钩蚴的作用，也可阻止或预防呼吸道症状的发生。

3. 驱虫治疗 目前国内广泛使用的阿苯达唑和甲苯达唑对肠道线虫有选择性与不可逆性抑制其摄取葡萄糖的作用，使其糖原衰竭和抑制延胡酸还原酶，阻止三磷酸腺苷产生，导致虫体死亡，而且还有杀死钩虫卵的作用。

(1) 阿苯达唑：成人常用 400 mg 顿服，隔 10 天再服 1 次，或每天 200 mg，连服 3 天。12 岁以下儿童剂量减半。

(2) 甲苯达唑：成人 200 mg，连服 3 天，2 岁以上儿童剂量同成人，2 岁以下的儿童剂量减半。

（四）心理护理

多与患者沟通交流，让患者了解病情以及症状和体征出现的原因，对该病的预后树立信心，从而减轻患者的心理负担。

（五）健康指导

(1) 进行钩虫感染过程及预防措施的知识教育，宣传普查、普治及加强粪便管理的意义，并做好个人防护，防止钩虫幼虫从皮肤侵入，以预防钩虫病。

(2) 介绍钩虫病的症状、贫血原因、服用抗钩虫药的注意事项，嘱患者坚持服药，并请家属监督。

(3) 驱虫后半个月左右应复查粪便虫卵，以判定疗效。

能力检测

1. 钩虫病贫血的主要原因是(　　)。
A. 钩虫的毒素引起骨髓造血功能减退
B. 钩虫对肠道感受器的刺激可引起胃肠功能紊乱
C. 慢性失血使体内铁储备量耗损
D. 肠道吸收障碍
E. 铁剂吸收不良

2. 钩虫病贫血属于(　　)。
A. 正常细胞正常色素性贫血　　B. 正常细胞性贫血
C. 小细胞低色素性贫血　　D. 大细胞性贫血
E. 红细胞大小不均、异形及多染性

3. 钩虫成虫引起的主要症状是(　　)。
A. 皮炎　　B. 呼吸道症状　　C. 消化道症状
D. 贫血症状　　E. 神经系统症状

参考答案:1. C　2. C　3. D

（刘　峰）

任务五　蛔虫病患者的护理

学习目标

知识要求

1. 掌握蛔虫病患者的护理措施。
2. 熟悉蛔虫病的传染源、传播途径、易感人群、临床表现、预防措施。
3. 了解蛔虫病的病原学、流行特征、发病机制、实验室检查、治疗要点。

能力要求

1. 能够通过改变一些生活习惯而切断生活中蛔虫病的常见传播途径。
2. 能够对社区人群进行蛔虫病的健康教育。

案例引导

患者，女性，34 岁，自 12 岁开始即有不规则上腹痛、嗳气、反酸，近一周来上腹部持续性疼痛，阵发性加剧，曾服中药，解出蛔虫数条后好转。但 2 天后又出现阵发性腹痛，且逐渐加剧，以心窝部为甚。入院前 3 天吐血 1 大碗(约 600 mL)。

问题：

1. 该患者的临床诊断是什么？
2. 能引起腹痛的疾病有哪些？
3. 该病患者可能的传播途径有哪些？

【基础知识】

一、概述

蛔虫病(ascariasis)是由蚯蚓蛔线虫寄生于人体小肠或其他器官所引起的常见疾病。本病患者以儿童居多。临床多数无明显自觉症状，部分患者有腹痛和肠道功能紊乱表现。

蛔虫成虫为长圆柱形，虫体呈乳脂色或淡红色，形似蚯蚓，头尾较细，两侧缘有明显的白色侧线。雄虫较小，尾端卷曲，雌虫较大，尾部钝圆呈锥形，寄生于小肠下端。每条雌虫每天产卵 20 万个左右，可随粪便排出。虫卵分受精卵和未受精卵两种。受精卵为宽卵圆形；未受精卵较狭长，为长椭圆形，少数外形不整齐。只有受精卵才具有感染能力。

蛔虫不需要中间宿主，其生活史包括虫卵在外界发育，幼虫在宿主体内移行和发育，及成虫在小肠内寄生。虫卵随粪便排出，未受精卵不能发育，受精卵在适宜的外界环境中，卵细胞发育为类杆状幼虫，即第1期幼虫，再经1周，卵内幼虫第1次蜕皮，成为第2期幼虫。这种虫卵对宿主具有感染性，称为感染期虫卵。感染期虫卵被正常宿主(人)经口吞食，进入小肠。小肠的内环境具有促使卵中幼虫孵化的条件，孵出的幼虫侵入小肠黏膜和黏膜下层，再侵入小静脉，达门静脉系统到肝脏，经右心到肺，穿过肺泡的毛细血管进入肺泡。幼虫也可侵入肠壁淋巴管，经胸导管入静脉而达肺部。在肺内，幼虫进行第2次蜕皮(约感染后第5天)及第3次蜕皮(约在感染后第10天)，成为第4期幼虫。然后，幼虫沿支气管、气管移行到咽部，被吞入食管，经胃到小肠。在小肠内幼虫进行第4次蜕皮(于感染后第21～29天)，转为童虫，再经数周，发育为成虫。自感染到雌虫开始产卵需60～75天，成虫在人体内存活时间通常为1年左右。

二、流行病学

(一) 传染源

蛔虫感染者和患者是本病的传染源，人是蛔虫的唯一终宿主。

(二) 传播途径

感染性虫卵主要经口吞入而感染，亦可随灰尘飞扬被吸入咽部吞下而感染。生食未洗净的蔬菜、瓜果等容易感染，污染的手指也易将虫卵带入口内。

(三) 人群易感性

本病人群普遍易感，多次感染后可产生一定的免疫力，进入人体的幼虫多被消灭，不能发育为成虫，故成人感染率较低。

(四) 流行特征

蛔虫病流行于世界各地，感染率与环境卫生和个人卫生习惯密切相关，国内分布极广，尤其是农村地区，一般农村高于城市。儿童发病率高于成人，尤其是学龄前和学龄儿童发病率高，无男女性别差异。

三、发病机制及病理变化

(一) 发病机制

蛔虫感染的致病作用由蛔虫幼虫和成虫引起。蛔虫幼虫经过时由于其代谢产物或幼虫本身死亡均可导致炎症反应。蛔虫幼虫损伤肺微血管可引起出血与细胞浸润，后者以嗜酸性粒细胞和中性粒细胞为主。

(二) 病理变化

蛔虫感染引起的病理变化主要由成虫引起，蛔虫成虫寄生在小肠内，以空肠与回肠上段为主，其致病作用主要包括以下几点。

1. 损伤肠黏膜 蛔虫唇齿的机械性作用和代谢产物的化学性刺激，能损伤肠黏膜并引起炎症性病变；蛔虫在小肠内寄生可损伤肠黏膜，主要为空肠黏膜。

2. 掠夺营养，引起营养不良 蛔虫以人体肠腔内半消化物为食，加上肠黏膜损伤所致的消化和吸收障碍，尤其是影响儿童对蛋白质、脂肪、糖类及维生素的吸收，可出现营养不良。

3. 蛔虫成虫的毒性作用　蛔虫可使机体出现变态反应，如荨麻疹、发热、哮喘、结膜炎、血管神经性水肿、皮肤瘙痒、腹痛、腹泻等，甚至内脏器官变性。

4. 并发症　蛔虫有钻孔习性，常引起异位性损害。

【能力训练】

一、护理评估

（一）健康史

详细询问患者是否有吃未洗净的蔬菜、瓜果类食物，或者是否有喝生水的习惯。

（二）身体状况

1. 幼虫移行期　少量幼虫在肺部移行时，可无任何临床表现，但短期内生吃了含大量感染期蛔虫卵的蔬菜和其他被污染食物的患者，常可引起蛔虫性肺炎、哮喘和嗜酸性粒细胞增多症。此症潜伏期一般为 7～9 天，临床上可出现肺部和全身症状。

2. 成虫引起的症状　大多数病例无任何症状，患者以腹痛最为常见，位于脐周，呈不定时反复发作，不伴有腹肌紧张与压痛。患者常有食欲减退与恶心、消化不良、烦躁不安、荨麻疹等，时而腹泻或便秘，常突然发生脐周阵发性疼痛，按之无压痛，亦可有腹泻、便秘等。

儿童患者有时可引起神经症状，如惊厥、夜惊、磨牙、异食癖等。

（三）心理社会状况

患者对所患疾病不够了解，从粪便中排出肉眼可见的成虫更使其感到恶心和恐惧。

（四）诊断检查

1. 血常规检查　蛔虫移行期间白细胞和嗜酸性粒细胞增多。

2. 特异性检查　在感染者粪便中检出虫卵，即可确诊。由于雌蛔虫产卵量大，可采用直接涂片法，一张涂片的检出率为 80%左右，查 3 张可达 95%；也可采用饱和盐水漂浮法，能提高蛔虫卵的检出率。

3. 影像学检查　胆道蛔虫病患者做腹部超声检查时，可发现蛔虫位于扩张的胆总管腔内，并在内活动，但阳性率不高。

知识链接

饱和盐水漂浮法的原理

一般寄生虫卵的比重在 1.055～1.145 之间，在水中虫卵可下沉。如果把它置于比重大于虫卵的饱和盐水(比重为 1.170)中，虫卵便可漂浮在液面上，便于虫卵的集中而提高检出率。

二、护理诊断及合作性问题

1. 营养失调 与蛔虫成虫在肠道中掠夺营养有关。

2. 疼痛 与蛔虫的钻孔习惯和机械性作用引起的炎症有关。

3. 呼吸道症状 与蛔虫的幼虫移行至肺部有关。

4. 腹泻 与蛔虫引起的肠道炎症有关。

三、护理措施

（一）一般护理

1. 休息 根据病情程度决定其活动量。

2. 饮食 对营养较差的儿童应给予营养丰富、易消化的食物；驱虫期间不宜进食过多油腻食物，避免甜、冷、生、辣食物，以免激惹蛔虫引起并发症；并发胆道蛔虫病者给予低脂、易于消化的流质或半流质食物；有肠梗阻或严重呕吐者禁食。

（二）对症护理

腹痛患者酌情卧床休息，应给予安慰，消除其紧张不安情绪。可用热水袋或热毛巾热敷，或用手轻揉腹部，严重时可适当使用解痉止痛药。

（三）治疗护理

驱虫药物应于空腹或睡前一次顿服，并观察药物副作用（如恶心、呕吐、头晕或腹痛），如严重者可予以对症处理。服药1～3天内观察大便排虫数，以了解驱虫效果，并去医院复查大便，如仍有蛔虫卵，间隔2周再服驱虫药1次。

不可多次连续驱虫或任意加大药物剂量，以免引起毒副作用，常用驱虫药物如下。

(1) 苯咪唑类：包括阿苯达唑与甲苯达唑，均为广谱驱虫药，阿苯达唑400 mg一次顿服，有效率达90%以上。该药一般无明显毒副作用，偶有头痛、呕吐、轻度腹泻等。

(2) 噻嘧啶：为广谱驱虫药，儿童剂量10 mg/kg，成人为500 mg，一次顿服。该药可引起头痛、呕吐等，孕妇及肝、肾、心脏等疾病患者慎用。

（四）心理护理

多与患者交流，让患者了解病情以及症状和体征出现的原因，对治愈该病树立信心，从而减轻恐惧与不安等负面情绪。

（五）健康指导

1. 改水改厕 保护水源，保证生活用水的安全卫生；建立无害化厕所或高温堆肥，以加强粪便无害化处理，防止蛔虫卵污染周围环境。

2. 健康教育，增强自我保健意识 广泛开展卫生知识宣教，培养良好卫生习惯，做到饭前、便后洗手，不食用未洗净的瓜果、蔬菜，不喝生水等。

能力检测

1. 蛔虫病患者如不彻底治疗，可能发生下列并发症，其中哪一条除外？（ ）

A. 胆道蛔虫病　　B. 蛔虫性肠梗阻　　C. 蛔虫性阑尾炎
D. 肠穿孔　　E. 蛔虫性哮喘

2. 蛔虫卵对外界环境抵抗力强的原因是(　　)。
A. 卵壳厚　　B. 具有蛋白质膜　　C. 具有受精膜
D. 具有壳质层　　E. 具有蛔甙层

3. 蛔虫成虫寄生的部位是(　　)。
A. 小肠　　B. 盲肠　　C. 血管　　D. 淋巴系统　　E. 肺

4. 蛔虫感染的阶段是(　　)。
A. 受精卵　　B. 未受精卵　　C. 感染期虫卵
D. 脱蛋白质膜受精卵　　E. 脱蛋白质膜未受精卵

参考答案:1. E　2. E　3. A　4. C

(刘　峰)

任务六　蛲虫病患者的护理

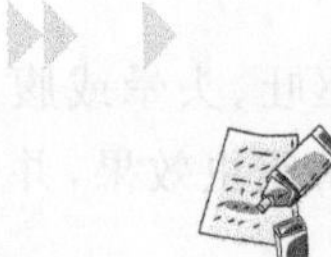

学习目标

知识要求

1. 掌握蛲虫病患者的护理措施。
2. 熟悉蛲虫病的传染源、传播途径、易感人群、临床表现、预防措施。
3. 了解蛲虫病的病原学、流行特征、发病机制、实验室检查、治疗要点。

能力要求

1. 能够对蛲虫病职业暴露采取正确的处理措施。
2. 能够对社区人群进行蛲虫病健康教育。

案例引导

患儿,女,3岁,出现会阴部瘙痒,尤以夜间为甚,有时有遗尿,夜间突发惊哭,睡眠不安。患儿心情烦躁、焦虑不安,食欲减退,注意力不集中,好咬指甲。会阴局部皮肤被患儿搔破。病程中,患儿纳差,近1月来,有尿频、尿急等症状。

问题:

1. 能引起小孩会阴部瘙痒的疾病有哪些?
2. 该病患者可能的传播途径有哪些?

【基础知识】

一、概述

蛲虫病(enterobiasis)是蛲虫寄生于人体引起的一种肠道寄生虫病。本病在我国古代早有记载,多发于小儿,主要症状为肛门周围和会阴部夜间瘙痒。

蛲虫虫体细小如乳白色线头,雌虫比雄虫大。虫卵呈长圆形,约 30 μm×60 μm,无色透明,两侧不对称,一侧稍扁。虫卵在体外抵抗力强,阴湿环境更适宜,可存活2~3 周。经煮沸、5%石炭酸可将虫卵杀死。成虫主要寄生在盲肠,重度感染者有时见于升结肠内。雄虫交配后即死亡,雌虫沿升结肠下行,夜间可爬出肛门,在肛门周围、会阴部皱褶处产卵,一条雌虫一天产卵一万枚左右,产卵后雌虫死亡。蛲虫无中间宿主,虫卵于 6 h 内即发育为含杆状蚴的感染性虫卵,经污染手指、衣被等进入口腔,下行至十二指肠孵出蚴虫,蚴虫下行,经蜕皮 2 次,发育为成虫寄生于盲肠。此过程需 4~6 周,蛲虫寿命为 2~4 周。

二、流行病学

(一) 传染源

人是蛲虫的唯一自然宿主,患者是传染源。

(二) 传播途径

1. 直接感染 虫卵通过肛门-手-口感染,为自身感染的一种类型。

2. 间接感染 虫卵污染内衣裤、床单、被褥、玩具,经手、口感染。

3. 吸入感染 虫卵经尘埃飞扬,从口鼻吸入咽下而感染。

4. 逆行感染 虫卵在肛门附近自孵,幼虫爬回肠内而感染。

(三) 人群易感性

本病以儿童多见,集体儿童机构中传播率高。成人多从与儿童接触中感染,可呈家庭聚集性。男女感染率无明显差异。

(四) 流行特征

世界各地均有流行,温带、寒带地区感染率高于热带地区,城市高于农村,尤以居住拥挤、卫生条件差的地区多见,儿童感染率较成人高。

三、发病机制及病理变化

(一) 发病机制

肛门周围和会阴部因受到成虫和虫卵的刺激,引起局部组织出现炎症反应。成虫寄生在肠内,附着处的黏膜受损,出现慢性炎症,也可形成小溃疡,引起出血。有时出现嗜酸性粒细胞性小肠结肠炎的症状,肠黏膜活检见大量嗜酸性粒细胞浸润。合并感染者可产生黏膜下脓肿。

（二）病理变化

蛲虫虽然是肠道寄生虫，但有时可侵入肠壁组织、阑尾组织，甚至肠外的一些组织与器官异位寄生，引起局部炎症，形成肉芽肿病变。

肉眼观肉芽肿为灰白色中心微黄色的小硬结，显微镜下可见其中心为含有成虫残体或虫卵的坏死区，周围有大量嗜酸性粒细胞和巨噬细胞浸润，有时可见夏-雷晶体，最外层是由胶原纤维包绕的被膜。

蛲虫可侵犯的组织器官包括肠壁、阑尾、泌尿生殖系统、盆腔、腹腔、肛周皮肤以及其他器官。

【能力训练】

一、护理评估

（一）健康史

详细询问患者肛周和会阴部是否有奇痒和虫爬行感，是否以夜间为甚。是否有不好的生活习惯，如饭前、便后不洗手等。

（二）身体状况

由于感染程度不同，又因该虫可发生异位寄生，因此临床上可以无明显症状，或表现出不同的症状和体征。

1. 肛周瘙痒 本病最常见的表现是肛周瘙痒，尤以夜间为重。重度感染时可导致胃肠功能紊乱，出现呕吐、腹泻、发热、腹痛等。

2. 异位寄生表现

(1) 蛲虫性阑尾炎：蛲虫寄生于阑尾腔，也可侵入阑尾组织中，引起急性或慢性阑尾炎。患者可出现阵发性腹痛，以右下腹为主，可伴有恶心、呕吐、发热。血液检查中性粒细胞和嗜酸性粒细胞可有增高。

(2) 泌尿生殖系炎症：蛲虫可侵入女性外阴，并经阴道进入生殖系统各脏器，引起外阴炎、阴道炎、子宫内膜炎，甚至腹膜炎。

(3) 其他部位的表现：肛周脓肿、肛门瘘管及炎性肉芽肿。侵入盆腔、腹腔可引起腹痛、腹膜炎等。

（三）心理社会状况

患者对所患疾病不了解，但因为会阴部有瘙痒易误认为是性病。

（四）辅助检查

1. 血常规检查 本病外周血白细胞、血红蛋白及血小板多无明显变化。

2. 特异性检查

(1) 发现成虫：在小儿入睡2～3 h后，检查肛门皮肤皱褶处，找到白线头蛲虫可确诊。

(2) 查虫卵：以市售透明胶纸一小块，于清晨大便前以粘面向肛周皮肤皱褶处粘取虫卵，将胶面放于载玻片上，加一滴二甲苯后镜检，至少连续检3次，找到虫卵即可确诊。

知识链接

蛲虫的虫卵

蛲虫的繁殖能力非常强，但它的虫卵肉眼是看不见的，我们通常所看到的白色的，应该是成虫的尸体，因为雌虫在产卵后会死掉，所以一般在孩子肛周看到的应该是蛲虫成虫的尸体。

二、护理诊断及合作性问题

1. 肛周和会阴部瘙痒 与蛲虫的活动有关。

2. 知识缺乏 家长对蛲虫的防治知识缺乏。

三、护理措施

（一）一般护理

肛周及会阴部局部护理：用温水洗净肛门，然后用蛲虫软膏或双羟萘酸噻嘧啶栓剂塞肛和涂于肛周，有杀虫止痒的效果；或遵医嘱口服用药。

（二）治疗护理

1. 苯咪唑类 阿苯达唑 400 mg，顿服，或甲苯达唑 500 mg，顿服。成人剂量与儿童剂量相同。2 周后再服一次防止复发。该药副作用轻，可有头昏、腹痛、腹泻。

2. 恩波吡维铵(扑蛲灵) 恩波吡维铵 5 mg/kg，顿服。该药服用后大便染成红色，嘱家长不必惊慌。该药偶有恶心、呕吐、腹痛和感觉过敏等副作用。

3. 噻嘧啶 噻嘧啶 10 mg/kg，顿服，2 周后复查一次。该药副作用小，可有轻度头痛、恶心、腹部不适。

（三）心理护理

多与患者沟通交流，让患者了解病情以及症状和体征出现的原因，对该病的愈后树立信心，从而减少患者的恐惧等心理负担。

（四）健康指导

(1) 指导家长夜间检查成虫和收集虫卵的方法。

(2) 本病再感染机会多，指导患者及家属按医嘱定期驱虫治疗，并注意药物副作用。同时，患儿内衣裤、被褥等需煮沸，或用开水浸泡后在日光下曝晒，连续 10 天。

(3) 集体儿童应定期普查、普治。应注意对家长和保育人员的指导，对密切接触患儿者应同时进行治疗，以杜绝再感染。宣传正确的个人卫生、饮食习惯，搞好环境卫生，做到饭前便后洗手、勤剪指甲、不吮手指、不穿开裆裤。

能力检测

1. 检查蛲虫卵的时间最好在(　　)。

A. 晚上　　B. 清晨大便前　　C. 中午

D. 下午　　　　　　　E. 饭后

2. 检查蛲虫卵的方法是(　　)。

A. 粪检涂片法查虫卵　　　　　　　　　B. 粪检浮聚法查虫卵

C. 粪检沉淀法查虫卵　　　　　　　　　D. 透明胶纸法肛周查虫卵

E. 血检查幼虫

3. 晚上从肛门爬出产卵的线虫是(　　)。

A. 蛔虫　　B. 丝虫　　C. 钩虫　　D. 蛲虫　　E. 鞭虫

4. 某小孩晚上肛门瘙痒,其母在他的肛门周围找到一些小虫子。该虫为线形,呈白色,约1 cm长,有头翼和咽管球,它是(　　)。

A. 蛔虫　　B. 丝虫　　C. 钩虫　　D. 蛲虫　　E. 鞭虫

参考答案:1. B　2. D　3. D　4. D

(刘　峰)

任务七　绦虫病患者的护理

学习目标

知识要求

1. 掌握绦虫病患者的护理措施。
2. 熟悉绦虫病的传染源、传播途径、易感人群、临床表现、预防措施。
3. 了解绦虫病的病原学、流行特征、发病机制、实验室检查、治疗要点。

能力要求

1. 能够切断生活中绦虫病的常见传播途径。
2. 能够对社区人群进行绦虫病健康教育。

案例引导

患者,男性,37岁,平时喜食外卖的肉包,半年后粪便中见有能伸缩活动的白色活体。2004年4月,患者到福建省疾病预防控制中心就诊,粪检发现绦虫卵及节片,诊断为猪肉绦虫病。给予口服槟榔、南瓜子驱虫,排出虫体一条,一个月后粪检虫卵阴性。

问题:

1. 该患者的临床诊断是什么?
2. 该病患者可能的传播途径是什么?

【基础知识】

一、概述

绦虫病(cestodiasis)是指寄生于人体的各种绦虫所引起的疾病的总称,是人体常见的寄生虫病。肠绦虫病(intestinal cestodiasis)是各种绦虫成虫或幼虫寄生于人体小肠所引起的疾病的总称。常见的肠绦虫病有猪肉绦虫病和牛肉绦虫病,分别因进食含有活囊尾蚴的猪肉和牛肉而感染。临床以腹痛、饮食异常、乏力、大便排出绦虫节片,甚至发育迟缓为特征。

在我国常见的长绦虫有猪肉绦虫、牛肉绦虫,其次是短膜壳绦虫、长膜壳绦虫,偶见阔节裂头绦虫和犬复孔绦虫。猪肉绦虫和牛肉绦虫为雌雄同体,乳白色,虫体扁平如带状,猪肉绦虫长 2～4 m,牛肉绦虫长 4～8 m,由头节、颈和链体三部分组成。头节较细,颈部为生长部分,颈部产生节片形成链体。

妊娠节片内充满虫卵,虫卵和妊娠节片经常随粪便排出体外。虫卵被猪或牛吞食后,在消化液和胆汁的作用下,卵内六钩蚴逸出,钻入肠壁随血液循环和淋巴循环到达全身多个组织器官,主要在骨骼肌内发育为囊尾蚴。人食含活囊尾蚴的猪肉或牛肉后,囊尾蚴在人体胃酸、胃蛋白酶的作用下,囊壁被消化,囊尾蚴头节伸出,吸附在肠黏膜上,经 2～3 个月发育为成虫。猪肉绦虫成虫在人体内可存活 25 年以上,牛肉绦虫成虫在人体内可存活 60 年以上。

二、流行病学

(一) 传染源

人是猪肉绦虫和牛肉绦虫的终末宿主,故绦虫病患者是猪肉绦虫病和牛肉绦虫病的唯一传染源。

(二) 传播途径

人因食入未煮熟的含囊尾蚴的猪肉和牛肉而感染;或因生尝肉馅、生肉、未熟透的肉片而感染;生、熟食炊具不分也可致熟食被污染活囊尾蚴而使人感染。

(三) 人群易感性

本病人群普遍易感,以青壮年农民较多,男性多于女性。

(四) 流行特征

本病呈世界性分布,在我国分布较广,猪肉绦虫病分布于华北、东北、西北、云南,牛肉绦虫病分布于西南各省及西藏、内蒙古、新疆等。

三、发病机制及病理变化

(一) 发病机制

有活力的囊尾蚴被人食入后,在小肠内经消化,囊尾蚴翻出头节吸附在肠黏膜上,自颈部长出节片,逐渐发育为成虫,并借助头节上的吸盘和小钩附着在肠黏膜上。末端的孕节单个或几节连在一起脱落到肠腔并随粪便排出。

（二）病理变化

成虫夺取营养，头节吸附在肠黏膜上引起机械性刺激，脱落的孕节通过回盲瓣时刺激局部组织，引起黏膜损伤及炎症。除此之外，致病作用轻微。

【能力训练】

一、护理评估

（一）健康史

详细询问患者是否有吃生的或不熟的猪肉、牛肉史。

（二）身体状况

自吞食猪或牛肉绦虫的囊尾蚴至粪便中出现虫体节片需2～3个月，此即潜伏期。猪肉绦虫病与牛肉绦虫病的症状多较轻微，患者常无不适，粪便中发现白色带状节片为本病的最初和唯一症状。牛肉绦虫脱落的节片蠕动能力较强，常可自动从肛门脱出。半数患者常有上腹隐痛，少数可有消瘦、乏力、食欲亢进等，偶有磨牙、失眠等神经系统症状。猪肉绦虫病患者因自体感染而患有囊尾蚴病者可占2.5%～25%，感染期愈长危险性亦愈大。

（三）心理社会状况

患者对所患疾病不了解，因为绦虫结节能自肛门脱落，易产生恐惧感。

（四）辅助检查

1. 血常规检查 病程早期血嗜酸性粒细胞可轻度增加，白细胞总数多无变化。

2. 特异性检查

(1) 粪便检查：可用直接涂片或集卵法查绦虫卵，如查获虫卵可确诊为绦虫病，但不能鉴别虫种，因为猪肉绦虫和牛肉绦虫的虫卵极相似，镜下亦难以区分。

(2) 妊娠节片检查：采用压片法检查，可见猪肉绦虫妊娠节片类，子宫分支为7～13个，呈树枝状；而牛肉绦虫则为15～30个，呈对分支状。

3. 其他 近年来，免疫学和分子生物学检查用于诊断绦虫病具有较高的灵敏性和特异性。

知识链接

绦虫纲

绦虫纲通常可以分为2个亚纲，即单节亚纲和多节亚纲。单节亚纲无头节，虫体不分节，仅具有1套生殖器官。幼虫具有纤毛，有5对小钩，称为十钩蚴。它寄生于鱼类、龟鳖类和环节动物的胸腔或体腔中。多节亚纲通常具有头节，除2个目外，虫体均具有多节的链体，每一节片具有1套或2套生殖器官。幼虫具有纤毛或卵壳，有3对小钩，分别称为钩球蚴和六钩蚴。成虫寄生于脊椎动物。多节亚纲又分为11个目，其中寄生于人体的绦虫分别属于假叶目和圆叶目，其中以圆叶目绦虫最重要，主要包括牛肉绦虫、猪肉绦虫、细粒棘球绦虫及微小膜壳绦虫。

二、护理诊断及合作性问题

1. 腹痛 与绦虫的活动和阻塞肠道有关。

2. 食欲亢进 与绦虫吸取肠道营养有关。

3. 疼痛 与绦虫寄生于小肠，导致胃肠功能障碍有关。

4. 营养失调 与绦虫长期寄生于肠道，导致胃肠功能紊乱有关。

三、护理措施

（一）一般护理

1. 消化道隔离 对患者使用的便盆与检查粪便的用具均应彻底消毒，防止虫卵污染水、食物及手而感染他人或自身。检出的虫体应消毒、焚毁，防止家畜吞食后播散。患者的衣物及病室用具均应消毒，以防引起囊尾蚴病。

2. 饮食 鼓励患者多进高热量、高蛋白、营养丰富的饮食，以保证足够的营养摄入。

3. 病情观察 注意观察粪便中有无节片自肛门排出；有无恶心、呕吐、腹痛、腹泻等消化道症状；有无营养不良等表现。

（二）治疗护理

本病主要是驱虫治疗。

1. 吡喹酮 驱猪肉或牛肉绦虫按10～20 mg/kg，顿服。无需导泻，疗效可达95%以上。药物主要作用于虫体表皮，出现空泡，继而破溃，并可使虫体肌肉发生痉挛，致虫体随肠蠕动从粪便排出体外。

2. 甲苯达唑 甲苯达唑300 mg/次，2次/天，疗程为3天，疗效亦佳，肠道很少吸收，副作用少。

驱虫的注意事项：驱虫后应留24 h内全部粪便，以便寻找头节。如治疗6个月后无节片排出，虫卵转阴，则认为痊愈，否则应复治。

（三）心理护理

多与患者沟通交流，让患者了解病情以及症状和体征出现的原因，对该病的愈后树立信心，从而减少恐惧等心理负担。

（四）健康指导

1. 对患者的指导 服用吡喹酮后，教育患者注意个人卫生，衣服（尤其内裤）、被褥、便盆等用具应加强消毒，防止虫卵污染水、食物及手而感染自体或他人。对驱虫后粪便中未找到头节的患者，应定期复查、复治。告知患者半年内无节片排出，虫卵转阴，即为痊愈。驱虫以后，患者仍应注意休息和加强营养，以逐渐改善贫血、消瘦、乏力等症状。

2. 预防疾病指导 向患者宣传绦虫病和猪囊尾蚴病的危害性及防治知识，要求患者要彻底治疗绦虫病、猪囊尾蚴病。告知患者及家属不吃半生猪、牛肉，生、熟刀具及菜板要严格分开，树立卫生公德，不随地排便，注意养成个人卫生和饮食卫生习惯。

能力检测

1. 绦虫病经驱虫后，确定疗效的方法是(　　)。

A. 肉眼可见粪便中有大量节片

B. 肉眼可见粪便中有链体

C. 肛门拭子法查卵为阴性

D. 粪便淘洗找到头节

E. 症状消失

2. 下列哪项不能鉴别带绦虫的虫种？(　　)

A. 虫卵　B. 成节　C. 孕节　D. 头节　E. 囊尾蚴

3. 猪肉绦虫对人体的危害性比牛肉绦虫严重的主要原因是(　　)。

A. 吸收大量的营养　B. 虫体代谢产物的毒害作用

C. 囊尾蚴寄生所造成的损伤　D. 六钩蚴穿过组织时的破坏作用

E. 头节小钩对肠壁的损伤作用

4. 猪肉绦虫的感染阶段是(　　)。

A. 成虫　B. 虫卵　C. 囊尾蚴

D. 成虫和虫卵　E. 囊尾蚴和虫卵

5. 牛肉绦虫的终宿主是(　　)。

A. 猪　B. 牛　C. 猫　D. 犬　E. 人

参考答案：1. D　2. A　3. C　4. E　5. E

（刘　峰）

任务八　囊尾蚴病患者的护理

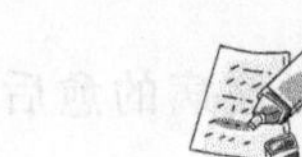

学习目标

知识要求

1. 掌握囊尾蚴病患者的护理措施。
2. 熟悉囊尾蚴病的传染源、传播途径、易感人群、临床表现、预防措施。
3. 了解囊尾蚴病的病原学、流行特征、发病机制、实验室检查、治疗要点。

能力要求

1. 能够切断生活中囊尾蚴病常见的传播途径。
2. 能够对社区人群进行囊尾蚴病的健康教育。

案例引导

患者，女性，28岁，主诉右颈部包块2年余，初起仅有黄豆样结节状包块。早期不痒、不痛，以后渐增，且伴有间断性红、肿、痛史，经抗菌消炎治疗病情好转，但包块不能完全消失。患者既往体健，无癫痫及精神疾病。查体：全身无皮下结节，大便未查见寄生虫卵，血常规正常。专科检查：右颈胸锁乳突肌上1/3部位可扪及一椭圆形肿物，约有3.0 cm×2.5 cm×2.5 cm大小，表面光滑，界清，质中，活动性较差，与周围组织粘连，皮色正常，轻度压痛，鼻咽部检查未发现异常。

问题：

1. 该患者的临床诊断是什么？
2. 该病患者可能的传播途径是什么？

【基础知识】

一、概述

囊尾蚴病(cysticercosis)又称猪囊尾蚴病、猪囊虫病，是由猪肉绦虫的幼虫(囊尾蚴)寄生于人体所致的疾病，为人畜共患的寄生虫病。人因吞食猪肉绦虫卵而感染。囊尾蚴可侵入人体各种组织和器官，如皮下组织、肌肉以及中枢神经系统而引起病变，其中以脑囊尾蚴病最为严重，可危及生命。

人是猪肉绦虫、牛肉绦虫的终宿主，绦虫在人体内发育为成虫，致人患绦虫病；人也可以是猪肉绦虫的中间宿主，故人还可患囊虫病。人不是牛肉绦虫的适宜中间宿主，故牛肉绦虫不引起人的囊虫病。猪肉绦虫卵经口感染，由于胃肠消化液的作用，六钩蚴从卵内逸出，经肠壁入血，随血液循环散布至全身，9～10周后发育为囊虫。囊虫呈圆形或椭圆形，约黄豆大小，乳白色，半透明，里面含有清亮液体和内凹的头节，头节呈白色点状，位于一侧。囊虫一般可存活3～10年，最长可达20年。

二、流行病学

(一) 传染源

猪肉绦虫患者是本病唯一的传染源。

(二) 传播途径

吞食猪肉绦虫卵经口感染为本病主要的传播途径。感染方式有以下3种。

1. 外源性异体感染 人进食被猪肉绦虫虫卵污染的蔬菜、食物、饮水、瓜果等受感染。

2. 外源性自身感染 猪肉绦虫病患者排出粪便中的虫卵污染手后带入口内受感染。

3. 内源性自身感染 猪肉绦虫病患者因呕吐引起胃肠逆蠕动，虫卵和妊娠节片反流入胃和十二指肠而感染。

（三）人群易感性

本病人群普遍易感，以青壮年多见，男性多于女性，农民较多。

（四）流行特征

本病广泛分布于世界各地，在欧洲、中南美洲、非洲、澳洲及亚洲等地都有本病的发生和流行。囊尾蚴病为我国北方主要的人兽共患寄生虫病，以东北、内蒙古、华北、河南、山东、广西等省和自治区较多。

三、发病机制及病理变化

（一）发病机制

囊尾蚴寄生在宿主的组织、器官后，体积逐渐增大，可对周围组织形成挤压，引起局部组织的炎症反应。表现为炎细胞浸润、纤维结缔组织增生，囊尾蚴被纤维组织包裹而形成包囊，囊尾蚴死亡后逐渐钙化。同时囊尾蚴在生长发育过程中，能不断向宿主排泄代谢产物及释放毒素类物质，导致不同程度的损害。

（二）病理变化

囊尾蚴病所引起的病理变化主要是由于虫体的机械性刺激和毒素的作用。囊尾蚴在组织内占据一定体积，是一种占位性病变；同时破坏局部组织，感染严重者组织破坏也较严重；囊尾蚴对周围组织有压迫作用，若压迫管腔可引起梗阻性变化；囊尾蚴的毒素作用可引起明显的局部组织反应和全身程度不等的血嗜酸性粒细胞增高及产生相应的特异性抗体等。猪囊尾蚴在机体内引起的病理变化过程分为以下3个阶段。

(1) 激惹组织产生细胞浸润，病灶附近有中性粒细胞、嗜酸性粒细胞、淋巴细胞、浆细胞及巨细胞等浸润。

(2) 发生组织结缔样变化，胞膜坏死及干酪性病变等。

(3) 出现钙化现象，整个过程为3～5年。囊尾蚴常被宿主组织所形成的包囊所包绕，囊壁的结构与周围组织的改变因囊尾蚴不同寄生部位、时间长短及囊尾蚴是否存活而不同。

囊尾蚴引起的病理变化导致相应的临床症状，其严重程度因囊尾蚴寄生的部位、数目、死活及局部组织的反应程度而不同。中枢神经系统的囊尾蚴多寄生于大脑皮质，是临床上癫痫发作的病理基础。

【能力训练】

一、护理评估

（一）健康史

详细询问患者是否有绦虫病史或是否有与绦虫病患者密切接触史。

（二）身体状况

由于囊尾蚴在脑内寄生部位、感染程度、寄生时间、虫体是否存活等情况不同以及宿主反应性的差异，故本病临床症状各异，从无症状到突然猝死。潜伏期 1 个月到 5 年内者居多，最长可达 30 年。

1. 脑囊尾蚴病 脑囊尾蚴病表现复杂，以癫痫、头痛为最常见的症状，有时有记忆力减退和精神症状或偏瘫、失语等神经受损症状，严重时可引起颅内压增高，导致呕吐、视力模糊、视神经乳头水肿，甚至昏迷等。根据临床表现本病可分以下类型。

(1) 脑实质型：最常见，占脑囊尾蚴病的 80%以上。囊尾蚴常位于大脑皮质表面近运动中枢区，癫痫为其最常见的症状，约半数患者以单纯大发作为唯一的首发症状。

(2) 脑室型：约占脑囊尾蚴病的 10%，囊尾蚴在脑室孔附近寄生时可引起脑脊液循环障碍、颅内压增高等。第四脑室或侧脑室带蒂的囊尾蚴结节可致脑室活瓣性阻塞，第四脑室有囊尾蚴寄生时，第四脑室扩大呈球形，反复出现突发性体位性剧烈头痛、呕吐，甚至发生脑疝。

(3) 软脑膜型(蛛网膜下腔型或脑底型)：约占脑囊尾蚴病的 10%，囊尾蚴寄生于软脑膜可引起脑膜炎，本型以急性或亚急性起病的脑膜刺激征为特点，并长期持续或反复发作，病变以颅底及颅后凹部多见，表现为头痛、呕吐、颈项强直、共济失调等症状，起病时可有发热，多在 38 ℃上下，持续 3～5 天，但多数患者常不明显，脑神经损伤也较轻微。

(4) 脊髓型：因寄生部位不同可引起相应的不同症状，如截瘫、感觉障碍、大小便潴留等。

(5) 混合型(弥漫性)：多为脑实质型与脑室型的混合型。上述神经症状更为显著。

2. 皮下及肌肉囊尾蚴病 皮下及肌肉囊尾蚴病的部分患者有皮下囊尾蚴结节。当囊尾蚴在皮下、黏膜下或肌肉中寄生时，局部可扪及约黄豆粒大(0.5～1.5 cm)结节，近似软骨硬度，略有弹性，与周围组织无粘连，在皮下可移动，为本皮色、无压痛的圆形或椭圆形结节。结节以躯干、头部及大腿上端较多。一般无明显感觉，少数患者局部有轻微的麻、痛感。

3. 眼囊尾蚴病 眼囊尾蚴病占囊尾蚴病的 2%以下，多为单眼感染。囊尾蚴可寄生在眼的任何部位，但多半在眼球深部，如玻璃体(占眼囊尾蚴病例的 50%～60%)和视网膜下(占 28%～45%)。此外，可寄生在结膜下、眼前房、眼眶内、眼睑及眼肌等处。位于视网膜下者可引起视力减退乃至失明，常为视网膜剥离的原因之一。位于玻璃体者可自觉眼前有黑影飘动，在裂隙灯下可见灰蓝色或灰白色圆形囊泡，周围有金黄色反射圈，有时可见虫体蠕动。眼内囊尾蚴寿命为 1～2 年，当眼内囊尾蚴存活时患者常可忍受，而当虫体死后常引起强烈的刺激，可导致色素膜、视网膜、脉络膜的炎症，脓性全眼球炎、玻璃体混浊等，或并发白内障、青光眼，终致眼球萎缩而失明。

4. 其他部位囊尾蚴病 囊尾蚴还可寄生于如心肌等脏器或组织中，可出现相应的症状或无症状，但均较罕见。

（三）心理社会状况

患者对所患疾病不了解，因为症状突出，易产生紧张和恐惧感。

（四）辅助检查

1. 血常规检查 大多在正常范围，嗜酸性粒细胞多无明显增多。

2. 特异性检查

(1) 眼底检查：有助于眼囊尾蚴病诊断。

(2) 脑脊液：软脑膜型及弥漫性病变者颅内压可增高。脑脊液改变为细胞数和蛋白质轻度增加，糖和氯化物常正常或略低。嗜酸性粒细胞增高，多于总数的5%，有一定诊断意义。

(3) 病原学检查：可手术摘取可疑皮下结节或脑部病变组织做病理检查，可见黄豆粒大小、卵圆形白色半透明的囊，囊内可见一小米粒大的白点，囊内充满液体。囊尾蚴在肌肉中多呈椭圆形，在脑实质内多呈圆形，在颅底或脑室处的囊尾蚴多较大，为5～8 mm，大的可达4～12 cm，并可分支或呈葡萄样。

(4) 免疫学检查：包括抗体检测、抗原检测及免疫复合物检测。抗体检测能反映受检者是否感染或感染过囊尾蚴，但不能证明是否是现症患者。

3. 影像学检查

(1) X线检查：可发现颅内及肢体软组织内的囊虫钙化阴影。

(2) 头颅CT及MRI检查：对脑囊虫病有重要的诊断意义。

二、护理诊断及合作性问题

1. 头痛 与囊尾蚴占位性病变和颅内炎症有关。

2. 呕吐 与囊尾蚴炎症引起的颅内压增高有关。

3. 躯体移动障碍 与脊髓受压有关。

4. 有受伤的危险 与癫痫发作有关。

三、护理措施

（一）一般护理

1. 休息 囊虫病患者需要住院治疗，服药期间应严格卧床休息。

2. 病情观察 ①对脑囊虫患者注意有无癫痫先兆及癫痫发作的情况，有无颅内压增高的表现。②皮下及肌肉囊虫患者应观察皮下结节的部位、数目及其局部表现，有无肌肉软弱无力等。③了解有关的免疫学、影像学及病原学等辅助检查结果。

（二）治疗护理

本病首选阿苯达唑，该药对猪囊尾蚴有较强的杀灭作用，但较吡喹酮作用温和而缓慢，反应轻而安全，剂量为每天20 mg/kg，分2次口服，10天为1个疗程，脑型患者需2～3个疗程，每个疗程间隔14～21天。其不良反应有头痛、低热，少数有视力障碍、癫痫等。个别患者可出现过敏性休克及脑疝等严重反应，应加强监护，并做好抢救准备工作，及时发现病情变化及时处理。其次是吡喹酮，该药杀灭囊尾蚴作用强烈，但副作用大。

（三）对症护理

1. 脱水治疗的护理 有颅内压增高者，病原治疗前需进行脱水治疗。为防止虫体死亡后产生炎症性脑水肿而引起颅内压升高，治疗中及治疗后也需进行脱水治疗。应注意脱水药治疗原则及不良反应。

2. 检查及手术治疗的护理 本病在治疗前需要做各种检查，如眼底、脑脊液、X线、CT、MRI 等检查，以明确囊虫部位、数目、有无颅内压增高及其严重程度。

（四）心理护理

进行各种检查和治疗前应向患者说明检查的目的、过程及注意事项，以取得患者的理解与合作，减轻其焦虑及恐惧情绪。

（五）健康指导

（1）宣传预防囊虫病的知识，主要宣传积极根治猪肉绦虫病患者，加强家畜及其粪便管理，注意饮食卫生的重要性。

（2）进行囊虫病的知识教育，如猪肉绦虫病患者彻底治疗的重要性，不同部位囊虫病的治疗原则、有关检查的必要性等。

能力检测

1. 囊虫病的传染源是(　　)。

A. 绦虫病患者　B. 绦虫病动物　C. 猪肉绦虫病患者
D. 牛肉绦虫病患者　E. 以上都不是

2. 脑实质型囊虫病的主要表现是(　　)。

A. 持续性头痛　B. 癫痫发作　C. 颅内压增高
D. 颅神经损害　E. 以上都不是

3. 脑室型囊虫病的主要表现是(　　)。

A. 持续性头痛　B. 癫痫发作　C. 颅内压增高
D. 颅神经损害　E. 以上都不是

4. 肌肉囊虫病的分布特点是(　　)。

A. 四肢多见，躯干及头部少见　B. 四肢及头部多见，躯干较少
C. 躯干及头部多见，四肢少见　D. 躯干多见，四肢及头部较少
E. 四肢及躯干多见，头部较少

5. 囊虫寄生于玻璃体者可表现为(　　)。

A. 颅内压增高　B. 视力减退　C. 视网膜剥离
D. 视野内黑影晃动　E. 以上都不是

6. 治疗脑囊虫病的首选药物是(　　)。

A. 吡喹酮　B. 阿苯达唑　C. 甲苯达唑
D. 吡喹酮和阿苯达唑　E. 吡喹酮和甲苯达唑

7. 绦虫虫卵进入人体至囊尾蚴发育成熟约需(　　)。

A. 3 周　B. 6 周　C. 2 个月　D. 3 个月　E. 1 年以上

8. 囊虫病的潜伏期，正确的是(　　)。

A. 2～4 周　B. 2～3 个月　C. 3～9 个月

D. 3个月至数年　　　E. 数年以上

9. 可引起囊虫病的传播途径有(　　)。

A. 因食入含囊尾蚴的猪肉而感染

B. 因食入含囊尾蚴的牛肉而感染

C. 猪肉绦虫的虫卵污染蔬菜等而经口感染

D. 牛肉绦虫的虫卵污染蔬菜等而经口感染

E. 以上都不是

参考答案:1. C　2. B　3. C　4. C　5. D　6. B　7. D　8. D　9. C

(刘　峰)

附 录

附录A 主要传染病潜伏期、隔离期及接触者观察期

病名		潜伏期		隔离期	接触者观察期
		一般	最短至最长		
病毒性肝炎	甲型	30天	15～45天	发病日起21天	检疫45天
	乙型	60～90天	28～180天	急性期隔离至$\mathrm{HB_sAg}$阴转，恢复期不转阴者按病原携带者处理	检疫45天，观察期间可注射乙肝疫苗及HBIG
	丙型	60天	15～180天	至ALT恢复正常或血清HCV RNA阴转	检疫期45天
	丁型	与HBV有关	28～140天	至血清HDV RNA及HDAg阴转	检疫期45天
	戊型	40天	10～75天	发病日起3周	检疫期60天
流行性感冒		1～3天	数小时至4天	退热后2天	医学观察3天
麻疹		8～12天	6～21天	出疹后5天	医学观察21天
风疹		18天	14～21天	出疹后5天	一般不检疫，对孕妇，尤其是3个月内者，可肌内注射丙种球蛋白
水痘		14～16天	10～21天	至全部结痂或不少于发病后14天	医学观察21天

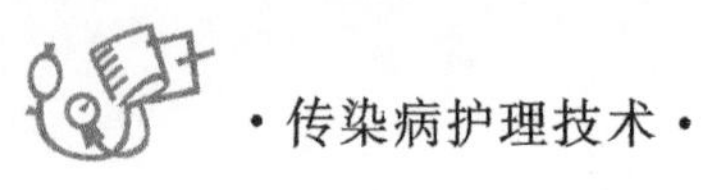

续表

病　　名	潜　伏　期		隔　离　期	接触者观察期
	一般	最短至最长		
流行性腮腺炎	14～21 天	8～30 天	至腮腺肿胀完全消失	医学观察 30 天
脊髓灰质炎	5～14 天	3～35 天	至发病日起消化道隔离 40 天	医学观察 20 天
流行性脑脊髓膜炎	2～3 天	1～10 天	至症状消失后 3 天，但不少于发病后 7 天	医学观察 7 天
白喉	2～4 天	1～7 天	症状消失后连续 2 次咽培养阴性(间隔 2 天)，或症状消失后 14 天	医学观察 7 天
百日咳	7～10 天	2～23 天	发病后 40 天或出现痉咳后 30 天	医学观察 21 天
传染性非典型肺炎	4～7 天	2～21 天	隔离期 3～4 周(待定)	接触者隔离 3 周，流行期来自疫区者医学观察 2 周
猩红热	2～5 天	1～12 天	至症状消失后连续 3 次咽培养阴性或发病后 7 天	医学观察 7～12 天
流行性乙型脑炎	7～14 天	4～21 天	至体温正常为止	不检疫
狂犬病	28～84 天	4 天～10 年	病程中隔离治疗	不检疫
霍乱	1～3 天	4 h～6 天	症状消失后隔日大便培养 1 次，连续 3 次阴性或症状消失后 14 天	留检 5 天，大便培养连续 3 次阴性后解除
细菌性痢疾	1～3 天	数小时至 7 天	至症状消失后 7 天或 2 次大便培养阴性	医学观察 7 天
伤寒	8～14 天	3～60 天	症状消失后 1 周或症状消失 5 天起连续 2 次大便阴性	医学观察 23 天
副伤寒甲、乙	6～10 天	2～15 天	—	医学观察 15 天
副伤寒丙	1～3 天	2～15 天	—	医学观察 15 天
肾综合征出血热	14～21 天	4～60 天	隔离至热退	不检疫

续表

病　　名	潜　伏　期		隔　离　期	接触者观察期
	一般	最短至最长		
艾滋病	15～60 天	9 天～10 年	不隔离	日常接触不需检疫
阿米巴痢疾	7～14 天	2 天～1 年	症状消失后连续 3 次大便查溶组织阿米巴滋养体及包囊阴性	—
沙门菌食物中毒	4～24 h	数小时至 3 天	症状消失后连续2～3 次大便培养阴性	同食者医学观察 1～2 天
炭疽	1～5 天	12 h～12 天	皮肤炭疽隔离至伤口愈合、痂皮脱落，其他型症状消失后 2 次(间隔 3～5 天)培养阴性	医学观察 12 天
布氏菌病	14 天	7～360 天	急性期隔离至症状完全消失，慢性期不需隔离	不检疫
腺鼠疫	2～4 天	1～12 天	隔离至肿大的淋巴结消退，鼠疫败血症症状消失后培养 3 次阴性(每隔 3 天培养一次)	检疫 9 天
肺鼠疫	1～3 天	3 h～3 天	隔离至症状消失后痰培养连续 6 次阴性	检疫 9 天
钩端螺旋体	10 天	2～28 天	可以不隔离	不检疫
流行性斑疹伤寒	10～14 天	5～23 天	彻底灭虱后隔离至热退后 12 天	彻底灭虱后医学观察 14 天
地方性斑疹伤寒	7～14 天	4～18 天	隔离至症状消失	不需要检疫
间日疟	10～15 天	11～25 天，长者 6～9 个月	病室防蚊、灭蚊	不需要检疫
三日疟	20～30 天	8～45 天	病室防蚊、灭蚊	不需要检疫
恶性疟	7～12 天	7～15 天	病室防蚊、灭蚊	不需要检疫
手足口病	3～5 天	2～10 天	症状消失后 1 周	医学观察 21 天

附录B　扩大国家免疫规划疫苗免疫程序

疫　苗	接种对象月(年)龄	接种剂次	接种部位	接种途径	接种剂量/剂次	备　注
乙肝疫苗	0、1、6月龄	3	上臂三角肌	肌内注射	酵母疫苗5 μg/0.5 mL,CHO疫苗10 μg/1 mL、20 μg/1 mL	出生后24 h内接种第1剂次,第1、2剂次间隔不小于28天
卡介苗	出生时	1	上臂三角肌中部略下处	皮内注射	0.1 mL	
脊灰疫苗	2、3、4月龄,4周岁	4		口服	1粒	第1、2剂次,第2、3剂次间隔均不小于28天
百白破疫苗	3、4、5月龄,18～24月龄	4	上臂外侧三角肌	肌内注射	0.5 mL	第1、2剂次,第2、3剂次间隔均不小于28天
白破疫苗	6周岁	1	上臂三角肌	肌内注射	0.5 mL	
麻风疫苗(麻疹疫苗)	8月龄	1	上臂外侧三角肌下缘附着处	皮下注射	0.5 mL	
麻腮风疫苗(麻腮疫苗、麻疹疫苗)	18～24月龄	1	上臂外侧三角肌下缘附着处	皮下注射	0.5 mL	
乙脑减毒活疫苗	8月龄,2周岁	2	上臂外侧三角肌下缘附着处	皮下注射	0.5 mL	
A群流脑疫苗	6～18月龄	2	上臂外侧三角肌附着处	皮下注射	30 μg/0.5 mL	第1、2剂次间隔3个月
A+C流脑疫苗	3周岁,6周岁	2	上臂外侧三角肌附着处	皮下注射	100 μg/0.5 mL	2剂次间隔不小于3年;第1剂次与A群流脑疫苗第2剂次间隔不小于12个月

续表

疫苗	接种对象月(年)龄	接种剂次	接种部位	接种途径	接种剂量/剂次	备注
甲肝减毒活疫苗	18月龄	1	上臂外侧三角肌附着处	皮下注射	1 mL	
出血热疫苗（双价）	16～60周岁	3	上臂外侧三角肌	肌内注射	1 mL	接种第1剂次后14天接种第2剂次，第3剂次在第1剂次接种后6个月接种
炭疽疫苗	炭疽疫情发生时，患者或病畜间接接触者及疫点周围高危人群	1	上臂外侧三角肌附着处	皮上划痕	0.05 mL（2滴）	患者或病畜的直接接触者不能接种
钩体疫苗	流行地区可能接触疫水的7～60岁高危人群	2	上臂外侧三角肌附着处	皮下注射	成人第1剂0.5 mL，第2剂1.0 mL 7～13岁剂量减半，必要时7岁以下儿童依据年龄、体重酌量注射，不超过成人剂量的1/4	接种第1剂次后7～10天接种第2剂次
乙脑灭活疫苗	8月龄(2剂次)，2周岁，6周岁	4	上臂外侧三角肌下缘附着处	皮下注射	0.5 mL	第1、2剂次间隔7～10天
甲肝灭活疫苗	18月龄，24～30月龄	2	上臂三角肌附着处	肌内注射	0.5 mL	2剂次间隔不小于6个月

注:1. CHO疫苗用于新生儿母婴阻断的剂量为20 μg/mL;

2. 未收入药典的疫苗，其接种部位、途径和剂量参见疫苗使用说明书

参考文献

[1] 王美芝.传染病护理[M].北京:人民卫生出版社,2010.
[2] 狄树亭,姜志莲,雷芬芳.传染病护理[M].武汉:华中科技大学出版社,2010.
[3] 吴光煜.传染病护理学[M].北京:北京大学医学出版社,2000.
[4] 吴光煜.传染病护理学学习指导[M].北京:北京大学医学出版社,2000.
[5] 姜云玲.临床传染病科护理细节[M].北京:人民卫生出版社,2008.
[6] 刘应麟.传染病学[M].北京:人民卫生出版社,2009.
[7] 汤泰元.临床传染病学图解[M].北京:科学出版社,2008.
[8] 杨绍基,任红.传染病学[M].北京:人民卫生出版社,2008.
[9] 饶和平.传染病护理[M].杭州:浙江大学出版社,2010.
[10] 张小来.传染病及医院感染护理技术[M].合肥:安徽科学技术出版社,2009.
[11] 石宏,岳希全,欧阳霞.传染病护理学[M].上海:第二军医大学出版社,2008.
[12] 徐万春.传染病护理技术[M].南京:东南大学出版社,2006.
[13] 彭文伟.传染病学[M].北京:人民卫生出版社,2003.
[14] 王松梅,窦丽丽,陈瑞领.传染病护理技术[M].武汉:华中科技大学出版社,2010.